Fritz Oelze, Helmut Brinkmann, Markus Wiesenauer
Naturheilverfahren bei Herz-Kreislauferkrankungen

Naturheilverfahren bei Herz-Kreislauferkrankungen

Differentialtherapeutische Entscheidungen zwischen naturgemäßer und konventioneller Behandlung

Fritz Oelze, Helmut Brinkmann, Markus Wiesenauer

Unter Mitarbeit von
Michael K.-H. Elies, Angelika Mertsching, Günther T. Werner

14 Synopsen, 16 Tabellen

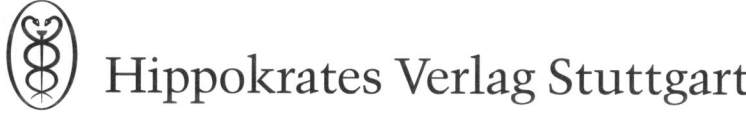 Hippokrates Verlag Stuttgart

Die Deutsche Bibliothek – CIP-Einheitsaufnahme

Oelze, Fritz:
Naturheilverfahren bei Herz-Kreislauferkrankungen :
differentialtherapeutische Entscheidungen zwischen
naturgemäßer und konventioneller Behandlung / Fritz Oelze ;
Helmut Brinkmann ; Markus Wiesenauer. – Stuttgart :
Hippokrates-Verl., 1994
    ISBN 3-7773-0859-5
    NE: Brinkmann, Helmut; Wiesenauer, Markus

Anschrift der Verfasser:

Brinkmann, Helmut, Dr. Dr. med.
Chefarzt der Abteilung für Naturheilverfahren
im Allg. Krankenhaus Ochsenzoll
Langenhorner Chaussee 560
22419 Hamburg

Oelze, Fritz, Dr. med.
Kakenhaner Grund 21
22397 Hamburg

Wiesenauer, Markus, Dr. med.
In der Geiß 8
71384 Weinstadt

Wichtiger Hinweis
Wie jede Wissenschaft ist die Medizin ständigen Entwicklungen unterworfen. Forschung und klinische Erfahrung erweitern unsere Erkenntnisse, insbesondere was Behandlung und medikamentöse Therapie anbelangt. Soweit in diesem Werk eine Dosierung oder eine Applikation erwähnt wird, darf der Leser zwar darauf vertrauen, daß Autoren, Herausgeber und Verlag große Sorgfalt darauf verwandt haben, daß diese Angabe dem Wissensstand bei Fertigstellung des Werkes entspricht.
Für Angaben über Dosierungsanweisungen und Applikationsformen kann vom Verlag jedoch keine Gewähr übernommen werden. Jeder Benutzer ist angehalten, durch sorgfältige Prüfung der Beipackzettel der verwendeten Präparate und gegebenenfalls nach Konsultation eines Spezialisten festzustellen, ob die dort gegebene Empfehlung für Dosierungen oder die Beachtung von Kontraindikationen gegenüber der Angabe in diesem Buch abweicht. Eine solche Prüfung ist besonders wichtig bei selten verwendeten Präparaten oder solchen, die neu auf den Markt gebracht worden sind. Jede Dosierung oder Applikation erfolgt auf eigene Gefahr des Benutzers. Autoren und Verlag appellieren an jeden Benutzer, ihm etwa auffallende Ungenauigkeiten dem Verlag mitzuteilen.
Geschützte Warennamen (Warenzeichen) werden nicht besonders kenntlich gemacht. Aus dem Fehlen eines solchen Hinweises kann also nicht geschlossen werden, daß es sich um einen freien Warennamen handele.

ISBN 3-7773-0859-5

© Hippokrates Verlag GmbH, Stuttgart 1994

Printed in Germany 1994
Satz u. Druck: Druckerei Sommer GmbH, Feuchtwangen
Grundschrift: 9.5/10 Times (System: Hell/Linotyp)

Inhaltsverzeichnis

Mitarbeiterverzeichnis

Brinkmann, Helmut, Dr. Dr. med.
Leitender Arzt (Chefarzt) der Abteilung
für Naturheilverfahren
im Allg. Krankenhaus Ochsenzoll
Langenhorner Chaussee 560
22419 Hamburg

Elies, Michael K.-H., Dr. med.
Erlenweg 31
61279 Laubach

Mertsching, Angelika, Dr. rer. physiol.
Abteilung für Naturheilverfahren
im Allg. Krankenhaus Ochsenzoll
Langenhorner Chaussee 560
22419 Hamburg

Oelze, Fritz, Dr. med.
Kakenhaner Grund 21
22397 Hamburg

Werner, Günther T., Dr. med. habil.
Oberarzt der Abteilung Physik.
Medizin und Rehabilitation
im Städt. Krankenhaus Bogenhausen
Englschalkinger Straße 77
81925 München

Wiesenauer, Markus, Dr. med.
Arzt für Allgemeinmedizin
Homöopathie-Naturheilverfahren
Lehrbeauftragter für Allgemeinmedizin
der Universität Ulm
In der Geiß 8
71384 Weinstadt

Vorwort

Immer mehr Patienten verlangen heute, daß ihre Ärzte sie möglichst mit Naturheilverfahren behandeln. Immer mehr Kollegen sind unzufrieden mit dem, was ihnen vor oder nach der Akutversorgung an Therapiemöglichkeiten zur Verfügung steht. Sie suchen Weiterbildung und Fortbildung in Naturheilverfahren. Die Ärztekammern öffnen sich dieser Nachfrage. Die dafür klassischen Kongreßorte Freudenstadt und Baden-Baden sehen sich zahlreichen Mitbewerbern gegenüber. Ab 1993 sind Naturheilverfahren Prüfungsfach an den medizinischen Fakultäten; aber noch ist vielerorts offen, »wer was wo und wie« lehrt. Der Deutsche Ärztetag beschloß 1992 in Köln die »Weiterbildungsordnung 2000« und schuf den neuen Facharzt für »Physikalische und Rehabilitative Medizin«; in dessen Gebiet gehören auch die Naturheilverfahren. Auch dies ist eine Herausforderung an Ausbildung, Weiterbildung und Fortbildung der Ärzte. Viele Kolleginnen und Kollegen stehen der Fülle diagnostischer und therapeutischer Methoden, die als Naturheilverfahren angeboten werden, zunehmend ratlos gegenüber. Es fehlen objektive Informationen und entsprechende Literatur.

So kommt das schon länger geplante Buch als Ergebnis der Arbeit mehrerer Jahre gerade zurecht zu einer »Wende« in der Medizin und kann eine Lücke schließen.

Alle beteiligten Autoren verfügen über praktische Erfahrung, teils aus der klinischen Tätigkeit, teils aus der Praxis, die diesem Buch zugute kommt. Die stationäre und ambulante Anwendung klassischer Naturheilverfahren und konventioneller Therapie spiegelt die Therapieprinzipien wider, die von den Autoren *F. Oelze* und *H. Brinkmann* an der von ihnen geleiteten Abteilung für Naturheilverfahren am

Allgemeinen Krankenhaus Ochsenzoll in den Jahren 1953–1988 bzw. seit 1988 aufgestellt wurden und umgesetzt werden. *M. Wiesenauer* hat aus der Praxis als Allgemeinarzt und als Lehrbeauftragter für Allgemeinmedizin Homöopathie und z.T. Phytotherapie eingebracht. *M. Elies* trug als niedergelassener Arzt zur Neuraltherapie und Akupunktur bei. Der Kliniker *G. Werner* stellte seine Erfahrung aus der Physikalischen Therapie zur Verfügung. Frau *A. Mertsching* arbeitete als Ökotrophologin aus der o.g. Abteilung für Naturheilverfahren an dieser Thematik mit. *I. Meyer* unterstützte das Autorenteam redaktionell. Allen Autoren sei an dieser Stelle herzlich gedankt. Besonders danken wir dem Hippokrates Verlag und hier Frau *D. Seiz* für Geduld und Toleranz.

Wer als Arzt Naturheilverfahren verordnen will, muß zuvor seine Patienten aufklären, nicht nur über die Diagnose, sondern auch über Vor- und Nachteile der Naturheilverfahren im Vergleich zu den Vor- und Nachteilen der »Schulmedizin«. Er muß also eine Abwägung von Nutzen und Risiken der beiden grundsätzlichen therapeutischen Strategien vornehmen. Für den Bereich der Herz- und Kreislauferkrankungen haben wir uns mit unserem Buch dieses Ziel gesetzt und bieten unseren Lesern – erstmalig in der medizinischen Literatur – nach eingehender Besprechung von Wirkungen und Nebenwirkungen in jedem Kapitel eine aus unserer Sicht hilfreiche Differentialtherapie an.

Hamburg, im Winter 1993/94

F. Oelze, H. Brinkmann

Weinstadt, im Winter 1993/94

M. Wiesenauer

Einleitung

Im Sinne eines Arbeitsbuches wurde diese Monographie praxisbezogen geschrieben. Zu den jeweiligen klinischen Diagnosen findet sich eine wiederkehrende Struktur, so daß auch ein punktuelles Lesen des einzelnen Kapitels möglich ist.

Nach der *Definition* der Erkrankung werden *Ätiologie und Pathophysiologie* besprochen; es folgt eine kurzgefaßte Darstellung der naturheilkundlichen und konventionellen *Therapieansätze*.

Als Basistherapie verstehen sich die *allgemeinen Maßnahmen* der Behandlung, die weithin der Kneippschen Ordnungstherapie entsprechen. Unter dem Terminus der *klassischen Naturheilverfahren* werden in einheitlicher Abfolge die einzelnen Verfahren indikationsbezogen beschrieben:

Ernährungstherapie, Atemtherapie, Bewegungstherapie, Hydrotherapie, Balneo- und Klimatherapie sowie Massage.

Die medikamentösen Verfahren wie die *Phytotherapie* als Teil der klassischen Naturheilverfahren sowie die *Homöopathie* als eigenständiges Therapieprinzip werden jeweils getrennt dargestellt. Als therapeutische Optionen folgen die *Akupunktur* und *Neuraltherapie*, deren Bedeutung innerhalb regulationstherapeutischer Verfahren zunimmt.

Die *konventionelle medikamentöse Therapie* sowie ggf. *andere therapeutische Maßnahmen* runden das Spektrum der möglichen Therapieansätze ab.

Das einzelne Kapitel wird mit einer eigenen *Differentialtherapie* abgeschlossen. Diese als therapeutische Klammer zu verstehende Wertung der Therapieansätze bei den einzelnen Indikationen soll dem Leser anwendungsorientiert die Möglichkeiten und Grenzen der verschiedenen Therapieansätze vermitteln, wobei die therapeutischen Erfahrungen der Autoren die Angaben wesentlich prägen: es soll eine Darstellung der eigenen Praxistätigkeit sein.

Die Anwendung naturheilkundlicher Maßnahmen setzt – wie in der Medizin insgesamt üblich – theoretische und praktische Kenntnisse voraus. Die theoretischen Grundlagen einzelner Therapieverfahren werden jeweils für sich im folgenden dargestellt. Wir legen auf diese thematischen Einführungen deshalb so großen Wert, damit der Leser die Möglichkeiten und Grenzen der Therapiemaßnahme einschätzen kann. Dabei sollte es sich eigentlich von selbst verstehen, daß Verfahren der physikalischen Therapie, insbesondere aber Akupunktur und Neuraltherapie nur nach praktischer Unterrichtung in seriösen Kursen angewendet werden dürfen.

Im Rahmen dieser Einleitung wurde auf bestimmte Methoden deshalb verzichtet, da ihre ausführliche Darstellung bei denjenigen Indikationen erfolgt, die sich dafür besonders bewährt haben.

Physikalische Therapie

Die Physikalische Therapie umfaßt die Anwendung physikalischer Faktoren, mit Ausnahme ionisierender Strahlen, in Prävention, Therapie und Rehabilitation. Sie überlappt sich insofern mit den Naturheilverfahren (NHV), als sie ebenfalls naturbestimmte Mittel einsetzt nach dem Prinzip, durch dosierte Anwendung von Reizen Heilwirkungen zu erzielen und zu unterhalten.

Bei der Reaktionstherapie werden Rezeptoren erregt durch Wärme (z.B. im Licht oder Wasser), Druck (z.B. Güsse, Massage), Berührung (z.B. Auflagen, Wickel), chemische Wirkung (z.B. Badezusatz), so daß anschließend eine physiologische Reaktion des Organismus ausgelöst wird. Das älteste angewandte physikalische Hilfsmittel ist die Temperatur (z.B. Wärme, Kälte). Anwendungsformen sind z.B. Bäder, Güsse, Wickel, Wassertreten, Eis, wechselwarme Anwendungen nach Kneipp. Elektrotherapie kann ebenfalls Wärmetherapie sein, hat aber in der Kardiologie kaum praktische Bedeutung, wenn man von Defibrillator und Schrittmacher absieht.

Wärme wirkt entspannend auf die Muskulatur, gefäßerweiternd und trotz Senkung des Blutdrucks durchblutungsfördernd, weil sie den Sauerstoffbedarf des Muskels vermehrt. Sauerstoffbedarf stimuliert die Durchblutung. Allgemein wirkt Wärme beruhigend. Als Regulationstherapie nutzt die Physikalische Therapie Regelkreise, um diese zu trainieren. Der Organismus kann so seine Ordnung wiederfinden, Funktionsabweichungen normalisieren und Defizite ausgleichen.

Über das Anpassungsverhalten kommt es bei Ausdauerleistungen (z.B. Gehen, Laufen, Schwimmen) zur Ökonomisierung des Kreislaufs. Bei verringerter Herzfrequenz wird durch erhöhtes Schlagvolumen die gleiche oder eine noch höhere Herzleistung erbracht. Dies kann durch Bewegungstherapie erreicht werden; sie verbessert Mikrozirkulation, Sauerstoffutilisation und die Bildung von Kollateralen.

Bei der Verordnung von Physikalischer Therapie muß individuell Zustand, physiologisches Leistungsvermögen und Motivation des Patienten berücksichtigt werden.

Die Massage gehört zu den ältesten bekannten Therapiearten; sie beeinflußt verschiedene, als Selbstordnungsprozesse wirkende Systeme des Organismus: Durchblutung, Lymphomotion, Muskeltonus, Gewebsstrukturen, Neurovegetativum, Endokrinium, Zentralnervensystem, Schmerz, Immunsystem.

Die gelegentlich verbreitete Ansicht, Massage sei als ein passives Verfahren, bei unserer ohnehin zu körperlicher Passivität neigenden Bevölkerung, therapeutisch wertlos, ist falsch! *Hentschel* bezeichnet Massage als »eigenständiges, in seiner Wirkungsweise wissenschaftlich untermauertes therapeutisches Prinzip mit genau definierten Indikationen und Kontraindikationen«.

Wichtig ist noch die serielle Verordnung Physikalischer Therapie mit entsprechenden Pausen (mehr bringt nicht mehr!) und die Kombination verschiedener Verfahren, z.B. Fango/Massage oder Massage/Bewegungsübungen. Da Physikalische Therapie teuer ist, muß sie gezielt verordnet werden und später in Übungs- oder Trainingstherapie einmünden.

Diese wird von den Patienten nach anfänglicher Anleitung selbständig durchgeführt, und die Krankenkassen werden nicht belastet. Hier ist das Feld für Selbsthilfegruppen und für eine Selbstbeteiligung der Patienten durch eigene Aktivität. Ärztliche Kontrolle und Beratung werden deswegen nicht überflüssig.

Phytotherapie

Unter Phytotherapie ist die Vorbeugung und Behandlung mit pflanzlichen Arzneimitteln zu verstehen. Ihre Anwendung berücksichtigt den jeweiligen Krankheitszustand und versucht, die Dosierung diesem entsprechend anzupassen. Der von dem französischen Arzt *H. LeClerc* (1870–1955) erstmals verwendete Begriff umfaßt demnach:

> »Präparationen aus Pflanzen oder getrockneten Drogen pflanzlicher Herkunft, die den Wirkstoff oder die Wirkstoffe in mehr oder minder angereicherter Form und zusätzlich noch Begleitstoffe enthalten – mögen sie Wirksamkeit entfalten oder nicht.«

Bis zum Ende des vergangenen Jahrhunderts wurden Arzneimittel vor allem aus Pflanzen gewonnen. Im weiteren Verlauf der Arzneimittelentwicklung und -forschung wurde die Anwendung pflanzlicher Zubereitungen zunehmend durch chemisch-synthetische Arzneistoffe ersetzt, die in unserer Zeit eine Weiterentwicklung zu gentechnisch hergestellten Pharmaka erfuhr. Parallel dazu werden weiterhin aus Pflanzen stark wirkende Stoffe isoliert – beispielsweise die herzwirksamen Glykoside – und als chemisch exakt definierte Arzneistoffe innerhalb einer rationalen Arzneitherapie der »Schulpharmakologie« eingesetzt.
Da die Mehrzahl der heute verwendeten pflanzlichen Arzneimittel im oben dargestellten Sinne Präparationen darstellen und zwangsläufig variable Gemische verschiedenster Pflanzeninhaltsstoffe enthalten, befindet sich die Phytotherapie erkenntnistheoretisch zwischen den beiden Polen der »Schulmedizin« und der »Erfahrungsheilkunde«; in gewisser Hinsicht spiegelt sich dies auch in einer differenzierten Auffassung wider, wonach unter Phyto*pharmaka* isolierte Reinstoff-Präparate zu verstehen sind, Drogenextrakt-Präparate jedoch als Phyto*therapeutika*. Diese Unterscheidung hat sich jedoch nicht durchgesetzt, weshalb auch der Gesetzgeber die Bezeichnung Phytopharmaka generell übernommen hat; die Definition lautet wie folgt:

> »Arzneimittel, die ausschließlich oder überwiegend aus Pflanzen, Pflanzenteilen und Zubereitungen daraus (wie Extrakte, Destillate usw.) bestehen, soweit sie nicht der homöopathischen und nicht der anthroposophischen Stoffgruppe zuzuordnen sind.«

Obwohl also pflanzliche Arzneimittel und auch die Therapeutika der homöopathischen und anthroposophischen Therapierichtung arzneimittelrechtlich zu den »Besonderen Therapierichtungen« gehören und sich damit von den Arzneimitteln der chemisch-synthetischen Stoffgruppe abgrenzen, ist eine exakte Zuordnung von Arzneistoffen zu den einzelnen Therapierichtungen notwendig und sinnvoll. Homöopathie und Anthroposophie basieren auf anderen Therapieprinzipien als die Phytotherapie.
Einer wünschenswerten Etablierung der Phytotherapie als Bestandteil einer rationalen Arzneitherapie im Sinne der naturwissenschaftlich orientierten Medizin stehen pharmazeutische und medizinische Probleme entgegen, die auch für den Anwender wichtig sind. Denn nur die gleichbleibende Qualität und Unbedenklichkeit garantiert die Wirksamkeit. Diese verbindlichen Ansprüche an Arzneimittel müssen auch für pflanzliche Präparate trotz des Vielstoffgemisches gelten:
So erfordert beispielsweise die Sicherstellung der pharmazeutischen Qualität die *Standardisierung* eines je nach Herkunft und Vorbehandlung des Pflanzenmaterials nicht selten quantitativ und qualitativ in weiten Grenzen schwankenden Wirk-

stoffgemisches. Dies schließt die Standardisierung des Ausgangsmaterials, seiner Verarbeitung und der Endkontrolle in jedem Fall mit ein.

Zwar können die Schwierigkeiten beim Wirksamkeits- und Unbedenklichkeitsnachweis eines derartigen Vielstoffgemisches dadurch verringert werden, daß an Stelle der exakten pharmakokinetischen, pharmakodynamischen und toxikologischen Beurteilung der wirksamen Bestandteile eine Gesamtbeurteilung des Präparates auf der Basis präparatespezifischen Erkenntnismaterials erfolgt (*Sprecher* 1990). Im Wissenschaftsverständnis können die daraus resultierenden Ergebnisse nicht denselben Rang einnehmen wie die exakten Befunde, die an definierten Präparaten mit nur einem Wirkstoff erhoben werden; in ganz besonderem Maße trifft dies für die in der Phytotherapie üblichen Kombinationspräparate zu, die Inhaltsstoffe aus mehreren Pflanzen enthalten.

Vor diesem Hintergrund geben wir nur Empfehlungen für standardisierte Pflanzenpräparate, wenn auch traditionell unterschiedlichste Herstellungsverfahren beschrieben werden, allen voran die Arzneitees.

Die damit zusammenhängenden Dosierungsprobleme sind bis heute ungelöst und dürften hauptsächlich von individuellen Komponenten abhängig sein. Bei Krankheitsbildern mit stark vegetativer Komponente (z. B. funktionelle Herz-Kreislaufstörungen) sind sie vermutlich zu vernachlässigen.

Sollen jedoch im Rahmen der Kardiologie pflanzliche Arzneimittel in die Therapie einbezogen werden, auch mit dem Ziel der möglichen Einsparung risikoreicher Pharmaka, sollten in der Regel nur standardisierte Präparationen angewendet werden, da eine optimale Wirksamkeit vorausgesetzt werden muß. Sie ist nur auf diese Weise erzielbar.

Dabei muß auch die *therapeutische Breite* berücksichtigt werden. Gerade bei der Entwicklung pflanzlicher Arzneimittel ist von besonderer Bedeutung, ob toxische Eigenschaften der Extrakte mit pharmakologisch erwünschten Eigenschaften verknüpft sind. Bleibt das Verhältnis Wirkung/Toxizität bei unterschiedlicher Extraktion und Fraktionierung gleich, so ist wahrscheinlich, daß wirksames und toxisches Prinzip identisch sind. Gelingt es dagegen, durch Extrahieren und Fraktionieren das Verhältnis zugunsten der Wirkintensität zu verschieben, dann läßt sich die therapeutische Breite des Spezialextraktes verbessern: der Wirkstoff wird angereichert, das toxische Prinzip partiell oder ganz eliminiert (*Hänsel* 1991).

Die Beurteilungen zur Wirkung und Wirksamkeit einschließlich Angaben zur Dosierung sind festgeschrieben in den Aufbereitungsmonographien der für pflanzliche Arzneimittel zuständigen Kommission E am BGA. Eine derartige monographische Dokumentation der Arzneipflanzen ist für die Nachzulassung sogenannter Altpräparate verbindlich (Arzneimittelgesetz 1978); sofern sie nicht vorliegt, bzw. eine negative Beurteilung zur Wirksamkeit resultiert (»Negativmonographie«), werden Fertigarzneimittel, die diesen Stoff enthalten (pflanzlicher oder chemisch-synthetischer Art) gemäß Negativliste aus der Erstattungspflicht genommen. Zwangsläufig kommt es deshalb zu Rezepturänderungen bei den Altarzneimitteln, um weiterhin erstattungsfähig zu bleiben. Daß dies zuweilen groteske Präparateänderungen zur Folge haben kann, sei zumindest erwähnt. Gerade aus der Sicht des Anwenders kann dieses »Stoffeliminierungsverfahren« nur sehr kritisch gesehen werden.

Dennoch sollte und wird vermutlich die Vereinfachung der kombinierten Phytopharmaka zu rational konzipierten Produkten mit nur wenigen, aber möglichst pharmakologisch begründbaren Kombinationspartnern die wohl bedeutendste Folge der Nachzulassung im traditionell gewachsenen Naturheilmittelbereich sein (*Hamacher* 1991).

Möglichkeiten und Grenzen der Phytotherapie ergeben sich aus ihrem Selbstverständnis, müssen aber individuell festgelegt werden. Die Grenzen sind insbesondere in der Akut- und Notfallmedizin gegeben wie auch bei Erkrankungen, deren Pathophysiologie ein entsprechendes Therapieprinzip fordert (z. B. insulinpflichtiger Diabetes mellitus).

Die Möglichkeiten der Phytotherapie sind stark krankheitsbezogen, wobei eine freie Kombination mit konventionellen Therapiemaßnahmen möglich ist (Beispiel: Hypertonie, Kap. 13, S. 196). Gerade dieser Aspekt ist ein wichtiges Anliegen des Buches, der im übrigen auch für die anderen Therapieverfahren gilt:

> Nicht Monomanie, sondern wohlverstandene sinnvolle Polypragmasie führt zum Ziel einer dem Einzelfall gerechten optimalen und dennoch risikoarmen Behandlung, besonders, wenn keine Restitutio ad integrum zu erreichen und eine Langzeitbehandlung notwendig ist.

Homöopathie

Eine Behandlung nach homöopathischen Grundsätzen ist dann möglich, wenn aufgrund der physiologischen und pathologischen Kenntnisse im jeweiligen Krankheitsfall die Überzeugung besteht, daß der Organismus in seiner selbstregulatorischen Aktivität spezifisch stimuliert werden kann.

Die Homöopathie läßt sich nach derzeitigem Erkenntnisstand als eine *Regulationstherapie* definieren; die psychophysische Entität der Eigenregulation bildet das Reizsubstrat für das homöopathische Therapieverfahren, deren Ziel also die Steuerung der körpereigenen Regulation (= *Stimulation*) mittels eines Arzneimittels (= *spezifisch*) ist, welches jedem einzelnen Kranken (= *individuell*) in seiner Reaktionsweise entspricht.

Die Homöopathie ist eine empirisch begründete Behandlungsmethode, die ebenso wie die klassischen Naturheilverfahren ihren Platz innerhalb der Gesamtmedizin einnimmt und sich nicht als Alternative, sondern als Erweiterung zur (insbesondere zur Diagnostik unverzichtbaren) konventionellen Medizin versteht.

Trotz ihres weitgespannten Anwendungsgebietes kann die Homöopathie nicht in allen Fällen die beste und einzig richtige Methode der Krankenbehandlung sein. Sie ist keine Universal- oder Monotherapie, sondern eine Behandlungsmöglichkeit innerhalb des gesamten Therapiespektrums, die erst bei Vorliegen homöotherapeutischer Kriterien indiziert ist. Dementsprechend gibt es für die Homöopathie *mögliche Indikationen*, bei denen sie prinzipiell Anwendung finden kann. Selbstverständlich treten bei überschießenden Reaktionen des erkrankten Organismus (beispielsweise septische Abszedierung) symptomatisch wirkende Arzneimittel in den Vordergrund. Dabei können Homöopathika als zusätzliche und damit den Heilungsverlauf aktiv unterstützende Therapiemaßnahmen angewendet werden (= *relative Indikation*). Andererseits gibt es Krankheiten (z. B. Parasitenbefall), die schon dem Verständnis nach nicht homöopathisch, sondern mit anderen Therapiemaßnahmen behandelt werden müssen (= *keine Indikation*). Die Übergänge sind dabei fließend und hängen – wie überhaupt in der Medizin – von der Erfahrung des Anwenders ab.

Prinzipien der Homöopathie

Ähnlichkeitsregel

Das methodische Vorgehen in der Homöopathie beruht auf der von ihrem Begründer *Samuel Hahnemann* (1750–1843) formulierten Ähnlichkeitsregel (Simile-Prinzip):

»Similia similibus curentur«

(Ähnliches werde durch Ähnliches geheilt).

Dabei handelt es sich jedoch nicht um ein Gesetz nach Art eines allgemeinen Naturgesetzes, sondern vielmehr um eine rein praktische Handlungsanweisung. Die Ähnlichkeitsregel beinhaltet jenes wesentliche Kriterium, das bei der Auswahl und Anwendung homöopathischer Arzneimittel zu berücksichtigen ist, die möglichst genaue Übereinstimmung und damit Ähnlichkeit (Simile) zwischen dem Krankheitsbild und dem Arzneimittelbild.

Arzneimittelbild

Mit dem Begriff des Arzneimittelbildes wird in der Homöopathie die Wirkungsrichtung und der Wirkungsumfang eines Arzneimittels beschrieben; letztendlich kommt im Arzneimittelbild die Pharmakodynamik und damit das Wirkungsprofil der Substanz zum Ausdruck, wobei die Erkenntnisse darüber auf verschiedenen Komponenten beruhen.

> Die wesentlichste Quelle ist die Arzneimittelprüfung durch das Experiment am gesunden Probanden.

Der Arzneiversuch löst beim Gesunden Befindensänderungen aus. Diese funktionellen Störungen, die sich während der Applikation der Prüfsubstanz als Krankheitssymptome zeigen, müssen exakt beobachtet und aufgezeichnet werden; sie wiederum bilden nämlich die Indikation der geprüften Arznei gemäß dem Simile-Prinzip in Erkrankungsfällen mit analogen Symptomen. Ergänzt und erweitert werden die Kenntnisse über die Arzneimittelwirkung durch die Anwendung am kranken Menschen und Tier (*ex usu in morbis*) sowie durch die Erfahrungen aus dem Bereich der Volksheilkunde und damit der Rohempirie. Weitere Hinweise stammen aus der Pharmakologie und Toxikologie.

Dosierungslehre

Die Dosierungslehre verdeutlicht einmal mehr, weshalb die Homöopathie eine Erfahrungswissenschaft ist: *Hahnemann* verabreichte seine Arzneimittel zunächst in relativ hoher Konzentration. Dabei stellte er häufig eine vorübergehende Verschlimmerung des Krankheitszustandes fest, die er *Erstverschlimmerung* nannte; um diese möglichst gering zu halten, ging *Hahnemann* allmählich dazu über, die Arzneigrundstoffe systematisch zu verarbeiten. Dies bezeichnete er als *potenzieren*.

Potenzierung

Die standardisierten Substanzen (Ausgangsstoffe), bei denen es sich um Pflanzen, Tiere und Mineralien handelt, werden mit einer Vehikelsubstanz (Alkohol, Wasser, Laktose, Saccharose) als Träger verarbeitet, und zwar durch Verschüttelung oder Verreibung des Ausgangsstoffes mit der Vehikelsubstanz im Verhältnis 1:10 (Dezimal-Potenzen: D) oder 1:100 (Centesimal-Potenzen: C) stufenförmig bis zur benötigten Arzneistärke (Potenz). Demzufolge werden die Dezimal-Potenzen (D), die in Deutschland am häufigsten eingesetzt werden, jeweils aus einem Teil Ausgangsstoff und neun Teilen Vehikel hergestellt und als erste Dezimal-Potenz (D1) bezeichnet; die weitere pharmazeutische Aufarbeitung erfolgt analog bis zur gewünschten Dezimal-Potenz, wobei grundsätzlich keine Zwischenstufen übersprungen werden dürfen; analog wird mit den Centesimal-Potenzen verfahren.

Zunehmende Bedeutung gewinnen auch die LM-(Q-)Potenzen, die durch kompliziertere pharmazeutische Techniken innerhalb vielfältiger Verfahrensstufen hergestellt werden.

Die homöopathische Pharmazie ist ein wichtiger Bestandteil der Dosierungslehre und zugleich wesentliche Voraussetzung für den therapeutischen Erfolg. Die Herstellung homöopathischer Arzneimittel ist im homöopathischen Arzneibuch (HAB1) festgelegt. Die Ausführungen beruhen auf den prinzipiellen Vorschriften *Hahnemanns* zur Gewinnung und Verarbeitung homöopathischer Arzneimittel.

Wirkungsgruppen homöopathischer Arzneimittel

Da in der Homöopathie neben der klinischen Diagnose vor allem individuelle Merkmale des Patienten für die Arzneimittelwahl relevant sind, wird die mehr deskriptive Darstellung der Wirkungsprofile homöopathischer Arzneimittel verständlich. Praxisrelevant lassen sich folgende drei Wirkungsgruppen unterscheiden:

- Organo-/Histiotropie
- Funktiotropie
- Personotropie

Organotropie/Histiotropie. Die Wirkung dieser Homöopathika richtet sich auf ein Organsystem bzw. Gewebe. Oftmals können die damit verbundenen Erkrankungen mit einigen typischen Symptomen (»Syndrom«) charakterisiert werden. Dies entspricht weitgehend einer Homöotherapie nach klinischen Diagnosen.

Funktiotropie. Die Wirkung dieser Homöopathika geht insofern über eine rein syndromatische Indikation hinaus, als zur Arzneimittelwahl (Differential-Therapie) weiterführende, individualisierende Hinweise auf das Krankheitsgeschehen notwendig sind.

Personotropie. Die Wirkung dieser Homöopathika erfaßt das konstitutionelle Geschehen und den Krankheitsablauf in umfassender Weise. Personotrope Homöopathika (*Konstitutionsmittel*) werden zur Langzeit-Behandlung chronischer Prozesse eingesetzt; sie können nur aufgrund einer umfassenden Anamnese im klassischen Sinne der Homöopathie bestimmt werden (»Arzneimittel-Diagnose«).

Der Zielsetzung dieses Buches entsprechend werden überwiegend organo- und funktiotrop wirkende Homöopathika genannt, da deren Anwendung auch für den weniger Erfahrenen möglich ist.

Es muß jedoch deutlich gemacht werden, daß eine personotrope Behandlung weiterführende theoretische und praktische Kenntnisse in der Homöopathie voraussetzt.

Akupunktur

Die Akupunktur gehört zu den ältesten bekannten Heilverfahren und hat bis in unsere heutige Zeit nichts an aktueller Bedeutung verloren. Sie ist, neben der Anwendung von Heilkräutern, Diätetik, Massagen, Atem-, Bewegungs- und meditativen Übungen, ein Teil der traditionellen Chinesischen Medizin, die sich auf naturphilosophischen Vorstellungen begründet.

Die traditionelle Chinesische Medizin (TCM), speziell die Akupunktur, bietet als ganzheitliche, psychosomatische Ordnungstherapie elementare Ergänzungsmöglichkeiten zur westlichen Medizin. Wirksamkeit und das Fehlen von Schädigungen dieser Erfahrungsheilkunde berechtigen zu ihrer praktischen Anwendung.

> Das Wirkungsprinzip der Akupunktur beruht darauf, aus dem Gleichgewicht geratene Funktionen unter Einbeziehung aller physischen, psychischen und individuellen Faktoren des Patienten zu harmonisieren.

Wirkungsweise

Nach heutiger Auffassung beruht die Wirkung der Akupunktur auf einer komplexen Beeinflussung nervaler, endokriner und physikalischer Vorgänge. Sie ist eine *Reiztherapie*, die je nach Indikation mit verschiedenen Reizmitteln (Nadeln, Schröpfen, Elektrostimulation, Akupressur, Laser) an der Körperoberfläche angewendet wird und auf das Körperinnere wirkt. Über genau definierte Punkte, die Akupunkturpunkte, kann so auf bestimmte Funktionszustände des Organismus gezielt Einfluß genommen werden. Akupunkturpunkte mit ähnlicher therapeutischer Wirkung sind durch gedachte Linien, die Meridiane, miteinander verbunden und einem Organ zugeordnet. Durch eine entsprechend tiefe Nadelung eines Akupunkturpunktes wird eine Nadelsensation, das »*De-Qi*-Gefühl«, ausgelöst. Aus Ort, Art und Qualität der Beschwerden und dem augenblicklichen Zustand des Patienten ergibt sich eine ganz individuelle Punktkombination.

Indikationen

Die Akupunktur ist immer dann angezeigt, wenn Funktionen **ge**stört sind, verbietet sich aber, wenn Organe **zer**stört sind. Sie wirkt

- analgetisch,
- sedierend,
- tonisierend,
- immunstimulierend und
- psychisch ausgleichend.

So ergeben sich als Indikationen besonders funktionelle Störungen, psychosomatische Erkrankungen und Schmerzzustände sowie bestimmte chronische Erkrankungen.

Demnach liegen die Hauptindikationen der Akupunktur nicht auf dem Gebiet der Herz-Kreislauferkrankungen. Eine Ausnahme stellen hier selbstverständlich die funktionellen Herz- und Kreislauferkrankungen sowie die Hypotonie und, mit Einschränkungen, die Hypertonie dar.

Nebenwirkungen

Nadelkollaps, Hämatombildung, Infektion der Einstichstelle sind mögliche, in der Praxis eher seltene Nebenwirkungen der Nadelakupunktur. In der Literatur beschriebene Verletzungen innerer Organe (Pneumothorax) sind durch sachgerechte Ausbildung zu vermeiden.

Kontraindikationen

Kontraindikationen sind Ablehnung der Methode durch den Patienten, unklares Krankheitsbild, hochfieberhafte Infektionen mit Allgemeinbeeinträchtigung, Regulationsstarre (Systemerkrankungen, maligne Tumoren), Erbkrankheiten und schwere Psychosen. Bei Blutgerinnungsstörungen sollte die Nadel-/Schröpfkopfanwendung vermieden werden zugunsten der Laser-Akupunktur oder Moxa-Anwendung.

In der Schwangerschaft ist die Indikation zur Akupunktur streng zu stellen, Stimulationstechniken an Punkten unterhalb des Bauchnabels sind kontraindiziert. Punktspezifische Kontraindikationen (beispielsweise Stimulation von Ohrpunkt 100 beim Angina-pectoris-Anfall) sind zu beachten.

Syndrom-Diagnostik

Im folgenden werden anhand von einigen Tabellen grundlegende diagnostische Kriterien zur Akupunkturbehandlung unter besonderer Berücksichtigung der Syndrom-Diagnostik der Traditionellen Chinesischen Medizin vorgestellt. Ausdrücklich betont sei aber, daß die Anwendung der Akupunktur nach westlichen Reiz-Regulationsprinzipien ebenfalls zu befriedigenden Ergebnissen führen kann.

Tab. 1 Anamnestische und körperliche Leitsymptome der acht diagnostischen Leitprinzipien (Ba Gang) und deren Bedeutung für die Therapieparameter

Anamnese	Befund	Diagnose (Ba Gang)	Therapie Parameter	Hinweise
akut, plötzlich kälteempfindlich	oberflächlicher Puls Meridiankrankheit	Biao (außen)	Reizort	Nadelung oberflächlich
längerdauernd ohne Kälteempfindlichkeit	tiefer Puls Organkrankheit	Li (innen)		Nadelung tief
Frösteln, durstlos	langsamer Puls blasse Zunge	Han (Kälte)	Reizart • Nadel? • Moxa	Nadelung oberflächlich, lange, Moxa in schweren Fällen, Schröpfen bei Zugluftwirkung, Nadelung tief, schnelles Herausziehen, Aderlässe
Fieber ohne Frost großer Durst	schneller Puls tiefrote Zunge	Re (Hitze)	• Schröpfen • Aderlaß	
Ermüdung deprimiert	weicher Puls blasse Zunge	Xu (Leere)	Reizintensität	wenige Nadeln
Ruhelosigkeit agitiert	kräftiger Puls rote Zunge	Shi (Fülle)		viele Nadeln
nervöse Unruhe	Rötung	Yang	Reizdauer	kurze, starke Stimulation
Hemmung	Blässe	Yin		lange, schwache Stimulation

Tab. 2 Akupunkturpunkte als Triggerpunkte kardioreflektorischer Rumpfmuskeln

ventral	
M. pectoralis major	He 1; KS 1; Lu 1; Ni 27; Ma 13–17; MP 18–20
M. pectoralis minor	MP 19–20
M. scalenus medius	Dü 16; Di 17
M. serratus anterior	Gb 23, Ma 18; MP 17
M. sternalis	KG 20
M. subclavius	Ma 13
M. obliquus abdominis	Le 14

dorsal	
M. trapezius	Bl 14–17
M. serratus posterior	Bl 43 (Gaohuangshu)
M. levator scapulae	Bl 11; Dü 14
M. rectus capitis posterior major	Hua-Tuo-Punkt

Tab. 3 Pragmatisch-energetische Punktkonzepte bei Herz-Kreislaufkrankheiten

I. Steuerungspunkte syndromal bedeutsamer Meridiane

Meridian	Zustimmungspunkt (Shu-Punkt)	Alarmpunkt (Mu-Punkt)	Quellpunkt (Yuan-Punkt)	Spaltpunkt (Xi-Punkt)
Herz	Bl 15	KG 14	He 7	He 6
Kreislauf	Bl 14	KG 17	KS 7	KS 4
Drei-Erwärmer	Bl 22	KG 5	3E 4	3E 7
Leber	Bl 18	Le 14	Le 3	Le 6
Milz/Pankreas	Bl 20	Le 13	MP 3	MP 8
Magen	Bl 21	KG 12	Ma 42	Ma 34
Lunge	Bl 13	Lu 1	Lu 9	Lu 6
Niere	Bl 23	Gb 25	Ni 3	Ni 5

II. Vegetativ regulierende Punktkombinationen

KS 6 und Ma 36	kreislaufstabilisierend, beruhigend
MP 6 und LG 20	hormonell stabilisierend, venös wirksam
Bl 17 und KG 15 und LG 20	entkrampfend über die Zwerchfellbeeinflussung
He 7 und KS 6 und Ma 36	stärkend bei allgemeiner Schwäche ohne spezifischen Befund
Ni 3 und Bl 23	kräftigend bei Kälteempfindlichkeit, Mangel an Lebensenergie

Neuraltherapie

Die Neuraltherapie (nach *Huneke*) besteht in der diagnostischen und therapeutischen Anwendung von Lokalanästhetika. Sie gehört zu den Regulationstherapiemethoden und bedient sich in der Regel kurzwirkender Lokalanästhetika (Procain, Lidocain) in geringen Mengen, niedrigen Konzentrationen und ohne vasokonstringierende Zusätze. Die Neuraltherapie läßt sich gliedern einerseits in die Techniken der therapeutischen Lokalanästhesie:

* Segmenttherapie,
* Nerven-Leitungsblockaden,
* Blockaden sympathischer Ganglien,

Techniken der intravenösen Applikation und andererseits in die
* Maßnahmen beim Herd-Störfeld-Geschehen.

Störfeldtheorie

Die Störfeldtheorie besagt, daß krankhafte Prozesse in einem Organ, beispielsweise Verletzungen, Entzündungen oder Narben, störende Impulse über Nervenbahnen bzw. das Vegetativum an andere Organe senden können, so daß auf diese Weise chronische Krankheiten unterhalten werden können. Als Störfelder oder Herde gelten unter anderem Tonsillen, Ohren, nervtote Zähne, der Nabel und insbesondere Narben sowie chronische Entzündungsprozesse. Während die Segmenttherapie als Schmerztherapie allgemein anerkannt und inzwischen relativ weit verbreitet ist, gilt die Herd-Störfeld-Theorie bisher als wissenschaftlich nicht bewiesen. Als dringender Hinweis auf ein zugrundeliegendes Störfeld ist die regelhafte und reproduzierbare Verschlechterung des Allgemeinbefindens bzw. der Krankheit nach einer Segmenttherapie zu werten.

Indikationen

Nach Schätzungen von *Dosch* sind etwa 30 % aller Herzerkrankungen störfeldbedingt. Dennoch liegen die Hauptindikationen nicht auf dem Gebiet der Herz-Kreislauferkrankungen mit Ausnahme der funktionellen Herz- und Kreislaufstörungen und der Hypotonie.

Nebenwirkungen

Mögliche Nebenwirkungen der Neuraltherapie ergeben sich aus den verwendeten Medikamenten (Allergie, Rhythmusstörungen) und der Behandlungstechnik (Gewebsirritationen). Auch wenn die Komplikationshäufigkeit von erfahrenen Neuraltherapeuten als sehr gering angegeben wird mit ernsthaften Komplikationen um 0,003 %, sollte die Neuraltherapie nur mit fundierten Kenntnissen durchgeführt werden.

Kontraindikationen

Kontraindikationen bestehen in Ablehnung der Methode durch den Patienten, ungenügender Ausbildung des Therapeuten, hämorrhagischer Diathese (z. B. Antikoagulanzien-Therapie); das gilt insbesondere für Nerven- und Ganglienblokkaden.
Als mögliche Alternative bieten sich hier elektrische Nervenblockaden nach *Jenkner* an.

Die parenterale Applikation von Lokalanästhetika gilt als kontraindiziert bei gravierenden Überleitungsstörungen des Herzens (AV-Blockierungen), Bradykardien und dekompensierter Herzinsuffizienz (NYHA III und IV).

Darüber hinaus sind die speziellen Kontraindikationen des verwendeten Präparates zu beachten.

1.
Herzinsuffizienz

1.1 Allgemeines

Definition: Herzinsuffizienz ist die temporäre oder permanente Unfähigkeit des Herzens, das vom Organismus benötigte Blutvolumen zu fördern und damit den Sauerstoffbedarf zu decken. Sie äußert sich als

1. Vorwärtsversagen (*forward failure*), erkennbar am Abfall des Herzzeitvolumens (HZV) mit Hypotonie, Schwindel, Ermüdung und zerebralen Ausfallserscheinungen

2. Rückwärtsversagen (*backward failure*) mit venösen Stauungen vor dem Herzen.

● Bei der *Linksherzinsuffizienz* wirkt sich die Stauung im Lungenkreislauf aus, mit den Symptomen Belastungsdyspnoe bis Orthopnoe, ferner Stauungshusten bis zur Ausbildung eines Lungenödems.

● Bei der *Rechtsherzinsuffizienz* liegt eine Stauung im großen Kreislauf vor. Klinisch zeigen sich erweiterte Halsvenen, Unterschenkelödeme, Aszites, Lebervergrößerung, Stauungsgastritis, eingeschränkte Nierenfunktion, Pleuraergüsse und Zyanose.

● Die *Globalinsuffizienz* äußert sich durch Leistungsminderung, Oligurie bzw. Nykturie, Tachykardie, Herzrhythmusstörungen, Zyanose und röntgenologisch erkennbare Herzvergrößerung.

● Das *Cor pulmonale* ist definiert als Rechtsherzinsuffizienz bzw. Hypertrophie der rechten Kammer, verursacht durch Drucksteigerung im Lungenkreislauf als Folge primärer Lungenerkrankungen (z. B. chronisch-obstruktives Emphysem).

Stadieneinteilung

Je nach Schweregrad werden von der New York Heart Association (NYHA) vier Stadien der Herzinsuffizienz unterschieden:

I   Keine Einschränkung der körperlichen Leistungsfähigkeit unter normaler Arbeitsbelastung

II Leichte Einschränkung der körperlichen Leistungsfähigkeit, Belastungsdyspnoe

III Erhebliche Leistungsminderung, Beschwerden bereits bei leichter Belastung

IV Unfähigkeit zur körperlichen Belastung, Bettlägerigkeit, Ruhedyspnoe

Ätiologie und Pathophysiologie. Die Herzinsuffizienz äußert sich in einer Druck- und/oder Volumenbelastung des Herzens. So stellt beispielsweise die Herzklappeninsuffizienz eine Volumenbelastung mit erhöhter Vorlast (preload) dar, die Herzklappenstenose oder der arterielle Hypertonus eine Druckbelastung des Herzens mit erhöhter Nachlast (afterload). Ursachen der *Linksherzinsuffizienz* sind Hypertonie, Aortenvitien, Mitralinsuffizienz und koronare Herzkrankheit. Die *Rechtsherzinsuffizienz* wird hervorgerufen durch Mitralstenose, Klappenfehler des rechten Herzens oder Drucksteigerung im kleinen Kreislauf, bedingt durch chronische Lungenerkrankungen. Hämodynamisch geht die Herzinsuffizienz einerseits mit einer Steigerung der Vor- und Nachlast, des peripheren Widerstands, des enddiastolischen Volumens in der linken Herzkammer sowie des linken Vorhofdrucks einher, zum anderen mit einer verminderten Blutzufuhr zum linken Vorhof und einem Abfall des Herzminutenvolumens (HZV normal:

6–7,5 l/min). Das Ausmaß der Herzinsuffizienz läßt sich u. a. am enddiastolischen Füllungsdruck der Ventrikel ablesen. Im gesunden Zustand korreliert der linksventrikuläre enddiastolische Druck mit dem enddiastolischen Pulmonalisdruck, der rechtsventrikuläre enddiastolische Druck mit dem zentralen Venendruck (ZVD).

Diagnostik. Die Diagnose erfolgt hauptsächlich mit Hilfe der Anamnese (Atemnot, Herzjagen, Nykturie), der körperlichen Untersuchung (Stauungszeichen, Zyanose), des EKG (ST-Streckenveränderungen, Linkshypertrophie) und der Röntgenuntersuchung (Herzvergrößerung). Weiterführende Untersuchungsmethoden sind Echokardiographie und Herzkatheteruntersuchungen (Druck- und Volumenmessung).

1.2 Therapie

Eine Herzinsuffizienz sollte zunächst immer *kausal* behandelt werden; eine *kompensatorische* bzw. *symptomatische* Therapie kommt erst in zweiter Linie in Betracht. Neben einer gezielten Allgemeinbehandlung (gesunde Lebensführung) sind in den Stadien I und II der Krankheit ausschließlich oder überwiegend klassische Naturheilverfahren und Homöopathie indiziert. Daneben empfehlen sich Akupunktur und Neuraltherapie in bestimmten Fällen zur adjuvanten Anwendung bzw. Ergänzung des Therapieprogramms. Die klassischen Naturheilverfahren dienen ferner weitgehend als Basistherapie des Stadiums III und können in begrenztem Umfang auch noch im Stadium IV eingesetzt werden. Eine konventionell medikamentöse Behandlung wird unverzichtbar im Stadium III und IV der Herzinsuffizienz.

1.2.1 Allgemeine Maßnahmen

Allgemeine Maßnahmen sind immer notwendige Grundlagen der Herzinsuffizienztherapie und können bei leichten Formen von Herzinsuffizienz – je nach Ursache – die Beschwerden unter Umständen erheblich verbessern.

Aufklärung. Patienten im Stadium I und II müssen nachdrücklich über das Krankheitsbild aufgeklärt und zu einer gesunden, risikoentlastenden Lebensweise angehalten werden. Dazu gehören vor allem eine bedarfsgerechte Ernährung, Verzicht auf Nikotin und die weitgehende Einschränkung des Alkoholkonsums. Außerdem soll ein geregelter Tagesablauf mit ausreichenden Pausen und zweckmäßiger Koordination der Arbeitsanforderungen angestrebt werden. Diese Maßnahme dient ebenso wie eine sinnvolle Freizeitgestaltung dem Abbau möglicher Streßgefahren und trägt damit zu einer anhaltenden psychovegetativen Entlastung des Patienten bei.

Eine besondere körperliche Schonung ist bis zum Stadium II der Herzinsuffizienz nicht indiziert, so daß die Betroffenen an einem vorsichtig aufgebauten Übungs- und **Bewegungsprogramm** teilnehmen können.

Eine **Schonung** mit gleichzeitig aufmerksamer Überwachung des Patienten wird erst bei progredienter Symptomatik ab Stadium III erforderlich. Das Stadium IV verlangt dauernde Bettruhe und bei Linksherzinsuffizienz außerdem die Hochlagerung des Oberkörpers. Wegen der Gefahr tiefer Venenthrombosen muß wiederholt eine vorsichtige Umlagerung vorgenommen werden. Unverzichtbar ist angesichts der Schwere des Krankheitsbildes die intensive psychische Betreuung des Patienten.

1.2.2 Klassische Naturheilverfahren

Ernährungstherapie

Gezielte Diät verbessert den Stoffwechsel, wirkt regulierend auf das Körpergewicht und hat einen erheblichen Anteil an einer Entlastung der Herz-Kreislauf-Funktionen. Sie ist damit in allen Stadien der Krankheit wirkungsvoll und kann bei leichten Formen von Herzinsuffizienz zu einer deutlichen Verbesserung der Beschwerden beitragen.

Das primäre Behandlungsziel besteht in einer möglichst frühzeitigen Begrenzung oder **Elimination** der ernährungsabhängigen **Risikofaktoren** einer Herz-Kreislauferkrankung, insbesondere der koronaren Herzkrankheit. Dazu gehören in erster Linie Übergewicht und Bluthochdruck, ebenso Fettstoffwechselstörungen, Diabetes mellitus und Hyperurikämie bzw. Gicht.
Bei den meisten dieser Krankheiten ist eine langfristige diätetische Behandlung erforderlich, wobei man sich zweckmäßigerweise an dem Programm der **Grunddiät-Vollwerternährung** nach Anemueller bzw. dessen krankheitsspezifischen Modifikationen orientiert. Anemuellers Konzept basiert auf einem Wertstufensystem, das die Qualität und entsprechend die Auswahl der einzelnen Speisen am Grad ihrer Naturbelassenheit bemißt (s. S. 75). Es bietet eine ebenso physiologisch hochwertige wie abwechslungsreiche Kost und kann auch Gesunden als Grundlage für eine angemessene Ernährung empfohlen werden.

Diät-Richtlinien

Für die Behandlung der obengenannten Krankheiten und Risikofaktoren gelten folgende allgemeine Richtlinien:

● Adipositas
Begrenzung der Kalorienaufnahme auf 1000 bis 1500 kcal bis zum Erreichen des Normalgewichts. Einschränkung des Fettverzehrs auf etwa ein Drittel des Gesamtenergiebedarfs (60–80 g pro Tag). Versteckte Fette beachten! Verzicht auf leere Kalorienträger wie Zucker, zuckerhaltige Nahrungsmittel und insbesondere auch Alkohol.
● Hypertonie (s. S. 189)
Deutliche Einschränkung des Kochsalzverzehrs und vermehrter Verbrauch kaliumreicher Nahrungsmittel (Obst, Rohkost, Vollkornprodukte). Weitgehender Verzicht auf Alkohol. Bei Übergewicht auch reduzierte Kalorienaufnahme.

● Fettstoffwechselstörungen
Hypercholesterinämie: Starke Begrenzung der Cholesterinzufuhr durch Einschränkung des Gesamtfettverzehrs und gleichzeitige Modifikation der Fettaufnahme: Bevorzugt mehrfach ungesättigte Fettsäuren aus pflanzlichen Ölen und Fisch verwenden.
Hypertriglyzeridämie: Einschränkung bzw. Verzicht auf Zucker, zuckerhaltige Nahrungsmittel und Alkohol. Nahrungsmenge besonders knapp halten. Bei Übergewicht reduzierte Kalorienzufuhr.
● Diabetes mellitus
Streng risikoentlastende Ernährung! Genau kontrollierte Kohlehydratzufuhr mit begrenzter Kalorienaufnahme, vor allem bei Diabetes mellitus, Typ IIb. Ausschaltung von Zucker und zuckerhaltigen Nahrungsmitteln. Einschrän-

kung des Fettverzehrs. Alkoholgenuß auf ein Minimum reduzieren.
Sorgfältige Verteilung der einzelnen Mahlzeiten auf 6–7 Portionen am Tag.
• Hyperurikämie (Gicht)
Kalorienreduzierte, purinarme Kost auf lactovegetabiler Basis. Eiweiß nur aus Vegetabilien, Milchprodukten und Ei (Insgesamt ca. 50–60 g/Tag). Innereien, Fisch und Fleisch einschränken. Weitgehender Verzicht auf Zucker und alkoholische Getränke.
Nahrungsmenge knapp halten. Bei Übergewicht Normalgewicht anstreben.

Da es mit zunehmender Herzinsuffizienz zur Bildung von **Ödemen** kommt, ist ab Stadium II der Krankheit außerdem der Kochsalzverzehr einzuschränken (maximal 5 g/Tag; stark kochsalzhaltige Speisen grundsätzlich meiden). Je nach Schweregrad der Symptome müssen zahlreiche Standardnahrungsmittel durch als natriumarm deklarierte Produkte ersetzt werden (z. B. salzarmes Vollkornbrot, Diätkäse, kochsalzarme Wurst- und Teigwaren, auch natriumarme Mineralwässer). Zum Würzen sollen anstelle von Kochsalz vorwiegend frische Kräuter oder Trockengewürze verwendet werden, auch frisch gepreßter Zitronensaft, Kräuteressig, Knoblauch, Zwiebeln o. ä. Die Flüssigkeitszufuhr kann bei dieser Diät im annähernd normalen Bereich bleiben (1,5–2 l/Tag) und muß nur bei gleichzeitiger Niereninsuffizienz eingeschränkt werden. Eine genauere Beschreibung der Restriktionsstufen und des praktischen Vorgehens findet sich im Kapitel Hypertonie (Kap. 13, S. 189).

○ **Fasten und Teilfasten.** Besonders wirkungsvoll können zu Beginn sowie zur zeitweiligen Ergänzung des diätetischen Programms einzelne Fasten- oder Teilfastenperioden sein. Das Fasten hat einen raschen Gewichtsverlust zur Folge und übt kurzfristig einen intensiven Einfluß auf Kreislauf und Stoffwechsel aus. Günstige Effekte bestehen unter anderem in der Verbesserung des Zellstoffwechsels und der Regulationsfunktionen, der Reinigung des Gefäßbindegewebes (Ausleitung von Natrium) und in erhöhter Durchlässigkeit der Kapillargefäße sowie in einer Verbesserung der Blutfließeigenschaften. Dadurch wird eine Normalisierung erhöhter Blutdruckwerte und Ausschwemmung vorhandener Ödeme erreicht.
Fastenkuren eignen sich unter Berücksichtigung einer individuell angemessenen Dosierung besonders auch für Herzpatienten mit drohender oder bereits eingetretener Dekompensation. Bei koronarer Herzkrankheit muß die Therapie um so kürzer und schonender sein, je weiter die pathologischen Gefäßveränderungen bereits fortgeschritten sind, eine Null-Diät ist bei manifester Koronarsklerose kontraindiziert. Im übrigen führen auch einzelne zwischengeschaltete Fastentage (einmal pro Woche) zur Entlastung von Herz- und Kreislauf-Funktionen.

Formen des Fastens und Teilfastens

Saftfasten

Indikationen: v. a. Stoffwechselstörungen.

Etwa 1 l Obst- oder Gemüsesäfte pro Tag, zusätzlich Tee oder Mineralwässer. Gesamtflüssigkeitszufuhr bis zu 3 l pro Tag. Unverträglichkeit von Säften beachten; alternativ beispielsweise Mayr-Diät.

Rohobst-Diät

1–1,5 kg frisches Obst (Äpfel, Bananen, Erdbeeren u. a.) auf 5–6 Portionen verteilen. Zusätzlich evtl. Mandel- oder Haselnußmilch.

Reis-Obst-Gemüse-Diät

Indikationen: v. a. Hypertonie.

250–300 g Vollreis (Trockengewicht), dazu 750–1000 g Obst (Äpfel, Himbeeren u. a.) bzw. frisches Gemüse (Tomaten, Gurken). Reisgerichte mit Obst oder Gemüse auf 6–7 Portionen verteilen.
Speisen ohne Fett und Salz zubereiten. Gemüse in etwas Pflanzenöl dünsten. Zum Würzen frische Kräuter, Zitrone, Pfeffer, Paprika oder Knoblauch verwenden.

Molkefasten bzw. Molketrinkkur

Indikationen: Fettstoffwechselstörungen, Hypertonie, Hyperurikämie.

1 l Diät-Kurmolke über mehrere kleine Portionen am Tag verteilen. Zusätzlich evtl. 100–150 g Heidelbeeren (ungezuckert) oder die gleiche Menge rohe geriebene Karotten.

Bei der klassischen Molke-Trinkkur zusätzlich auch Frischpflanzensäfte aus Brennessel, Löwenzahn und Artischokken (80 ml pro Tag).

Mayr-Kur (Milch-Semmel-Diät)

Indikationen: v. a. Darmerkrankungen; vor allem für magenempfindliche Patienten geeignet.

1 l Buttermilch mit Semmeln oder Vollkorn-Knäckebrot auf 3 Portionen am Tag verteilen. Zusätzlich können Kräutertees oder Mineralwässer gegeben werden. Die Semmeln müssen langsam und gründlich gekaut werden, bis sie im Mund verflüssigt sind (Kautraining).
Tägliche Darmreinigung mit 30 g Glaubersalz in Wasser gelöst. Bei Unverträglichkeit auch Klistier. Zusätzlich Darmmassage.
Die Mayr-Kur ist eine gute Alternative zur Null-Diät, da es hier seltener zu Hypoglykämie oder hypotoner Dysregulation kommt.

Null-Diät (= totales Fasten)

Indikationen: Stoffwechselkrankheiten.

Nur Mineralwässer, ungezuckerter Kräutertee oder schwarzer Tee, bis zu 3 l pro Tag. Tägliche Darmreinigung mit 30 g Glaubersalz, bei Unverträglichkeit auch Klistier. In den Stadien III und IV der Herzinsuffizienz müssen regelmäßig Ein- und Ausfuhr gemessen und die Trinkmengen entsprechend korrigiert werden. Totales Fasten ist kontraindiziert bei fortgeschrittenen Gefäßerkrankungen bzw. bei manifester Koronarsklerose.

Atemtherapie

Gezielte Atemtherapie trägt zur Entlastung und Kräftigung der Herz-Kreislauf-Funktionen bei und stellt daher bei vielen Herzerkrankungen eine wirkungsvolle Ergänzung des Behandlungskonzepts dar. Sie dient gleichzeitig als Grundlage für eine effektive Atemgymnastik, auch für ein aktives körperliches Training. Atemtherapie ist ohne Bedenken einzusetzen bis zum Stadium II und, sofern keine Tachykardien auftreten, auch noch in den Stadien III und IV der Herzinsuffizienz. Bei Muskelschwäche, schmerzhaften Verspannungen der Atemmuskulatur und besonders bei Atrophie wird allerdings eine spezielle krankengymnastische Übungsbehandlung erforderlich.

Therapeutisches Ziel ist die **Tief-** oder Voll**atmung**, die unter Ausnutzung der gesamten Atemmuskulatur eine maximale Sauerstoffsättigung des arteriellen Bluts ermöglicht. Sie darf jedoch nicht angewandt werden bei Herzinsuffizienz im Stadium IV, da durch die Förderung des venösen Rückstroms eine zu starke Belastung des Herzens entstehen kann. Günstige Effekte der Tiefatmung sind im einzelnen:

- ein optimales Sauerstoffangebot
- Anregung des Blutkreislaufs
- Verbesserung der Stoffwechselfunktionen
- Erhöhung der körperlichen und geistigen Leistungsfähigkeit
- Verbesserung des Allgemeinbefindens (»Erfrischung«)

Die Tiefatmung läßt sich am einfachsten zunächst in entspannter Rückenlage trainieren. Vor und während der Behandlung ist besonders auf Verkrampfungen der Atemmuskulatur und der Atemhilfsmuskeln zu achten, die durch gezielte Lockerungsübungen oder auch durch eine Massagebehandlung beseitigt werden müssen. Zur Entspannung der Hals- und Beinmuskulatur sollen außerdem Nacken und Knie des Patienten durch ein kleines Kissen gestützt werden. Bei den Übungen sind folgende Grundregeln zu beachten:

- Ein- und Ausatmen erfolgen durch die Nase.
- Ein- und Ausatmungsphase stehen in einem zeitlichen Verhältnis von etwa 1:1,5.

- Der Atemprozeß soll möglichst ruhig und gleichmäßig ablaufen.
- Eine kurze Atempause darf nur nach dem Ausatmen, nicht aber nach dem Einatmen eintreten (Gefahr der Atemverkrampfung und damit der Beeinträchtigung der Herzarbeit).

Die Atemvertiefung beginnt mit dem allmählichen Übergang von der Brust- zur Flanken- und Zwerchfellatmung. Die einzelnen Atemformen sollen dabei durch Auf- oder Anlegen der Hände an die jeweils beteiligten Muskelpartien fühlbar gemacht werden (sogenannte Kontaktatmung). Dies kann anfangs durch den Behandler, mit ausreichender Routine auch durch den Patienten selber geschehen. Bei der Brustatmung heben sich Sternum und obere Rippenpaare, bei der Flankenatmung heben sich alle Rippenpaare mit gleichzeitiger seitlicher Ausdehnung des Thorax. Bei der Zwerchfellatmung wölbt sich die Bauchdecke nach vorn, während sich zugleich die unteren Flankenpartien weiten. Die sogenannte Vollatmung besteht aus einer Kombination von Zwerchfell-, Flanken- und Brustatmung unter Beteiligung der gesamten Atemmuskulatur. Die Tiefatmung im Stehen setzt eine gute Herz-Kreislauf-Stabilität voraus und soll deshalb nur bei ausreichender Belastungsfähigkeit geübt werden. Der Patient lehnt dabei mit dem Rücken gegen eine Wand, senkt beim Ausatmen den Kopf langsam auf die Brust und läßt gleichzeitig die Arme lose herabfallen. In der Einatmungsphase werden der Oberkörper wieder gestreckt, Kopf und Hände an die Wand zurückgeführt. Das Kinn ruht dabei entspannt auf der vorderen Halsmuskulatur. Eine Überbeanspruchung der Nackenmuskeln kann leicht zu Schmerzen führen.

Zwerchfellatmung läßt sich nach entsprechender Gewöhnung an das intensivere Atmen ebensogut im Sitzen trainieren. Wichtig ist hier die Korrektur eventuell vorhandener Haltungsfehler, die den Atemprozeß stark beeinträchtigen können. Bei den Übungen muß besonders auf die gestreckte Haltung des Oberkörpers geachtet werden, der auch während des Ausatmens nicht in sich zusammensinken darf. Das Kinn wird leicht angehoben, ruht aber vollkommen entspannt auf der Halsmuskulatur. Die Hände liegen auf den Oberschenkeln, Beine und Füße sind parallel leicht auseinandergestellt (Pharao-Sitz).

Intensität, Dauer und **Art der Übungen** sind nach dem individuellen Leistungsvermögen bzw. dem jeweils vorliegenden Insuffizienzgrad zu bemessen. Bei leichter Herzinsuffizienz soll das Training der Tiefatmung mehrfach am Tag etwa 3 bis 5 Minuten durchgeführt und mit einzelnen Übungen zur Atemgymnastik kombiniert werden. Damit läßt sich annähernd sogar die gleiche Wirkung erzielen wie durch ein körperliches Training. Bei progredienter Symptomatik ab Stadium III muß sich die Dosierung nach dem Einzelfall und nach eintretenden Insuffizienzzeichen richten.

Bewegungstherapie

Die Bewegungstherapie besitzt einen hohen Stellenwert in den Frühstadien der Herzinsuffizienz und kann hier wesentlich zur Verbesserung der Beschwerden beitragen. So besteht unter günstigen Bedingungen die Möglichkeit, daß sich das klinische Bild vom Stadium II zum Stadium I zurückentwickelt. Kontraindiziert ist eine aktive Konditionierung im Stadium III (nur Übungsbehandlung) und grundsätzlich im Stadium IV der Herzinsuffizienz.

Abbruchkriterien und Kontraindikationen für kontinuierliches körperliches Training:

- schwere Atemnot oder Angina pectoris
- deutlich zunehmende ST-Streckensenkungen oder -hebungen
- häufige Extrasystolen
- Anstieg der Pulsfrequenz auf über 200 − Alter/min
- Erhöhung des systolischen Blutdrucks auf über 250 mmHg, des diastolischen auf über 130 mmHg
- ausbleibender Anstieg oder gar Abfall des systolischen Blutdrucks bei erhöhter Wattzahl
- Ergometerleistung unter 75 Watt

Alle Bewegungsprogramme sollen anfangs vorsichtig dosiert und erst mit zunehmender Stabilisierung der Herz-Kreislauf-Funktionen allmählich gesteigert werden, dabei sind Insuffizienzzeichen zu beachten. Bei der individuellen Gestaltung des Trainings wird man neben der jeweils vorhandenen Koronarreserve auch das Alter des Patienten sowie seine Medikamenteneinstellung berücksichtigen müssen. Vor allem für Patienten im Stadium II der Herzinsuffizienz empfiehlt sich eine intensive Übungsbehandlung zur Verbesserung der Grundfunktionen und Rekonditionierung des Muskelapparats (Atem- und Kreislaufgymnastik, Spannungs- und Lockerungsübungen der Arm- und Beinmuskulatur). Diese Übungen sind außerdem zur regelmäßigen Ergänzung der übrigen Trainingsprogramme geeignet und können bei ausreichendem Leistungsstand auch zur Selbsthilfe eingesetzt werden (zweimal täglich 5 bis 10 Minuten). Die gezielte Anwendung einer aktiven Bewegungstherapie in den **Stadien I und II** der Herzinsuffizienz läßt folgende günstige Wirkungen erwarten:

Wirkungen

- Ökonomisierung der Herz-Kreislauf-Funktionen
- Verringerung des arteriellen Drucks in Ruhe und unter submaximaler Belastung (als Folge des herabgesetzten peripheren Widerstands)
- Erhöhung des Herzminutenvolumens bei unveränderter oder sinkender maximaler Herzfrequenz
- allgemeine Steigerung der kardiopulmonalen Leistungsfähigkeit
- Zunahme der Vital- und Ventilationskapazität
- Kräftigung der Respirationsmuskulatur
- Verbesserung des Allgemeinbefindens, größere Streßtoleranz
- zu weiteren kardiotropen Effekten s. auch 4.2.2, S. 78.

Als ideale Trainingsform bietet sich ein Mittel- oder Langzeitausdauertraining mit konstanter Belastungsintensität (= Geschwindigkeit) an. Damit ist eine gleichbleibend mittlere bis starke Beanspruchung des Herz-Kreislauf-Systems unter vorwiegend aeroben Stoffwechselbedingungen gewährleistet. Alle Sportarten oder Trainingsmethoden, die zu plötzlicher Erhöhung des Blutdrucks führen können, müssen dagegen unbedingt vermieden werden (Kraft- und Kampfsport, Intervalltraining). Die aktive Konditionierung beginnt zweckmäßigerweise mit einem Ergometertraining, das eine exakte Belastungsdosierung und ein gefahrloses Üben unter ärztlicher Aufsicht ermöglicht. Bewährt hat sich vor allem das Training in Gruppen, die als Solidargemein-

schaften die Motivation der Patienten nachhaltig verstärken.

Geeignete Ausdauersportarten

- Ergometertraining
20 bis 30 min täglich, vorsichtiger Beginn mit allmählicher Belastungssteigerung.
- Gymnastik
Zweimal täglich 5 bis 10 min, langsam steigern, bei ausreichender Herz-Kreislauf-Stabilität auch zur Eigenbehandlung.
- Wandern
1 Stunde täglich, am Wochenende auch 2 bis 3 Stunden.
- Laufen
bis zu 30 min täglich, im mehrfachen Wechsel mit Gehen.
- Radfahren
30 bis 45 min täglich, mindestens dreimal pro Woche, gemäßigtes Anfangstempo und nur allmählich steigern (15 bis 25 km/h).
- Schwimmen
Langstreckenschwimmen in ausreichend warmem Wasser (25 °C), keine kurzen Sprints.
- Ballspiele
30 bis 45 min, ein- bis zweimal pro Woche, nur bei ausreichendem Leistungsstand und grundsätzlich ohne Wettkampfcharakter.

Im **Stadium III** der Herzinsuffizienz kommt wegen der bereits deutlich eingeschränkten körperlichen Leistungsfähigkeit (< 75 Watt) nur eine leichte Übungsbehandlung in Betracht. Eine vorsichtige Belastungssteigerung ist im Einzelfall möglich, darf jedoch nur unter genauer Beachtung der kardiopulmonalen Funktion durchgeführt und muß bei Insuffizienzzeichen sofort abgebrochen werden. Nützlich ist hier Atem- und Kreislaufgymnastik zum Ausgleich von Sauerstoffdefiziten sowie zur Verbesserung der Koordinationsfähigkeit. Daneben bieten isometrische Spannungsübungen der

Arm- und Beinmuskulatur die Möglichkeit, unter geringer Belastung des Herz-Kreislauf-Systems die periphere Durchblutung zu verbessern und kräftigend auf das Muskelgewebe einzuwirken (Atrophie-Prophylaxe).

Im **Stadium IV** der Herzinsuffizienz (Bettlägerigkeit) kommen aus dem Spektrum der physikalischen Therapie nur noch folgende Möglichkeiten in Betracht:

1. Pneumonieprophylaxe (vorübergehende Steigerung der Lungendurchblutung durch Anregung der Ventilation und Abhusten des vorhandenen Sekrets)
2. Thromboseprophylaxe durch Verbesserung des venösen Rückflusses
3. Vermeiden von Drucknekrosen durch häufiges Umlagern
4. Vorbeugen von Kreislauf-Regulationsstörungen durch kurzfristige Stimulation des Sympathikotonus
5. allgemeine Verbesserung der Entspannungsfähigkeit

Hydrotherapie

Die Hydrotherapie dient zur unterstützenden Behandlung in den Stadien I und II und kann in milder Dosierung auch noch im Stadium III der Herzinsuffizienz eingesetzt werden. Kontraindiziert sind die Anwendungen für Patienten mit Herzinsuffizienz im Stadium IV.

Wirkungen

- Senkung des peripheren Kreislaufwiderstands durch Dilatation der Kapillargefäße
- Verbesserung der Stoffwechselfunktionen
- kutiviszerale Einflußnahme auf innere Organe (reflektorische Beeinflussung der Koronardurchblutung)
- Ökonomisierung der Herz-Kreislauf-Regulation
- Regulierung des Wärmehaushalts
- psychovegetative Entlastung des Patienten

Hervorragend geeignet sind in den **Stadien I und II** temperaturansteigende Halbbäder und Kohlensäurebäder. Ansteigende Halbbäder beeinflussen intensiv die Herz-Kreislauf-Regulation durch Erweiterung der peripheren Gefäße, verbesserte Zirkulation im kleinen Kreislauf und Anregung des gesamten Stoffwechselablaufs. Sie erzielen bei serieller Applikation ähnliche funktionelle Modifikationen wie der Einsatz von körperlichem Training und sind deshalb insbesondere auch für gehbehinderte Patienten (beispielsweise durch Arthrose) geeignet. Die Bäder erfordern nur einen geringen technischen Aufwand und können je nach individueller Belastbarkeit unterschiedlich dosiert werden. Der Patient setzt sich in eine Wanne mit körperwarmem Wasser und läßt die Temperatur durch Zulauf von Heißwasser innerhalb von 15–20 (20–30) Minuten auf 39 °C (40–42 °C) ansteigen. Um eine zusätzliche Belastung durch den hydrostatischen Druck zu vermeiden, darf das Wasser während des gesamten Badevorgangs nicht höher als bis zum Beckenkamm (Bauchnabel) reichen. Schweißausbruch ist erwünscht, soll aber keinesfalls erzwungen werden. Dem Bad können im Bedarfsfall sedierend wirkende pflanzliche Extrakte (Baldrian, Melisse) zugesetzt werden; es erfordert anschließend eine ausreichende, mindestens 20minütige Nachruhe.

Kohlensäurebäder bewirken durch perkutane Resorption des Kohlendioxyds eine Weitstellung der Kapillargefäße und als Folge davon eine merkliche Verschiebung des Blutvolumens. Mit Verringerung des peripheren Widerstands setzt eine schonende Blutdruck-Senkung ein, während das Herz gleichzeitig zu einer ökonomisch günstigeren Arbeitsweise angeregt wird. Außerdem kommt es in vielen Fällen noch während der Anwendung oder im Anschluß an die Behandlung zu zentral sedierenden Effekten. Da das CO_2 durch Lähmung der Kalt- und Stimulation der Warmrezeptoren einen intensiven Einfluß auf die Thermorezeptoren der Haut ausübt, können die Bäder noch bei Temperaturen von 30–31 °C genommen werden, ohne daß ein Kältegefühl auftritt. Eine gerade bei leichter Herz-Kreislauf-Schwäche oft ungünstig wirkende Wärmebelastung des Patienten ist deshalb von vorneherein zu vermeiden. Die Badedauer soll anfangs 8 min nicht überschreiten, kann aber im Verlauf einer Bäderserie bis auf 10–15 min ausgedehnt werden (Temperatur je nach Belastbarkeit 35–31 °C). Reaktionsschwachen Patienten verabreicht man zunächst Kohlensäure-Halb- oder Dreiviertelbäder (35 °C) und versucht dann einen vorsichtigen Übergang zum Vollbad mit niedrigeren Temperaturen. Ist eine sehr geringe Dosierung angeraten, darf auch die Dauer der Halb- und Dreiviertelbäder nur ganz allmählich von 5 auf 10–15 min gesteigert werden. Der Patient soll während der Prozedur unbedingt ruhig sitzen, damit sich Gas und Wasser möglichst wenig entmischen. Im Anschluß an das Bad soll der Körper abgeduscht und eine Nachruhe von etwa 30 min eingehalten werden.

Wegen der hydrostatischen Belastung sind Voll- oder Halbbäder im **Stadium III** der Herzinsuffizienz grundsätzlich kontraindiziert. Als wirksame Reize kommen hier insbesondere ansteigende Arm- und Fußbäder sowie auch wechselwarme oder kalte Waschungen in Betracht. Temperaturansteigende Teilbäder entlasten die Herzarbeit und verbessern die periphere

Zirkulation sowie reflektorisch die Koronardurchblutung. Außerdem bewirken sie häufig auch eine allgemeine Stoffwechselsteigerung. Das ansteigende Armbad beginnt mit einer Temperatur von 34–35 °C, die durch Zulauf heißen Wassers innerhalb von 10–15 min langsam auf 40–42 °C erhöht wird. Temperaturanstieg und zeitliche Dauer sind entsprechend dem Reaktionsvermögen des Patienten zu dosieren. Das Bad darf auf keinen Fall zum Schwitzen führen oder Tachykardien auslösen. Um unnötige Kreislaufbelastungen zu vermeiden, ist auf eine bequeme Sitzhaltung zu achten. Die Behandlung wird mit einem kalten Armguß rechts-links und anschließender Nachruhe von mindestens 30 min abgeschlossen. Bei psychischen Spannungszuständen oder allgemeiner Unruhe kann das Bad auch mit sedierend wirkenden pflanzlichen Zusätzen wie Baldrian oder Melisse verabreicht werden. In ähnlicher Weise werden temperaturansteigende Fuß- oder Unterschenkelbäder durchgeführt.

Bei reaktionsschwachen Patienten mit drohender Dekompensation sind auch wechselwarme oder kalte Waschungen bzw. Teilwaschungen empfehlenswert. Die Anwendungen stellen eine milde Form der Herz-Kreislauf-Entlastung dar, verbessern Hautdurchblutung und -stoffwechsel und fördern die allgemeine Entspannung. Andererseits sind die Reizwirkungen dieser Verfahren von relativ kurzer Dauer, so daß ein nachhaltiger therapeutischer Effekt nur durch serielle Anwendung erzielt werden kann. Über deren Häufigkeit und Umfang wird je nach Belastbarkeit des Patienten entschieden, auf das Auftreten von Insuffizienzeichen muß dabei sorgfältig geachtet werden. Wegen der Gefahr eines Angina-pectoris-Anfalls sind kalte oder wechselwarme Waschungen bei manifester Koronarsklerose kontraindiziert.

Balneo- und Klimatherapie

Eine Kur bietet Patienten mit Herzinsuffizienz im Stadium I und II eine sinnvolle Ergänzung der Gesamttherapie. Sie ist jedoch kontraindiziert ab Stadium III der Krankheit und bei Patienten mit Cor pulmonale.

Wahl des Kurortes. Geeignet sind Kurorte mit Schonklima, vorzugsweise in waldreicher Mittelgebirgslage (300–500 m Höhe) sowie in den Kuppenlagen der sogenannten Vorbergzonen. Das Schonklima ist gekennzeichnet durch eine relativ saubere Luft, mäßige Abkühlung der Luft- und Windtemperatur von Tag auf Nacht sowie gut dosierbare Strahlungsbedingungen (Wechsel von Sonne und Schatten). Diese milden klimatischen Reize nehmen einen günstigen Einfluß auf die Regulationssysteme des Organismus und wirken zugleich entlastend im Sinne einer vegetativen Umstimmung. Auch die Veränderung des Alltagsmilieus und der geregelte kurklinische Tagesablauf tragen im allgemeinen sehr rasch zu einer Verbesserung des Allgemeinbefindens bei.

Kurziele. Der besondere Vorzug der Kurortmedizin besteht natürlich in einer zweckmäßigen Koordination der unterschiedlichen Therapieangebote einschließlich der ortsgebundenen Möglichkeiten von Klimaexposition, Terrainkuren oder balneologischer Anwendungen. Die Patienten sind dabei aktiv in den Behandlungsprozeß einzubeziehen, so daß sie auch im Anschluß an den Kuraufenthalt ein gewisses Maß an Selbstverantwortung übernehmen können. In diesem Sinne gehört ein dosiert aufgebautes Bewegungsprogramm, vorzugsweise in einer Gruppe, zu den wichtigsten Komponenten der kurmedizinischen Behandlung. Neben ihren vielfältigen kardioprotektiven Wirkungen fördert aktive Bewegungstherapie häufig auffallend die Bereitschaft des Kranken zu einer gesunden Lebensführung. Aus dem gleichen Grund ist auch ein möglichst breites Angebot weiterer Gruppenveranstaltungen, beispielsweise gemeinsame Wanderungen, Gesprächsabende, Kochkurse, bereitzustellen. Der positive Einfluß, den solche Veranstaltungen auf die Eigeninitiative des Patienten und damit auf den Genesungsprozeß insgesamt ausüben, konnte in zahlreichen Studien belegt werden.

Massage

Massage wird unterstützend in den Stadien I und II eingesetzt und bei milder Dosierung auch noch im Stadium III der Herzinsuffizienz. Vorrangiges Behandlungsziel ist eine Entlastung der Herzarbeit durch Verringerung der peripheren Kreislaufwiderstände. Massage dient darüber hinaus zur Schmerzlinderung und allgemeinen Entspannung und kann im Frühstadium der Krankheit besonders gut mit der Bewegungstherapie kombiniert werden.

Wirkungen

- Senkung des peripheren Gefäßwiderstands
- Entstauung im Lymph- und Venenbereich
- Tonisierung bzw. Detonisierung von Muskulatur und Gefäßen
- Schmerzlinderung bei verspannter Muskulatur
- Verbesserung des Muskel- und Zellstoffwechsels
- reflektorische Beeinflussung innerer Organe (Bindegewebsmassage)
- psychovegetative Entlastung

Indiziert sind in den **Stadien I und II** der Herzinsuffizienz vor allem die klassische Massage, die Bindegewebs- und Reflexzonenmassage sowie bei stenokardischen Beschwerden auch eine Periostbehandlung nach Vogler. Zur ergänzenden Eigenbehandlung empfiehlt man dem Patienten die Bürstenmassage nach Krauß, die durch großflächige hyperämisierende Hautreizung eine starke kapillardilatierende Wirkung entfaltet (s. S. 62).

Die klassische Massage verfügt über den größten Indikationsbereich, ihre Reize wirken über unterschiedliche Grifftechniken und provozieren zahlreiche aktive Leistungen des Organismus. Streichungen bewirken das sogenannte »Ausleeren« der Venen und Lymphbahnen und beseitigen damit zugleich Rückstände des Zellstoffwechsels in der Muskulatur. Außerdem entsteht ein hyperämisierender Effekt mit nachfolgender Senkung des peripheren Kreislaufwiderstands. Eine stärkere Durchblutung von Haut und darunterliegendem Gewebe wird durch Knetungen oder Walkungen erreicht, die zur kräftigen Lockerung der Muskulatur vor allem bei Muskelverhärtung eingesetzt werden. Schmerzhaft gespannte Muskeln im Thoraxbereich, wie sie häufig als reflektorisches Symptom bei Herzerkrankungen auftreten, können durch Vibrationen oder Zirkelungen günstig beeinflußt werden. Meist bietet sich hier eine

spezielle Muskelreflexzonenmassage an, die mit Vibrationen im Bereich des M. pectoralis und der Interkostalräume links präkordial arbeitet.

Die **Bindegewebsmassage** wird mit einer spezifischen Zug- und Streichtechnik auf dem Unterhautgewebe von Rumpf und Extremitäten ausgeführt. Ziel ist das Auffinden schlecht verschieblicher Hautbezirke (»Verbackungen«), die meist auf pathologische Veränderungen der ihnen segmental zugeordneten inneren Organe hindeuten, durch einen diagnostischen Strich. Durch Ausstreichen dieser Hautbezirke und Reizung der vegetativen Nervenfasern versucht die Bindegewebsmassage, regulierend auf die erkrankten Organe oder Organsysteme einzuwirken. Das Verfahren trägt außerdem zu einer deutlichen psychischen Entlastung bei und kann deshalb auch als vegetativ umstimmendes Therapeutikum eingesetzt werden.

Die **Periostbehandlung** nach *Vogler* ist hauptsächlich indiziert bei stenokardischen Beschwerden, ferner bei paroxysmaler Tachykardie und bestimmten Herzrhythmusstörungen. Die Reizung erfolgt hier durch einen punktförmigen, an- und abschwellenden Druck von Fingerbeere oder -knöchel über dem Periost geeigneter Knochenbezirke. Im stenokardischen Anfall sind die Schmerzstellen über dem Sternum und der 2. bis 5. Rippe links zu behandeln. Bei muskulären Reflexzeichen kann diese Therapie durch weiche Knetungen und Zirkelungen der betroffenen Muskelpartien wirkungsvoll ergänzt werden.

Im **Stadium III** der Herzinsuffizienz darf eine Massagebehandlung nur in milder Dosierung und unter Beachtung des individuellen Reaktionsvermögens verabreicht werden. Vorrangige Ziele sind hier die Unterstützung der Rekompensation und eine Verbesserung der durch Immobilisation oder Ödembildung beeinträchtigten Gewebeelastizität. Zur Anwendung kommen das Trockenbürsten der Haut als Teilbehandlung sowie die weiche, zentripetal gerichtete Streichmassage mit unterstützenden isometrischen Spannungsübungen der Arme und Beine. Bei Stauungsleber kann Erleichterung geschaffen werden durch Ausstreichungen an den Rippenbögen und Vibrationen über der Leber. Zur Linderung stenokardischer Beschwerden wird in der oben beschriebenen Weise eine Periostbehandlung nach Vogler eingesetzt.

Phytotherapie

Die Phytotherapie stützt sich im Behandlungskonzept der Herzinsuffizienz vorwiegend auf verschiedene pflanzliche Kardiaka sowie auf Crataegus (Weißdorn), der ein besonders breites pharmakologisches Wirkungsspektrum besitzt. Pflanzliche Kardiaka enthalten Digitaloide und sind bei leichteren Formen der Herzinsuffizienz indiziert. Denkbar ist auch die Anwendung von Phytotherapeutika im Stadium III als adjuvante Behandlung mit dem Ziel der Dosisreduktion und Minimierung unerwünschter Wirkungen chemisch-synthetischer Arzneimittel. Hauptsächlich empfohlen werden Adonis vernalis (Adonis), Convallaria majalis (Maiglöckchen), Scillae bulbus (Meerzwiebel) und Nerium oleander (Oleander), die man als Kombinationspräparat einsetzt.

Herzwirksame Glykoside und Digitaloide

Adonidis herba (Adonisröschenkraut)

Wirkungsweise. Hauptglykosid des Adoniskrauts ist das Adonitoxin, das am Herzen eine positiv inotrope Wirkung entfaltet. Die Droge besitzt zusätzlich zentralsedierende Eigenschaften.

Indikationen. Adoniskraut wird meist als Kombinationspartner bei leichter Herzleistungsschwäche mit nervöser Begleitsymptomatik eingesetzt.

Kontraindikationen und *unerwünschte Wirkungen.* Wie alle Digitaloide ist sie kontraindiziert bei einer Glykosidintoxikation sowie bei Kaliummangel. Infolge Überdosierung können als Nebenwirkungen Übelkeit, Erbrechen und Herzrhythmusstörungen auftreten. Wechselwirkungen in Form einer Wirkungs- und Nebenwirkungssteigerung treten bei gleichzeitiger Gabe von Chinidin, Kalzium, Saluretika, Laxanzien sowie bei einer Langzeittherapie mit Glucocorticoiden ein.

Convallariae herba (Maiglöckchenkraut)

Wirkungen. Auch die herzwirksamen Glykoside des Maiglöckchenkrauts (hauptsächlich Convallatoxin und Convallatoxol) wirken positiv inotrop, senken den erhöhten linksventrikulären enddiastolischen Druck und den erhöhten Venendruck, ohne dabei die Herzfrequenz entscheidend zu beeinflussen. Infolge der kardialen Wirkungen kommt es ferner zur gesteigerten Diurese, Natriurese und vor allem Kaliurese.

Indikationen. Convallaria majalis eignet sich zur Behandlung einer leichten Belastungsinsuffizienz (Stadium I und II) auch verbunden mit Kreislaufschwäche.

Kontraindikationen, Neben- und Wechselwirkungen siehe Adonis vernalis.

Scillae bulbus (Meerzwiebel)

Wirkungen. Die Glykoside der Meerzwiebel (Scillaren A und Proscillaridin A) wirken ebenfalls positiv inotrop und führen zur Senkung des gesteigerten linksventrikulären enddiastolischen Drucks sowie des pathologisch erhöhten Venendrucks.

Indikationen. Anwendungsgebiete der Scilla-Präparate sind leichte Formen der Herzinsuffizienz (Stadium I und II), insbesondere bei bradykardem Typus sowie auch bei verminderter Nierenleistung.

Kontraindikationen, Neben- und *Wechselwirkungen* entsprechen denen von Adonis und Maiglöckchenkraut. Als zusätzliche Nebenwirkung können jedoch Durchfälle auftreten. Weitere Gegenanzeigen sind: Hyperkalzämie, Bradykardien und ventrikuläre Tachykardien. Vorsicht ist insbesondere bei Erregungsleitungsstörungen und bei intravenöser Kalzium-Therapie geboten.

Nerium Oleander (Oleander)

Die pharmakologische *Wirkung* von Oleanderblättern ist positiv inotrop und negativ chronotrop. Das Oleandrin als wichtigstes Glykosid dieser Gruppe besitzt annähernd die gleichen Eigenschaften wie das Digoxin. Oleander wird in relativ niedriger Dosierung nur in Form eines Kombinationspräparates mit anderen Digitaloiden verwendet.

Indikationen. Oleandrin ist indiziert bis Stadium II sowie bei Altersherz. Als weitere Anwendungsgebiete können genannt werden: Postinfektiöse und postgrippale Herz- und Kreislauflabilität, allgemeine Kreislaufschwäche, Kreislauf-Regulationsstörungen, vegetativ-funktionelle Herzbeschwerden, Wetterfühligkeit, zerebrale Durchblutungsstörungen und Orthostasesyndrom.
Eine Überdosierung kann zu neurotoxischen *Nebenwirkungen* führen.

Crataegus (Weißdorn)

Neben den Digitaloiden kommt in der Behandlung der Herzinsuffizienz dem Crataegus (Weißdorn) große Bedeutung zu. Die Droge, die als hauptsächliche Inhaltsstoffe oligomere Procyanidine und

Tab. 4 Glykoside und Digitaloide: Kombinationspräparate®

Droge (Tagesdosis)	Präparat
Adonidis herba (0,6 g)	*Miroton*
Convallariae herba (0,6 g)	*Convastabil, Miroton, Oxacant forte N*
Scillae bulbus (0,1–0,5 g)	*Miroton*
Oleandri folium (nur als Kombinationspartner)	*Miroton*

Tab. 5 Crataegus: Monopräparate®

Basticrat	*Kytta Cor*
Crataegutt	*Oxacant*
Esbericard	*Regulacor*
Faros 300	

Tagesdosis: 5 g Droge bei Monopräparaten. Fertigarzneimittel sollten eine Mindesttagesdosis von 5 mg Flavonen oder 10 mg Gesamtflavonoiden (berechnet als Hyperosid) bzw. von 5 mg oligomeren Procyanidinen enthalten.

Flavonoide enthält, besitzt unterschiedliche kardiotrope Wirkungen.

Wirkungen. In mehreren Studien wurden nachgewiesen:

1. Zunahme der Myokard- und Koronardurchblutung
2. verbesserte Kontraktilität des Herzmuskels (leicht positive Inotropie)
3. leicht positiv chronotrope Wirkung.
4. erhöhte Toleranz des Myokards gegenüber Sauerstoffmangel
5. Steigerung des Herzzeitvolumens, Senkung des peripheren Gefäßwiderstandes und Zunahme der Herzleistung.

Indikationen. Die Anwendungsgebiete von Crataegus sind im einzelnen: nachlassende Leistungsfähigkeit des Herzens (Stadium I und II der Herzinsuffizienz); das Altersherz, das erfahrungsgemäß häufig sehr empfindlich auf Digitalis-Präparate reagiert und vorwiegende Rechtsherzinsuffizienz (Cor pulmonale). Weitere Indikationen sind Druck- und Beklemmungsgefühl in der Herzgegend und auch leichte Formen bradykarder Herzrhythmusstörungen.

Crataegus läßt sich auch mit Herzglykosiden kombinieren, um so im Einzelfall eine bessere Verträglichkeit zu erreichen.

Kontraindikationen, Neben- und *Wechselwirkungen* von Crataegus sind nicht bekannt.

Anwendungsformen. Die Droge wird in den unterschiedlichsten Arzneiformen (Tropfen, Kapseln, Tee- und Extraktmischungen) als Monopräparat oder in Kombination mit Herzglykosiden, Digitaloiden und anderen Drogen (z. B. Hopfen, Baldrian, Arnika) angeboten.

1.2.3 Homöopathie

Da sich mit fortschreitender Krankheit das regulationstherapeutische Prinzip relativiert, kommen Homöopathika lediglich in den Stadien I und II der Herzinsuffizienz in Betracht, sind aber nicht mehr indiziert in den Stadien III und IV. Der Einsatz homöopathischer Mittel besitzt grundsätzlich nur adjuvanten Charakter und kann dazu beitragen, unerwünschte Wirkungen stärker wirksamer Pharmaka zu verringern.

Arzneimittel und Indikationen

○ *Crataegus*
Unspezifische Herzbeschwerden (Druckgefühl, Ziehen in der Brust, Herzunruhe), besonders bei größerer körperlicher Anstrengung und in Streßsituationen.
Dosierung: D2, 3mal tgl. 5 Tropfen.

○ *Adonidis herba*
Unregelmäßiger Pulsschlag, unspezifische Herzbeschwerden, Zeichen beginnender Herzinsuffizienz; auch Folgezustand fieberhafter Erkrankungen.
Dosierung: D2, D3, 3mal tgl. 5 Tropfen.

○ *Euspongia officinalis (Spongia)*
Plötzliches Aufschrecken aus dem Schlaf (mit anschließendem Herzjagen), Gefühl von Atemnot (»als ob der Hals zusammengeschnürt wäre«).
Dosierung: D4, D6, 3mal tgl. 5 Tropfen.

○ *Prunus laurocerasus (Laurocerasus)*
Pulsunregelmäßigkeit, vor allem nachts auftretende Hustenanfälle, Neigung zur Ödembildung am Abend.
Dosierung: D2, 3mal tgl. 10 Tropfen.

○ *Apocynum cannabinum*
Typische Zeichen einer beginnenden Herzinsuffizienz (auch mit Arrhythmien).
Dosierung: D2, 3mal tgl. 10 Tropfen.

○ *Carbo vegetabilis*
Erscheinungsbild der geschwächten Blutzirkulation bei aufgedunsenen, trägen Patienten, Neigung zu ohnmachtsartigen Schwächezuständen, Zyanosezeichen, »Lufthunger« (Patient muß sich aufsetzen).
Dosierung: D12, 2–3mal tgl. 5 Tropfen.

1.2.4 Akupunktur

Die Akupunktur ist nach ihrem Reiz-Regulations-Verständnis lediglich in den Stadien I und II als adjuvante Therapie anwendbar, in den Stadien III und IV ist sie kontraindiziert.
Zu beachten ist außerdem die Reflextherapeutische Regel. Nach dieser Regel muß der Reiz um so geringer gewählt werden, je stärker das Krankheitsbild ausgeprägt ist.
Beim »Herz-Yang-Leere-Syndrom« sollen demnach nur wenige Nadeln bzw. die Moxibustion angewandt werden.

Punktauswahl

Grundsätzlich kommen folgende Punkte in Betracht:

- bei allgemeinen Zeichen der *Herzinsuffizienz* (Belastungsdyspnoe, Müdigkeit, Schwäche, Schweiß; blasse Zunge, schwacher Puls):

He 7	Bl 15	Ni 6	LG 4
KS 6	Ni 4	KG 6	Bl 23

- bei begleitender *Magen-Darm-Störung* (Stauungsgastritis, -enteritis):

MP 6	Ma 36

- bei *Leberstauung*:

Le 3	Bl 18
Le 6	

- bei *Dyspnoe* und *Husten*:

Lu 1	Lu 9
Lu 6	Bl 13

- bei *Ödemen*:

KG 6	KG 9

Die Körperakupunktur kann mit der Ohrakupunktur kombiniert werden. Vorzugsweise werden die Organ- und neurotropen Punkte behandelt:

22	55
Vegetativum I/II	7a

1.2.5 Neuraltherapie

Die Neuraltherapie ist bei dekompensierter Herzinsuffizienz (Stadium III und IV) kontraindiziert.
Als adjuvante Behandlung in den Stadien I und II eignen sich intravenöse oder paravenöse Injektionen sowie segment-therapeutische Anwendungen (ventral und paravertebral des II. und IV. Interkostalraums, Sternoklavikulargelenk, dorsale Querfortsätze der BWS), um eine Ökonomisierung der Herzleistung zu erreichen.
Bei eingeschränkter Herzleistung sind die Therapieintervalle zu verlängern.
Im Einzelfall kann eine neuraltherapeutische Mitbehandlung auslösender Ursachen (z. B. Narben im Segment, Herd-Störfeldprozesse) durchgeführt werden.

1.2.6 Konventionelle Therapie

Medikamentöse Therapie

Die schulgemäße medikamentöse Therapie der manifesten und dekompensierten Herzinsuffizienz stützt sich im wesentlichen auf drei Gruppen von Medikamenten und mehrere Untergruppen:
1. Herzglykoside und in der klinischen Intensivtherapie Sympathikomimetika (Dopamin und Dobutamin) zur Verbesserung der Pumpfunktion
2. Diuretika zur Volumenentlastung
   - Thiazide
   - Schleifendiuretika
   - kaliumsparende Diuretika
   - Kombinationspräparate
3. Vasodilatatoren zur Arbeitsentlastung des Myokards
   - venöse Vasodilatatoren (z. B. Nitrate)
   - arterielle Vasodilatatoren (z. B. Captopril)
   - venöse und arterielle Vasodilatatoren (z. B. Prazosin)

Das folgende Kapitel beschreibt für alle Medikamentengruppen in jeweils gleicher Reihenfolge
- Allgemeines (einschließlich Pharmakokinetik und -dynamik)
- Wirkungsweise
- Indikation
- Kontraindikationen (relative und absolute Kontraindikationen)
- Nebenwirkungen, auch Wechselwirkungen.

Diuretika und Vasodilatatoren werden wegen der großen Unterschiede getrennt nach Untergruppen diskutiert. Um eine möglichst genaue Indikation stellen zu können, sind Kontraindikationen und Nebenwirkungen grundsätzlich sehr ausführlich dargestellt. In geeigneten Fällen sollte man daher auch immer den nebenwirkungsfreien bzw. nebenwirkungsarmen Naturheilverfahren den Vorzug geben! Anschließend folgen Beispiele für
- spezielle Medikamente (Präparate®) mit
- Dosierungsangaben
Diese Auswahl von besonders gebräuchlichen bzw. bekannten Präparaten ist willkürlich; gleichwertige, z. T. auch kostengünstigere Präparate (Generica) sind verfügbar.

Herzglykoside

Digitalispräparate gehören heute zu den am meisten eingesetzten Medikamenten in der Behandlung der Herzinsuffizienz. Dies gilt ganz besonders für die Verschreibungspraxis in Deutschland, wo Herzglykoside wesentlich häufiger verordnet werden als in allen anderen vergleichbaren Ländern. Während es in Großbritannien beispielsweise nur etwa 300 000 Digitalis-Patienten gibt, sind es in der ehemaligen Bundesrepublik Deutschland nahezu 3 Millionen (Lancet).
Diese Zahlen führen zwangsläufig zu der Vermutung, daß man in vielen Fällen vorschnell, wenn nicht sogar sehr unkritisch mit diesen Medikamenten umgeht. Dabei ist eine strenge Indikationsstellung um so dringender erforderlich, als die Herzglykoside nur eine geringe therapeutische Breite aufweisen, so daß hier schon früh auch lebensbedrohliche Nebenwirkungen auftreten können. In jedem Fall verlangt der verantwortungsbewußte Einsatz von Digitalis-Präparaten eine sehr genaue Kenntnis ihrer jeweiligen pharmakodynamischen und pharmakokinetischen Reaktionsmechanismen. Zweckmäßigerweise stützt sich deshalb der verschreibende Arzt auf eine Auswahl weniger Medika-

mente (z. B. ein Digoxin- und ein Digitoxinpräparat), mit deren Wirkungsweise er hinreichend vertraut ist.

Eine gesicherte Indikation zum Einsatz von Herzglykosiden ist gegeben bei Vorhofflimmern mit absoluter Arrhythmie. Außerdem bessert die zusätzliche Gabe von Digitalis neben einer Diuretikatherapie die Allgemeinsymptomatik der Herzinsuffizienz (Dyspnoe); auch treten seltener Dekompensationen auf. In den Stadien III und IV sollten Herzglykoside fester Bestandteil einer Kombinationstherapie sein.

Die vier Grundwirkungen der Herzglykoside sind:

1. positiv inotrop (herzkraftsteigernd)
2. negativ chronotrop (frequenzverlangsamend, Vaguswirkung)
3. positiv bathmotrop (reizbildungssteigernd, Neigung zu ventrikulären Extrasystolen)
4. negativ dromotrop (überleitungsverzögernd, AV-Blockierungen)

Der gewünschte therapeutische Effekt besteht in einer Steigerung des Schlagvolumens (HZV). Durch Senkung des enddiastolischen Drucks und des enddiastolischen Volumens nehmen Stauungszeichen und Herzgröße ab.

Indikationen

1. manifeste Herzinsuffizienz mit deutlicher Herzvergrößerung (vor allem als Folge von Bluthochdruck: dann Digitalis auch in Kombination mit Diuretika und/oder Vasodilatatoren).
2. eine zwingende Indikation besteht bei tachykarder supraventrikulärer Herzrhythmusstörung (Vorhofflattern bzw. -flimmern mit absoluter Tachyarrhythmie)
3. Mitral- und Aortenklappeninsuffizienz
4. kongestive Kardiomyopathie (nicht jedoch hypertrophisch obstruktive Kardiomyopathie)
5. Cor pulmonale

Absolute Kontraindikationen

---

1. Glykosidintoxikation
2. Hyperkalzämie
   Da Kalzium agonistisch zu Digitalis wirkt, dürfen beide Mittel auf keinen Fall gleichzeitig gegeben werden!
3. idiopathische hypertrophische Subaortenstenose (IHSS)
4. Hypertrophische obstruktive Kardiomyopathie (HOCM)
5. WPW-Syndrom und andere Präexzitationssyndrome (Gefahr lebensbedrohlicher Anfälle von Vorhofflimmern)
6. konstriktive Perikarditis
7. koronare Herzkrankheit ohne Herzinsuffizienz

Eine **Glykosidintoxikation** tritt bei etwa 20 % der behandelten Fälle auf. Sie ist zu erkennen an Vorgeschichte, klinischem Befund, EKG-Veränderungen und Serum-Glykosidspiegel. Der Serum-Glykosidspiegel weicht u. U. erheblich vom therapeutischen Myokardspiegel ab. Die Normwerte im Serum betragen für Strophanthin 0,5 ng/ml, für Digoxin 0,5–1,8 (2,0) ng/ml und für Digitoxin 10–30 ng/ml. Der Glykosidbedarf kann individuell sehr unterschiedlich sein und muß im Zweifelsfall klinisch bestimmt werden. Eine Glykosidintoxikation muß in der Regel sofort intensivmedizinisch behandelt werden. Klinische Symptome äußern sich

1. gastrointestinal (bis zu 80 %): Appetitlosigkeit, Übelkeit, Erbrechen (40 %), Durchfall
2. neurologisch: Sehstörungen (Farbensehen), Lichtscheu, Schwindel, Müdigkeit, Unruhe, Verwirrtheit, Halluzinationen, Depressionen, Schluckstörungen, Koma

3. kardial:
   - supraventrikuläre Tachykardie (oft 2 : 1-Block), Vorhofflattern und -flimmern, Tachykardie
   - Extrasystolien (oft Bigeminus)
   - AV-Blockierungen I. bis III. Grades (typisch Grad II, Typ *Wenckebach*)
   - ventrikuläre Tachykardie (mit möglichem Übergang in Kammerflimmern und Todesfolge!)
4. relativ selten sind Exantheme, Gynäkomastie und Thrombozytopenie

Relative Kontraindikationen

1. bradykarde Herzrhythmus- und Überleitungsstörungen einschließlich Sicksinus-Syndrom, sofern nicht gleichzeitig ein Schrittmacher gelegt wird
2. Hypokaliämie (z. B. durch Diuretika), die die Glykosidtoleranz einschränkt und damit die Wirkung der Herzglykoside erheblich verstärken kann.
3. frischer Herzinfarkt
4. unmittelbar vor und nach Kardioversion

> Das Alter des Patienten ist keine Indikation für eine Glykosidtherapie!

Nebenwirkungen

s. Glykosidintoxikation

Dosierung

Die Vollwirkdosis der Herzglykoside kann erreicht werden

1. durch schnelle Sättigung innerhalb von zwei Tagen; intravenöse Gabe nur bei akuten und lebensbedrohlichen Zuständen erforderlich
2. mittelschnelle Sättigung oral innerhalb von drei bis fünf Tagen
3. langsame Sättigung über mehr als fünf Tage; unter ambulanten Bedingungen kann die Therapie meist mit der Erhaltungsdosis begonnen werden.

Beispiel für eine schnelle Sättigung mit β-Acetyldigoxin (Novodigal®, 1 Tbl. = 0,2 mg):

1. Tag – morgens
   0,6 mg und abends 0,4 mg = 1,0 mg
   minus 20 % = 0,8 mg
2. Tag – Rest
   0,8 mg plus zweimal 0,4 mg = 1,6 mg
   minus 20 % (= 0,32) = 1,28 mg

Vom 3. Tag an Erhaltungsdosis mit 0,3 mg

Digoxinpräparate

○ *Lanicor*® (1 Tbl. = 0,25 mg):
einfaches Digoxin.
Resorptionsquote 55 – 75 %
Abklingquote ca. 20 %
Erhaltungsdosis täglich ca. 0,25 – 0,375 mg
Vollwirkdosis ca. 1,4 mg
Ausscheidung renal

○ *Lanitop*® (1 Tbl. = 0,1 mg):
β-Methyldigoxin.
Resorptionsquote um 90 %
Abklingquote ca. 20 %
Erhaltungsdosis täglich ca. 0,15 – 0,20 mg
Vollwirkdosis ca. 1,4 mg
Ausscheidung renal

○ *Novodigal*® (1 Tbl. = 0,2 mg):
β-Acetyldigoxin.
Resorptionsquote enteral um 80 %
Abklingquote um 20 %
Erhaltungsdosis täglich ca. 0,20 – 0,30 mg
Vollwirkdosis ca. 1,4 mg
Ausscheidung renal

Hinweis zur Dosierung: Bei Patienten mit Niereninsuffizienz muß die Digoxindosis reduziert werden, weil es sonst zur Kumulation und Digitalisintoxikation kommt. Bei geriatrischen Patienten muß grundsätzlich an eine Niereninsuffizienz gedacht werden.
Faustregel: Einschränkung der Nierenfunktion um 50 % verlangt Dosisreduktion um die Hälfte, Einschränkung um $^2/_3$ verlangt Dosisreduktion auf $^1/_3$.

Digitoxinpräparate

Der besondere Vorteil des Digitoxins besteht darin, daß sich infolge seiner langen Halbwertzeit von vier bis sechs Tagen relativ gleichmäßige Spiegel erzielen lassen. Darüber hinaus wird bei Niereninsuffizienz keine Dosisänderung erforderlich.

Andererseits muß die schlechte Steuerbarkeit aufgrund der geringen Abklingquote als erheblicher Nachteil angesehen werden. Ferner eignet sich Digitoxin, oral verabreicht, nicht zur Akuttherapie, weil es hier sein Wirkungsmaximum erst sehr spät, nach etwa 500 Stunden erreicht. Dagegen ist eine intravenöse Digitoxinbehandlung infolge schneller Sättigung durchaus möglich und sinnvoll.

○ *Digimerck®* (1 Drg. = 0,1 mg)

○ *Digimerck® minor* (1 Drg. = 0,07 mg):
enterale Resorption nahezu 100 %
Abklingquote gering, um ca. 7 % pro Tag
Erhaltungsdosis täglich 0,07–0,1 mg
Vollwirkdosis um 1,4 mg
Ausscheidung über die Leber

Strophanthin

Das Präparat hat in der vergangenen Zeit an Bedeutung verloren.

○ *Kombetin®* (1 Amp. = 0,125/0,25 mg):
sehr geringe orale Resorption (3 %), daher nur als intravenöse Gabe sinnvoll
Wirkungsmaximum nach 15 Minuten
Abklingquote ca. 50 %
Anfangsdosis (0,25 mg, am ersten Tag 2–3mal i.v.) entspricht der Erhaltungsdosis
Ausscheidung renal

Diuretika

Zur Therapie der Herzinsuffizienz eignen sich folgende chemisch definierte Diuretika:

1. milde Diuretika wie Benzothiazinderivate, besonders Thiazide
2. stark wirksame Schleifendiuretika
3. kaliumsparende Diuretika
   a) Aldosteronantagonisten
   b) aldosteronunabhängige kaliumsparende Diuretika
4. Kombinationspräparate

Vor dem Einsatz von Diuretika sollte stets eine strenge Kochsalzbeschränkung erfolgen. Grundsätzlich ist darauf zu achten, daß der tägliche Gewichtsverlust bei kardialen Ödemen möglichst 500 g nicht überschreitet (regelmäßig kontrollieren!). Durch zu starke Ausschwemmung kann gelegentlich sogar eine diuretikainduzierte Ödembildung hervorgerufen werden.

Wirkungsweise

Diuretika vermindern das Blutvolumen und tragen damit allgemein zur Entlastung der Herzarbeit bei. Als Folge einer gehemmten tubulären Elektrolytresorption kommt es zu vermehrter Ausscheidung von Natrium, Chlor und Hydrogenkarbonat, teilweise auch von Kalium (Saluretika). Sekundär wird damit auch Wasser ausgeschieden.

Im einzelnen verbessern Diuretika Nierendurchblutung und Diurese, senken deutlich den linksventrikulären Füllungsdruck, führen zu Blutdruckabfall und leichter Schlagvolumen-Reduktion sowie zu Abnahme des peripheren Widerstands.

Indikationen

Diuretika gehören zu den Mitteln der ersten Wahl bei akuter und chronischer Herzinsuffizienz, sowohl in der Mono- als auch in der Kombinationstherapie. Sie wirken sicher und schnell, bessern nachhaltig die klinische Symptomatik (Dyspnoe, Ödeme, Belastbarkeit) und sind unverzichtbar bei einer Herzinsuffizienz mit Volumenüberlastung.
1. Ödeme verschiedener Genese (kardial, hepatogen oder renal)
2. arterielle Hypertonie

Thiazide

Thiazide haben sich in der Therapie der chronischen Herzinsuffizienz hervorragend bewährt. Sofern keine Notfallsituation vorliegt, sind sie primär indiziert zur Ausschwemmung kardialer Ödeme.

Kontraindikationen: Coma hepaticum, Hypokaliämie, schwere Nierenfunktionsstörungen, Sulfonamid-Allergie.

Nebenwirkungen: häufig Hypokaliämie, Hyponatriämie, Hypochlorämie, Hypomagnesiämie und Hyperkalzämie.
Hypovolämie mit Gefahr von Thromboembolien (Mesenterialinfarkte), ferner Hypoglykämie und Hyperurikämie, allergische Reaktionen (Lungenödem), Exantheme.
Relativ häufig sind Schwindel, Müdigkeit und Wadenkrämpfe, seltener Anämie, Leukozytopenie, Agranulozytose, Thrombozytopenie (1,5 %), Pankreatitis und Cholestase.
Übelkeit und Verdauungsstörungen (20 %).

○ *Esidrix*® (1 Tbl. = 25 mg):
Hydrochlorothiazid
Dosierung: 12,5 bis 75 mg tgl. Einnahme möglichst morgens. Wirkungseintritt bei oraler Gabe nach zwei Stunden, Wirkungsdauer bis zu 12 Stunden. Dosisreduktion nach Rekompensation.
Für die Dauertherapie genügt häufig der intermittierende Einsatz jeden 2. oder 3. Tag. Bei Langzeittherapie wird evtl. Kalium-Substitution erforderlich.
Weitere Medikamente dieser Gruppe sind Butizid, Mefrusid, Xipamid und Chlortalidon, die alle dem Hydrochlorothiazid ähneln.

Schleifendiuretika

Schleifendiuretika wie Furosemid und Etacrynsäure werden vor allem im Stadium III und IV sowie in der Akuttherapie der Herzinsuffizienz empfohlen. Sie haben eine stark natriuretische Wirkung, die sehr rasch – 10 bis 20 Minuten nach i.v.-Gabe – einsetzt und etwa 6 bis 8 Stunden anhält.

Absolute Kontraindikation: Leberzirrhose mit Aszites (Gefahr des Leberkomas!).

Nebenwirkungen: wie Thiazide,
ferner Ototoxizität(!), Übelkeit (in 7 % der Fälle), auch Sehstörungen, Gicht und gestörte Glukosetoleranz.

○ *Lasix*® (1 Tbl. = 40 mg):
Furosemid

Dosierung: 20 bis 40 mg tgl. und höher. Da das Medikament eine große therapeutische Breite besitzt, kann die Dosis im Extremfall bis auf 2000 mg (2 g) gesteigert werden. Dann besteht jedoch erhöhte Gefahr toxischer Nebenwirkungen (Ototoxizität!).

○ *Hydromedin*® (1 Tbl = 50 mg):
Etacrynsäure
Dosierung: 50 bis 150 mg tgl.

Aldosteron-Antagonisten

Aldosteron-Antagonisten werden langfristig in der Behandlung der chronischen Herzinsuffizienz eingesetzt. Sie hemmen kompetitiv die natriumretinierende und kaliuretische Wirkung von Aldosteron.

Kontraindikationen: schon leichtere Niereninsuffizienz mit einem Kreatininwert > 1,5 mg/dl (bzw. Kreatinin-Clearance 50 ml/min).
Hyperkaliämie, Hyponatriämie.

Nebenwirkungen: Elektrolytstörungen, insbesondere Hyperkaliämie (in 10–40 % aller Fälle), Megaloblastenanämie, Stimmungsveränderungen, Verwirrtheit, Schläfrigkeit.
Relativ häufig sind Übelkeit und Erbrechen. Nach etwa 6 Monaten oft Gynäkomastie, Impotenz bei Männern; Amenorrhö, Hirsutismus, Mastodynie bei Frauen. Gelegentlich auch Ulcera ventriculi und Hautreaktionen.

○ *Aldactone*® (1 Drg. = 25/50 mg, 1 Kps. = 100 mg):
Spironolacton
Dosierung: Erhaltungsdosis 50 bis 200 mg.

Aldosteronunabhängige kaliumsparende Diuretika

Auch diese Gruppe von Diuretika (Triamteren und Amilorid) dient dem langfristigen Einsatz bei chronischer Herzinsuffizienz.

Kontraindikationen: bereits leichtere Niereninsuffizienz, Hyperkaliämie.

Nebenwirkungen: gastrointestinale Störungen wie Übelkeit, Erbrechen und Durchfall (in 20 % der Fälle). Hyperkaliämie, Azidose, Exantheme (1 %). Hyperurikämie, »drug fever«, interstitielle Nephritis, selten Panzytopenie, Folsäuremangel, Megaloblastenanämie.

○ *Jatropur*® (1 Tbl. = 50 mg):
Triamteren
Dosierung: Tagesdosis 50 bis 100 mg.

Kombinationspräparate

Als besonders günstig für die Langzeitbehandlung haben sich u. a. die folgenden Kombinationspräparate erwiesen, da sie sich kaliumneutral verhalten.

Kontraindikationen und *Nebenwirkungen* entsprechen denen der Monopräparate.

○ *Dytide*® H: (1 Tbl. =
Triamteren 50 mg + Hydrochlorothiazid 25 mg)
Dosierung: 1- bis 2mal tgl. $\frac{1}{2}$ bis 1 Tbl.

○ *Moduretik*®: (1 Tbl. =
Amilorid 5 mg + Hydrochlorothiazid 50 mg)
Dosierung: 1 bis 2 Tbl. tgl.

Vasodilatatoren

Tritt unter den bisher beschriebenen Maßnahmen keine ausreichende Rekompensation ein, so kommen zusätzlich Vasodilatatoren zur Anwendung. Die Medikamente greifen überwiegend am venösen und/oder am arteriellen Schenkel an und führen damit zu einer Entlastung der Herzarbeit.

Wirkungsweise

1. *Venöse Vasodilatatoren* senken die Vorlast durch Reduzierung des zirkulierenden Blutvolumens und erreichen so einen Abfall des linksventrikulären Füllungsdrucks. Die Wirkung ist vergleichbar mit der eines Diuretikums bzw. eines Aderlasses.
2. *Arterielle Vasodilatatoren* vermindern die Nachlast durch Herabsetzung des

peripheren (arteriolären) Gefäßwiderstands. Dadurch kommt es zum Anstieg des Herzzeitvolumens (HZV) mit geringem Abfall des diastolischen Füllungsdrucks (α-Rezeptoren-Blocker).
3. *Venöse und arterielle Vasodilatatoren* bewirken eine Zunahme des HZV und eine deutliche Senkung des diastolischen Ventrikeldrucks (Verringerung von Vor- und Nachlast).

Venöse Vasodilatatoren

Zu den venösen Vasodilatatoren zählen in erster Linie die Nitrate (s. S. 89), KHK). Man unterscheidet folgende Substanzen:

● Nitroglyzerin (NG)
● Isosorbiddinitrat (ISDN)
● Isosorbidmononitrat (ISMN)

Wirkungsweise: Nitrate wirken überwiegend gefäßerweiternd am venösen, jedoch auch, vor allem bei i.v.-Applikation, am arteriellen Schenkel.

Indikationen: Da hauptsächlich eine Senkung der Vorlast angestrebt wird, eignen sich die Nitrate vorzugsweise zur Therapie der Linksherzinsuffizienz, insbesondere mit Lungenstauung bzw. Lungenödem. Weitere Indikationen sind koronare Herzkrankheit und Angina-pectoris-Anfälle.

Kontraindikationen: Schock, hypotone Kollapszustände.

Nebenwirkungen: Am häufigsten ist der typische (klopfende) Nitrat-Kopfschmerz, der oft nach einigen Behandlungstagen verschwindet, gelegentlich aber auch zum Absetzen der Therapie zwingt.
Ferner: Nausea, Schwindel, Blutdruckabfall, Tachykardie, Synkopen, Herzschmerzen, periphere Durchblutungsstörungen.
Bei wiederholter Anwendung kann Toleranz eintreten, die eine Behandlungspause erforderlich machen kann.

○ *isoket*® (1 Tbl. = 5, 10, 20 oder 40 mg)

o *isoket® retard* (1 Tbl. = 20, 40, 60 oder 80 mg)
Isosorbiddinitrat
Dosierung: zur Langzeitbehandlung der Herzinsuffizienz beispielsweise 3mal 20 mg täglich, bei Bedarf auch höhere Dosierung bis zu 200 oder 300 mg täglich. Wegen eines möglichen Wirkungsverlusts durch Metabolisierung zu den schwächer wirksamen Mononitraten in der Leber (»first-pass-effect«) sind die Retard-Präparate der Isosorbiddinitrate allerdings umstritten.

o *Ismo®* (1 Tbl. = 20 mg):
Isosorbidmononitrat
Dosierung: 2- bis 3mal tgl. 1 Tbl.
Ismo® hat eine relativ lange biologische Halbwertzeit von etwa 5 Stunden und unterliegt keinem first-pass-effect.

Arterielle Vasodilatatoren

Zu den arteriellen Vasodilatatoren zählen vor allem Dihydralazin und ACE-Hemmer.

ACE-Hemmer

Die Behandlung der Herzinsuffizienz mit ACE-Hemmern hat in den letzten Jahren sehr an Bedeutung gewonnen. ACE-Hemmer haben ihre gesicherte Indikation bei einer Herzinsuffizienz mit verminderter Auswurfleistung und ohne Volumenüberlastung, zudem verbessern sie in der Kombinationstherapie mit Diuretika (und ggf. Digitalis) die Wirksamkeit der Therapie. Außerdem soll nach neueren Erkenntnissen der Einsatz von ACE-Hemmern in den frühen Stadien der Herzinsuffizienz (NYHA I und II) zu einer Senkung der Mortalität führen. Eine generelle Empfehlung in diesen Stadien erscheint z. Z. jedoch noch verfrüht.

Wirkungsweise: Antagonisten des Angiotensin-converting-Enzyms (ACE-Hemmer) wirken sowohl arteriell als auch (weniger stark ausgeprägt) venös dilatierend.

Indikationen: chronische Herzinsuffizienz, Hypertonie.

Kontraindikationen: Schwangerschaft und Stillzeit, primärer Hyperaldosteronismus, Aortensklerose, Nierenarteriensklerose, Einzelniere(!).

Nebenwirkungen: Die Liste der Nebenwirkungen ist lang, daher sorgfältige Indikationsstellung:
Geschmackstörungen, Exantheme, Proteinurie, Orthostase, Panzytopenie, Agranulozytose, Gerinnungsstörungen, Hyponatriämie, Hypokaliämie, gastrointestinale Störungen, Hepatitis, Cholestase, Lymphadenopathie, Neuropathie, Nierenversagen (monatliche Kontrolle bei Nierenerkrankungen, ferner Blutbildkontrollen erforderlich!).

o *Lopirin®* Cor (1 Tbl. = 12,5 mg)
Captopril
Dosierung: Bei kardialer Insuffizienz einschleichende Therapie mit 1- bis 2mal tgl. 6,25 mg, vorsichtige Steigerung bis maximal 3mal tgl. 25 – 50 mg möglich.

Arterielle und venöse Vasodilatatoren

Zu den arteriellen und venösen Vasodilatatoren zählen in erster Linie Prazosin (S. 200, Hypertonie) und die Kalziumantagonisten (S. 91, KHK).

Prazosin

Wirkungsweise: Prazosin ist ein sogenannter α-Rezeptorenblocker und erzielt eine dilatatorische Wirkung am arteriellen und venösen Schenkel, so daß Vor- und Nachlast gesenkt werden.

Indikationen: Hypertonie, Herzinsuffizienz und M. Raynaud bzw. Raynaud-Syndrom.

Kontraindikationen: Herzinsuffizienz bedingt durch mechanische Behinderung (wie z.B. Aorten- und Mitralstenose), Lungenembolie, Perikarderkrankungen.

Nebenwirkungen: am häufigsten und vor allem zu Beginn der Therapie sind Schwindel und orthostatische Dysregulation (in bis zu 75 % aller Fälle).

Ferner
Müdigkeit, Kopfschmerz, Gehstörungen
und Desorientiertheit, auch gastrointestinale Störungen, Mundtrockenheit, pektanginöse Beschwerden und Ödeme, selten Impotenz.

○ *Minipress*® (1 Tbl. = 1, 2 oder 5 mg)
Dosierung: anfangs niedrig, 2- bis 4mal
tgl. $\frac{1}{2}$ Tbl. zu 1 mg
Dosiserhöhung alle 3 Tage, Erhaltungsdosis 10 bis 15 mg tgl., Höchstdosis 20 bis
30 mg tgl. zu verteilen auf 2 bis 3 Gaben.

Andere therapeutische Maßnahmen

Erweist sich die medikamentöse Therapie
als unzureichend, so ist in bestimmten Fällen an eine Herztransplantation zu denken.

1.3 Differentialtherapie

Die Behandlung der Herzinsuffizienz muß immer das ursächliche Leiden berücksichtigen und sollte erst in zweiter Linie symptomatisch ausgerichtet werden. Im übrigen richtet sich der Maßnahmenkatalog nach dem jeweiligen Schweregrad der Krankheit (Herzleistungsstufe), wobei die klassischen Naturheilverfahren in den Stadien I und II unbedingten Vorrang besitzen und durch den Einsatz homöopathischer Arzneimittel ergänzt werden können. Die Naturheilverfahren eignen sich in bestimmtem Umfang auch noch als Basistherapie des Stadiums III, müssen bei progredienter Symptomatik jedoch hinter einer konventionell medikamentösen Behandlung zurückstehen.

Allgemeine Maßnahmen bilden in allen Stadien der Herzinsuffizienz eine wesentliche Stütze der Gesamtbehandlung und können im Stadium I der Krankheit – bei verantwortungsbewußter Mitarbeit des Patienten – für einen therapeutischen Erfolg bereits ausreichen (aufmerksame ärztliche Betreuung, gesunde Lebensweise).

Ernährungstherapie. Die Stadien I und II erfordern zunächst spezielle diätetische Verfahren zur Ausschaltung ernährungsbedingter Risikofaktoren der Herzinsuffizienz, in erster Linie von Bluthochdruck und Übergewicht, ebenso von Fettstoffwechselstörungen, Diabetes mellitus und Hyperurikämie. Sofern im Stadium II vereinzelt bereits Ödeme auftreten, ist auch eine kochsalzarme und kaliumreiche Ernährung erforderlich.

Besonders wichtig ist die Motivation zu aktiver **Bewegungstherapie**, die aus psychotherapeutischen Gründen möglichst im Rahmen einer Gruppe erfolgen sollte. Das Trainingsprogramm beginnt im Stadium II mit einem vorsichtigen Aufbau und kann bei entsprechender Leistungsreserve des Patienten zu einer deutlichen Verbesserung des Krankheitsbildes beitragen, so daß evtl. die Rückbildung der Symptome nach Stadium I erreicht wird. Zweckmäßig ist in jedem Fall die Kombination bewegungstherapeutischer Maßnahmen mit einer speziellen Massagebehandlung (Lockerungsmassage) sowie mit einer Atem- und Kreislaufgymnastik, deren Grundlage eine intensive Schulung der Tief- bzw. Vollatmung ist.

Phytotherapeutika empfehlen sich zur Stabilisierung der kardialen Leistungsfähigkeit (Crataegus, Digitaloide), im Stadium I auch zur Ausschwemmung von Ödemen (pflanzliche Diuretika).

Homöopathie. Sinnvoll – vor allem bei Pulsunregelmäßigkeit und unspezifischen Herzbeschwerden – ist der gezielte Einsatz homöopathischer Arzneimittel.

Massage und **Hydrotherapie** bieten sich vornehmlich an zur Leistungssteigerung von Herz-Kreislauf-Funktionen (klassische Massage, ansteigende Teil- und Kohlensäurebäder), können aber ebenso bei nervösen Erregungszuständen verabreicht werden (Bindegewebsmassage, kurze Kaltanwendungen, sedierende Bäder mit Baldrian oder Melisse). Für eine umfassende Behandlung einschließlich balneo- und klimatherapeutischer Anwendungen kommt in den Stadien I und II schließlich auch eine Kur in Betracht.

Konventionelle medikamentöse Therapie. Dagegen wird hier der Einsatz chemisch definierter Medikamente nur erforderlich, wenn pflanzliche Diuretika und Kardiaka beim Ausschwemmen von Ödemen keinen hinreichenden Erfolg haben.

Die konventionelle medikamentöse Therapie beansprucht eine gesicherte Indikation in den Stadien III und IV der Herzinsuffizienz und stützt sich dabei im wesentlichen auf die drei Pharmagruppen Diuretika, Herzglykoside und ACE-Hemmer (Vasodilatatoren).

So wird beispielsweise die chronische Linksherzinsuffizienz mit Lungenstauung vorrangig mit *Diuretika* behandelt, ergänzt durch Nitrate und Digitalis, die chronische Rechtsherzinsuffizienz vorwiegend mit Diuretika, sekundär auch mit Herzglykosiden. Diuretika (Thiazide) wirken sicherer und schneller als alle anderen Medikamente zur Behandlung der Herzinsuffizienz; sie bessern nachhaltig Dyspnoe, Ödeme, Belastbarkeit und sind unverzichtbar bei der Therapie der Herzinsuffizienz mit Volumenüberlastung.

Herzglykoside sind zwingend indiziert, wenn eine Herzinsuffizienz in Verbindung mit Vorhofflimmern und absoluter Arrhythmie vorliegt, zudem verbessern sie in Kombination mit Diuretika die Symptomatik (Dyspnoe) und Auswurfleistung des Herzens; Dekompensationen treten seltener auf. Eine gesicherte Indikation für Herzglykoside liegt vor in den Stadien III und IV (NYHA) mit globaler Herzdekompensation.

ACE-Hemmer wirken bei allen Formen der Herzinsuffizienz (I bis IV). Sie sind besonders indiziert bei Herzinsuffizienz mit verminderter Auswurfleistung und ohne Volumenüberlastung.

Um im **Stadium IV** der Herzinsuffizienz eine optimale Wirkung zu erzielen, ist eine *Kombinationstherapie* mit Diuretika, ACE-Hemmern und Herzglykosiden erforderlich.

Nur in Ausnahmefällen (Unverträglichkeit von ACE-Hemmern) kommt eine Kombinationstherapie mit den Vasodilatatoren Hydralazin und Nitraten (ISDN) im Stadium IV in Betracht.

Unabdingbar sind daneben die psychische Betreuung des Patienten, eine weitgehende körperliche Schonung und diätetische Begleitmaßnahmen. Die übrigen Naturheilverfahren besitzen hier, ebenso wie die Homöopathie, lediglich adjuvanten Charakter und dürfen grundsätzlich nur in vorsichtiger Dosierung angeboten werden. Ferner ist eine Kur ab Stadium III der Herzinsuffizienz nicht mehr indiziert.

Bei akuter Herzinsuffizienz bzw. bei kardiogenem Schock ist zusätzlich der Einsatz von Sympathikomimetika bzw. Katecholaminen erforderlich. Dagegen sind die klassischen NHV, mit Ausnahme einer speziellen Diätetik und vorsichtig unterstützender Atemübungen, in diesem Stadium ohne Bedeutung. Gerade hier darf jedoch nicht übersehen werden, daß bei der Schwere des Krankheitsbildes die menschliche Zuwendung zum Patienten eine ganz besondere Rolle spielt.

Erweist sich die medikamentöse Therapie als unzureichend, so kommt in bestimmten Fällen als ultima ratio eine Herztransplantation in Betracht.

Stadium	I	II	III	IV
allgemeine Maßnahmen	+	+	+	+
Ernährungstherapie	+	+	+	+
Atemtherapie	+	+	+	(+)
Bewegungstherapie	+	+	(+)	–
Hydrotherapie	+	+	+	–
Balneo- und Klimatherapie	+	+	–	–
Massage	+	+	(+)	–
Phytotherapie	+	+	(+)	–
Homöopathie	+	+	(+)	–
Akupunktur	(+)	(+)	–	–
Neuraltherapie	(+)	(+)	–	–
konventionelle medikamentöse Therapie	(+)	(+)	+	+
andere therapeutische Maßnahmen	–	–	–	(+)

+	indiziert
(+)	Indikation möglich, adjuvante Therapie
–	nicht indiziert

Abb. 1 Therapiekonzept bei Herzinsuffizienz

2.
Kardiomyopathie

2.1 Allgemeines

Definition: Kardiomyopathien sind Herzmuskelerkrankungen, deren Ursachen nicht Durchblutungsstörungen und auch nicht Druck- und Volumenbelastung (bei Herzfehler und Hypertonie) sind. Sie führen in der Regel zur Herzinsuffizienz.

Man unterscheidet
1. primäre Kardiomyopathien mit unbekannter Ursache.
2. sekundäre Kardiomyopathien mit bekannter Ursache.

Die primären Kardiomyopathien lassen sich unterteilen in
● dilatative und kongestive (COCM),
● hypertrophisch obstruktive (HOCM),
● restriktive bzw. obliterative (ROCM) Formen.

Ätiologie und Pathophysiologie. Die COCM ist die häufigste Form. Zugrunde liegt eine Dilatation des Herzmuskels mit verminderter Kontraktionskraft bzw. Pumpleistung des Herzens; sie ist vielfach auch mit Rhythmusstörungen verbunden. Die progressive Linksherzinsuffizienz geht später in eine Globalinsuffizienz über, deren Prognose ungünstig ist. Betroffen sind meist Männer im mittleren Alter.

Bei HOCM und HNCM (hypertrophe nichtobstruktive Kardiomyopathie) liegt eine muskuläre Wandhypertrophie des linken Ventrikelseptums vor. Die Ventrikelfunktion ist normal bis gesteigert, die Dehnbarkeit jedoch eingeschränkt. Dadurch kommt es zu einer geringeren diastolischen Ventrikelfüllung.

Auch die sehr seltene ROCM führt zu einer Behinderung der diastolischen Füllung des Herzens. Man unterscheidet zwischen der afrikanischen Endomyokardfibrose, einer durch Amyloidose verursachten ROCM und der äußerst seltenen Endocarditis parietalis fibroplastica (*Löffler*), die mit Endokardverdickung einhergeht. Klinisch zeigt sich eine meist therapieresistente Herzinsuffizienz mit venöser Stauung. Neben Eosinophilie finden sich häufig Embolien und Rhythmusstörungen.

Zu den sekundären Kardiomyopathien zählen die durch verschiedene Erreger verursachten Myokarditiden (S. 170, Kap. 11, Myokarditis).
Sie treten ferner auf
● bei bestimmten Systemerkrankungen wie chronischer Polyarthritis, Kollagenosen und Morbus Boeck
● als Postkardiotomie- und *Dressler*-Syndrom nach Myokardinfarkt
● bei Stoffwechselstörungen wie Amyloidose, Hämochromatose, Glykogenspeicherkrankheiten und Avitaminosen
● bei hormonellen Störungen wie Hypo- und Hyperthyreose, Phäochromozytom, Akromegalien und
● als toxische Kardiomyopathien bei Intoxikation mit Alkohol, Phosphor, Chloroform, Arsen, Kobalt sowie verschiedenen Medikamenten (z. B. trizyklischen Antidepressiva).

Diagnostik. Klinisch werden Stenokardien, Symptome der Herzinsuffizienz und häufig pathologische Herzgeräusche beobachtet. Im EKG können Linkshypertrophie- sowie Linksschenkelblockbilder richtungweisend sein. Wesentlicher Baustein der Diagnose ist die Echokardiographie, die durch Ventrikulographie und auch Myokardbiopsie abgesichert werden kann. Hierbei besteht allerdings eine strenge Indikationsstellung!

2.2 Therapie

Da die Ursache der Kardiomyopathie meist unbekannt ist, läßt sich die Krankheit üblicherweise nur *symptomatisch* behandeln. Die Naturheilverfahren bieten hier verschiedene Behandlungsansätze, müssen aber mit konventionellen Maßnahmen kombiniert werden. Im wesentlichen entspricht dieses Vorgehen der stadienabhängigen Behandlung der Herzinsuffizienz.

Im Vordergrund stehen neben den allgemeinen Maßnahmen diuretische, hydro- und bewegungstherapeutische Verfahren sowie bestimmte Formen der Massage. Gleiches gilt für die Atemtherapie. Pflanzliche Arzneimittel dienen in erster Linie einer adjuvanten Behandlung. Je nach Schwere der klinischen Symptome können schließlich Homöopathika in Betracht kommen.

Unter schulgemäßer medikamentöser Therapie wird die COCM entsprechend der Herzinsuffizienz behandelt; in erster Linie werden Herzglykoside, auch Prazosin und ACE-Hemmer eingesetzt. Antikoagulanzien und eine antiarrhythmische Therapie stellen häufig eine notwendige Ergänzung dar.
Kontraindiziert sind Digitalis-Glykoside bei HOCM und HNCM; hier ist eine Therapie mit β-Rezeptorenblockern und Kalziumantagonisten erforderlich.
Bei ROCM zeigen Digitalisglykoside, Diuretika und Vasodilatatoren oft überhaupt keine Wirkung.
Die sehr seltene Endocarditis parietalis fibroplastica (*Löffler*) erlaubt einen Behandlungsversuch mit Steroiden. Eine Therapie der sekundären Kardiomyopathien richtet sich immer nach dem jeweiligen Grundleiden (S. 158, Kapitel 10, Endokarditis).

Mit progredienter Symptomatik (Stadium IV) der Herzinsuffizienz wird als äußerste Möglichkeit meist ein chirurgischer Eingriff notwendig (Myektomie des verdickten Ventrikelseptums oder Herztransplantation).

2.2.1 Allgemeine Maßnahmen

Das ärztliche Gespräch ist bei der progredienten und unheilbaren Krankheit besonders wichtig. Streß ist selbstverständlich von Beginn an ebenso zu vermeiden wie Nikotin- und Alkoholmißbrauch, Übergewicht, auch eine mögliche Fehlernährung, wobei insbesondere Kalium- und Vitaminmängel zu entsprechender Behandlung zwingen. Übung und Training bleiben möglich im (kompensierten) Frühstadium der Kardiomyopathie, später sind jedoch unbedingt Ruhe und Schonung geboten. Mit zunehmender Einschränkung der körperlichen Leistungsfähigkeit gewinnt die psychosoziale Betreuung an Bedeutung.

2.2.2 Klassische Naturheilverfahren

Ernährungstherapie

Die Anwendung klassischer Naturheilverfahren im Behandlungskonzept der Kardiomyopathie entspricht im wesentlichen dem stadienabhängigen Vorgehen bei Herzinsuffizienz (S. 17, Kap. 1.2) und wird deshalb hier jeweils nur in groben Zügen dargestellt.

Zu den vordringlichsten diätetischen Maßnahmen gehört eine **kalorien- und fettarme Ernährung**, um jede unnötige Belastung von Herz und Kreislauf zu vermeiden bzw. weitgehend zu verringern. Am besten stützt man sich dabei auf das Programm einer Grunddiät-Vollwertnahrung nach *Anemueller*, das für Patienten mit Adipositas, Diabetes mellitus und Hypercholesterinämie sowie für zahlreiche weitere Krankheiten auch spezielle Grunddiät-Varianten bereithält.

Im kompensierten Stadium der Kardiomyopathie werden ferner einzelne **Teilfastenkuren** empfohlen (z. B. Obst- oder Reis-Tage), die den Patienten gleichzeitig auch zu einer bewußteren Lebensführung anhalten können.

Mit fortschreitender Herzinsuffizienz wird vor allem eine strenge Begrenzung des Kochsalzverzehrs erforderlich, um die häufig auftretenden Ödeme auszuschwemmen. Dringend zu beheben sind darüber hinaus – insbesondere bei der dilatativen COCM – Kalium- und Vitaminmängel.

Atemtherapie

Stadium I bis III. Eine unterstützende atemtherapeutische Behandlung empfiehlt sich je nach Reaktionsvermögen des Patienten bis zum Stadium III der Herzinsuffizienz. Die intensive Zwerchfellatmung (S. 21) verlangt allerdings besondere Vorsicht bei fortschreitendem Krankheitsverlauf, da das vertiefte Atmen infolge seiner rückstromfördernden Wirkung das Herz stärker belastet.

Stadium IV. Im dekompensierten Stadium der Kardiomyopathie wird man sich meist auf das Training der Brust- und Flankenatmung beschränken müssen, die möglichst ruhig und gleichmäßig ablaufen sollte (Unterstützung der sekundären Atemmuskulatur).

Bewegungstherapie

Stadium I bis II. Ein leichtes aktives Bewegungstraining kommt nur in Betracht im frühen, kompensierten Stadium der Krankheit, setzt jedoch eingehende Voruntersuchungen und eine genaue Ermittlung der Belastungsgrenze voraus. Unter Beachtung der in Kap. 1.2.2, S. 21 dargestellten Abbruchkriterien und bei einer Leistungsfähigkeit des Patienten von mindestens 75 Watt können hier einzelne Ausdauersportarten wie Gehen, Wandern oder eine (vorsichtige) Gymnastik verordnet werden.

Die Anwendungen dienen vor allem der Kräftigung des kardiopulmonalen Systems und wirken sich häufig auch günstig auf das Allgemeinbefinden des Patienten aus.

Stadium III bis IV. Kontraindiziert sind diese Maßnahmen ab Stadium III der Herzinsuffizienz, das nur noch eine schonende Übungsbehandlung zur Erhaltung oder Verbesserung der Grundfunktionen gestattet (isometrische Spannungsübungen der Arm- und Beinmuskulatur). In sehr milder Dosierung bieten sich vereinzelte Möglichkeiten einer physikalischen Therapie; im Stadium IV der Herzinsuffizienz beschränkt sich die Bewegungstherapie auf eine Pneumonie- und Thromboseprophylaxe (S. 23).

Hydrotherapie

Stadium I bis II. Von besonderem Nutzen ist bis zum Stadium II der Herzinsuffizienz die Anwendung von Kohlensäure-bädern, die je nach Verträglichkeit auch als Halb- oder Dreiviertelbad verabreicht werden können. CO_2-Bäder führen durch Verringerung des peripheren Widerstandes zur Entlastung der Herzarbeit und erzielen darüber hinaus gewisse zentral sedierende Effekte. Ebenso sinnvoll sind temperaturansteigende Teil- oder Halbbäder, die neben ihrer kreislaufstabilisierenden Wirkung gleichzeitig den lokalen bzw. allgemeinen Stoffwechsel anregen. Bei Unruhe oder nervösen Spannungszuständen empfiehlt sich häufig eine Kombination der hydrotherapeutischen Verfahren mit der Anwendung pflanzlicher Arzneimittel (sedierende Bäder mit Baldrian, Melisse und Lavendel).

Stadium III. Mit fortschreitender Herzinsuffizienz werden entweder ansteigende Arm- und Fußbäder verordnet oder, sofern hier eine mildere Dosierung angezeigt ist, wechselwarme und kalte Waschungen oder einzelne Kneipp-Güsse.

Stadium IV. Kontraindiziert ist Hydrotherapie bei dekompensierter Kardiomyopathie im Stadium IV der Herzinsuffizienz.

Balneo- und Klimatherapie

Eine kurmedizinische Behandlung bietet nicht nur umfangreiche balneologische Anwendungsmöglichkeiten, sondern erlaubt auch eine gezielte Kombination bzw. Koordination der unterschiedlichen Therapieverfahren. Darüber hinaus führen die äußeren Begleitumstände einer Kur, das günstige Klima wie auch das jeweils eigene Kurortmilieu im allgemeinen rasch zu einer grundlegenden psychischen Stabilisierung des Patienten. Allerdings wird man von einer aktiven Kur, zu deren wesentlichen Faktoren ein intensives Bewegungsprogramm gehört, bei Patienten mit fortgeschrittener Kardiomyopathie weitgehend absehen müssen. Kurmedizinische Anwendungen sind nur indiziert bis zum Stadium II der Herzinsuffizienz und sollten vorzugsweise in Kneipp- und heilklimatischen Kurorten durchgeführt werden.

Massage

Massageverfahren stellen aufgrund ihrer vielfältigen physiologischen Wirkungsmöglichkeiten eine sinnvolle Ergänzung des Behandlungsprogramms dar und werden meist auch als wohltuend und entspannend empfunden.

Klassische Massage wird in den Stadien I und II der Herzinsuffizienz vorwiegend bei schmerzhaften Störungen des Bewegungsapparats und zur Behebung lokaler muskulärer Verspannungen eingesetzt. Sie trägt zusätzlich durch die erhöhte Zirkulation im kleinen Kreislauf auch zur Entlastung der Herzarbeit bei.

In ähnlicher Weise bietet sich **Bindegewebsmassage** an, die über kutiviszerale Reflexvorgänge gleichzeitig auf innere Organe einzuwirken sucht und häufig eine deutliche vegetative Umstimmung zur Folge hat.

Bei paroxysmaler Tachykardie, bei bestimmten Herzrhythmusstörungen und besonders bei stenokardischen Beschwerden kann eine **Periostbehandlung** nach *Vogler* helfen.

Stadium III. Mit fortschreitender Herzinsuffizienz sind nur noch milde Massagereize erlaubt wie beispielsweise das Trokkenbürsten der Haut oder eine leichte, zentripetal gerichtete Streichmassage, unterstützt von isometrischen Spannungsübungen der Arme und Beine. Hier besteht das Behandlungsziel vor allem darin, den durch Ödembildung und Immobilität entstandenen Verlust der Gewebeelastizität auszugleichen.

Stadium IV. Kontraindiziert ist eine Massagebehandlung im Stadium IV der Herzinsuffizienz.

Klassische Massage ist bei gleichzeitiger Antikoagulanzientherapie verboten, weil sie schon bei sanfter Ausführung Hämatome erzeugen kann.

Phytotherapie

Pflanzliche Arzneimittel sind nur indiziert zur unterstützenden Behandlung der dilatativen COCM und der restriktiven ROCM. Sie dienen hier im frühen kompensierten Stadium zur Stärkung der kardialen Leistungsfähigkeit und zur psychischen Stabilisierung des Patienten.

Zu den **herzwirksamen Drogen** zählen in erster Linie die Digitaloide Adonis (Adonis vernalis), Meerzwiebel (Scillae bulbus) und Maiglöckchen (Convallaria majalis) sowie daneben vor allem der Weißdorn (Crataegus), der ein breites kardiotropes Wirkungsspektrum besitzt und bei leichter Herzinsuffizienz (Stadium I und II) bewährt ist. Darüber hinaus können diese Phytotherapeutika zur Dosisreduktion der stärker wirksamen Pharmaka beitragen, um so das Risiko der meist gravierenden Nebenwirkungen chemisch definierter Medikamente zu verringern.

Sedierend und **psychisch stabilisierend** wirken vor allem Baldrianwurzel (Valerianae radix), Hopfen (Lupuli strobulus) und Passionsblumenkraut (Passiflorae herba), die meist in kombinierter Form und u. a. auch als Teemischung angeboten werden. Johanniskraut (Hyperici herba) wird besonders empfohlen bei leichter depressiver Verstimmung, bei nervösen Angst- und Spannungszuständen und bei sonstigen psychovegetativen Störungen. Eine ähnliche Indikation beansprucht der Rauschpfeffer (Kara-kara-Rhizoma), der in seiner Wirkungsweise den Benzodiazepinen ähnelt und auch bei Konzentrations- und Leistungsschwäche oder bei Antriebsarmut eingesetzt werden kann.

Hydrotherapeutische Anwendung. In den Stadien I und II bieten pflanzliche Arzneimittel auch vielfältige Kombinationsmöglichkeiten mit Hydrotherapie. Bekannt ist der sedierende Effekt von Badezusätzen wie Baldrian, Melisse und Lavendel ebenso wie die leicht anregende Wirkung von Rosmarinbädern.

Schließlich sei auf die sogenannten **Adaptogene** wie Ginseng und Eleukokk (kontraindiziert bei Hypertonie) hingewiesen, die als roborierend und tonisierend wirkende Pflanzen ebenfalls für eine adjuvante Behandlung leichter Formen der Herzinsuffizienz in Frage kommen.

Tab. 6 Psychotrop wirkende Arzneipflanzen

Droge	Mono- bzw. Kombinationspräparat (®)
Hyperici herba	*Esbericum, Hyperforat; Hewepsychon Duo, Sedariston*
Kava-Kava Rhizoma	*Kavatino, Kavosporal forte, Laitan; Hewepsychon Duo*
Valerianae radix	*Baldrian-Phyton, Valdispert; Euvegal N, Hovaletten, Sedariston*

Pflanzliche Kardiaka:
(Handelspräparate®): Crataegus und Digitaloide

Basticrat	*Faros 300*
Crataegutt	*Regulacor*
Esbericard	*Miroton*

2.2.3 Homöopathie

Homöopathische Arzneimittel lassen sich zur Behandlung der Kardiomyopathien lediglich adjuvant einsetzen – je nach Schwere der klinischen Zeichen und grundsätzlich (!) unter Berücksichtigung der konstitutionellen Aspekte.

Bei bekannter Ätiologie sollte die entsprechende Nosode gegeben werden sowie gleichzeitig ein organotropes Homöopathikum im Sinne einer Drainage.

Arzneimittel und Indikationen

○ *Phophorus*
Zeichen der Herzinsuffizienz mit Lungensymptomen. Charakteristisch sind relativ rasche Erschöpfung und Ermüdbarkeit, wobei kurze Ruhepausen erholsam wirken.
Dosierung: D12, 1–2mal tgl. 5 Tropfen.

○ *Kalium carbonicum*
Zeichen von Schwäche, Neigung zu Schweißausbruch bei geringster Anstrengung, (Kreuz-)Schmerzen und Neigung zu Ödemen.
Dosierung: D6, D12, 2mal tgl. 1 Tbl.

○ *Acidum arsenicosum (Arsenicum album)*
Ausgeprägte Schwäche, Unruhe und Angstzustände, inneres Zittern und Frieren (nachts Verschlimmerung der Symptome), starkes Durstgefühl, relative Besserung der Symptome durch Wärme.
Dosierung: D12, 1–2mal tgl. 5 Tropfen, je nach Reaktionslage seltener!

2.2.4 Akupunktur

Als ein durch starke Organveränderungen geprägtes Krankheitsbild stellt die Kardiomyopathie für die Akupunktur allenfalls eine relative Indikation dar.
Die Durchführung als adjuvante Maßnahme zur Linderung einzelner Symptome orientiert sich dabei an den im Kapitel Herzinsuffizienz dargestellten Zusammenhängen (S. 30).

2.2.5 Neuraltherapie

Neben einer symptomatischen Lokaltherapie, die auch den Oberbauch mit umfassen sollte (Quaddelung am Rippenbogen beiderseits und in den Meridianen bis zum Nabel), kann eine neuraltherapeutische Störfelddiagnostik erwogen werden.

Erfahrungsgemäß finden sich herz- und kreislaufwirksame Störfelder im Kopfbereich, häufig als retinierte Weisheitszähne oder chronische Ohrprozesse (z. B. Mastoid).

2.2.6 Konventionelle Therapie

Medikamentöse Therapie

Aufgrund der unklaren Ursachen erlauben primäre Kardiomyopathien, wie bereits erwähnt, üblicherweise nur eine symptomatische Therapie.

Die COCM wird nach den Regeln der Herzinsuffizienz-Therapie mit Digitalis-Präparaten behandelt, gegebenenfalls auch mit einer zusätzlichen Gabe von Prazosin (Minipress®) oder ACE-Hemmern wie Captopril (S. 37). Darüber hinaus wird häufig auch eine antiarrhythmische Therapie (S. 122) und zur Thromboseprophylaxe der Einsatz von Antikoagulanzien erforderlich (S. 113).

Kontraindiziert sind positiv inotrop wirkende Medikamente (Herzglykoside) bei **HOCM und HNCM**, da beide Krankheiten eine linksventrikuläre Hypertrophie mit verminderter Ventrikeldehnbarkeit zeigen. In erster Linie bietet sich hier eine Behandlung mit β-Rezeptorenblockern an, die frequenzsenkend wirken, die Ventrikelfüllung verbessern und auch bei Symptomen von Angina pectoris und Dyspnoe günstige Effekte erzielen. Erforderlich ist eine relativ hohe Dosierung, beispielsweise 240–360 mg Propranolol. Weiterhin empfehlen sich zur Therapie der HOCM und HNCM vor allem Kalziumantagonisten, z. B. mit einer Tagesdosis von 360–480 mg Verapamil. Wegen der Gefahr arterieller Embolien (intrakardiale Thrombenbildung) wird insbesondere bei chronischem Vorhofflimmern auch eine Langzeit-Antikoagulation mit Marcumar® notwendig. Gegebenenfalls muß die Behandlung, ähnlich wie bei der COCM, durch eine antiarrhythmische Therapie ergänzt werden.

ROCM. Bei der sehr seltenen ROCM bleiben Digitalispräparate, Diuretika und Vasodilatatoren meist wirkungslos. Die extrem seltene Endocarditis parietalis fibroplastica (*Löffler*) erlaubt einen Behandlungsversuch mit Steroiden (z. B. 40 mg Prednisolon tgl., S. 153).

Andere therapeutische Maßnahmen

Erweist sich die medikamentöse Therapie als unzureichend, ist in bestimmten Fällen auch ein operativer Eingriff zu erwägen: bei der COCM eine Herztransplantation, bei HOCM bzw. HNCM eine Myektomie des verdickten Ventrikelseptums.

2.3 Differentialtherapie

Die ausschließlich symptomatische Therapie der primären Kardiomyopathien entspricht weitgehend dem Behandlungskonzept der Herzinsuffizienz. Die äußerst schwere Krankheit zwingt von Beginn an zu einer ruhigen, schonenden Lebensweise und verlangt durchgängig, insbesondere aber mit nachlassender körperlicher Leistungsfähigkeit, eine sehr intensive psychosoziale Betreuung des Patienten. Im kompensierten Stadium sollte vor allem eine gezielte Kombination der klassischen Naturheilverfahren mit den Möglichkeiten der konventionell medikamentösen Therapie angestrebt werden, die sich durch den adjuvanten Einsatz homöopathischer Arzneimittel ergänzen läßt. Dieses Vorgehen erweist sich bei progredienter Symptomatik (Dekompensation) in der Regel jedoch häufig als unzureichend, so daß als äußerste Möglichkeit (fast immer) ein chirurgischer Eingriff zu erwägen ist.

Ernährungstherapie. Eine spezielle Diätetik dient im Frühstadium der Krankheit hauptsächlich dazu, die ernährungsbedingten Risiken einer erhöhten Herz-Kreislauf-Belastung (Adipositas, Diabetes mellitus u. a.) zu verringern oder nach Möglichkeit auszuschalten. Darüber hinaus muß bei Ödemen als Folge zunehmender Herzleistungsschwäche auf eine streng kochsalzarme Ernährung geachtet werden.

Atem- und Bewegungstherapie. Sinnvoll ist ferner eine vorsichtig unterstützende Atemtherapie, die bis zum Stadium II der Herzinsuffizienz auch für eine intensive Atem- und Kreislaufgymnastik und die Anwendungen der Bewegungstherapie genutzt werden kann. Das Bewegungsprogramm erlaubt hier meist nur eine geringe Belastungsstufe (leichte Gymnastik), im Stadium III der Herzinsuffizienz allenfalls noch eine schonende Übungsbehandlung zur Erhaltung der Grundfunktionen.

Hydrotherapie dient in erster Linie zur Unterstützung der Herz-Kreislauf-Funktionen (Kohlensäure- und ansteigende Teilbäder) und eignet sich – meist in Kombination mit pflanzlichen Arzneimitteln – ebenso zur vegetativen Entlastung des Patienten (sedierende Bäder mit Baldrian, Melisse und Lavendel).

Ähnliche Wirkungen erzielt eine **Massage**behandlung, die daneben zur Detonisierung verspannter Muskeln und zur Schmerzlinderung eingesetzt werden kann (Klassische Massage, evtl. Periostbehandlung nach *Vogler*). Im Stadium III der Herzinsuffizienz bieten sich häufig noch eine leichte Streichmassage oder eine Bürstenmassage nach *Krauss* an, um die durch Ödembildung und Immobilität eingeschränkte Gewebselastizität zu verbessern.

Kur. Bei leichter Herzinsuffizienz (bis Stadium II) empfiehlt sich auch eine Kur, die neben umfangreichen balneologischen Anwendungsmöglichkeiten eine gezielte Koordination aller Einzelverfahren erlaubt.

Dagegen sind **Phytotherapeutika** nur indiziert zur unterstützenden Behandlung der kompensierten dilatativen COCM und möglicherweise auch der restriktiven ROCM. Sie dienen zur Stärkung der kardialen Leistungsfähigkeit (Crataegus, Digitaloide) sowie zur psychischen Stabilisierung des Patienten (Hopfen, Baldrian, Johanniskraut u. a.). Ebenso ist bei Schwächezuständen, Angst und allgemeiner Unruhe auch an den adjuvanten Einsatz homöopathischer Arzneimittel zu denken.

Konventionell medikamentös wird die COCM mit Herzglykosiden, Prazosin und ACE-Hemmern behandelt, häufig unterstützt von einer antiarrhythmischen Therapie und einer Thromboseprophylaxe mit Antikoagulanzien. Bei HOCM und HNCM sind primär β-Rezeptorenblocker und Vasodilatatoren indiziert, in einigen Fällen auch Antiarrhythmika sowie Antikoagulanzien zur Langzeit-Behandlung. Während die seltene restriktive ROCM auf (chemisch-synthetische) Medikamente kaum anspricht, kann im Fall der noch selteneren Endocarditis parietalis fibroplastica eine Behandlung mit Steroiden versucht werden.

Da primäre Kardiomyopathien gewöhnlich in einer schweren therapieresistenten Herzinsuffizienz enden, wird als **weiterführende Maßnahme** meist ein operativer Eingriff erforderlich. Die COCM muß dabei durch Herztransplantation, HOCM und HNCM können durch Myektomie des verdickten Ventrikelseptums versorgt werden.

Stadium	kompensiert	dekompensiert
allgemeine Maßnahmen	+	+
Ernährungstherapie	+	+
Atemtherapie	+	(+)
Bewegungstherapie	+	–
Hydrotherapie	+	–
Balneo- und Klimatherapie	+	–
Massage	+	–
Phytotherapie	(+)	–
Homöopathie	(+)	–
Akupunktur	(+)	–
Neuraltherapie	(+)	–
konventionelle medikamentöse Therapie	+	(+)
andere therapeutische Maßnahmen	–	+

+	indiziert
(+)	Indikation möglich, adjuvante Therapie
–	nicht indiziert

Abb. 2 Therapiekonzept bei Kardiomyopathie

3.
Funktionelle Herz-Kreislaufstörungen

3.1 Allgemeines

Definition. Funktionelle Störungen führen zu körperlichen Beschwerden ohne anatomische Strukturveränderungen. Dennoch kann der Leidensdruck des Patienten erheblich sein.

Ätiologie und Pathophysiologie. Da funktionelle Herz-Kreislaufbeschwerden keine organischen, sondern psychische Ursachen haben, werden ihre Symptome über das vegetative Nervensystem ausgelöst und unterhalten.

Aufgrund theoretischer Überlegungen zur Ätiologie und Pathophysiologie lassen sich folgende Faktoren differenzieren:

1. psychophysiologische Faktoren:
   Störungen der Sexualfunktion, Neigung zu vegetativer Übererregbarkeit, Streßanfälligkeit, leichte Konditionierbarkeit, Neigung zu Introversion, Ängstlichkeit und Empfindlichkeit
2. persönlichkeitstheoretische Faktoren:
   Gefügigkeit, Bescheidenheit, Unterwürfigkeit, Gutmütigkeit, Weichheit, Aggressionshemmung
3. psychodynamische Faktoren:
   symbiotische Mutterbeziehung, zwangsneurotische Überforderung, aggressive und sexuelle Impulse, Ambivalenz
4. auslösende Faktoren:
   z. B. Trennungsproblematik

Diagnostik. Beschreibungen und Einteilungen sind in der Literatur vielfach belegt. Für die klinische Praxis empfiehlt sich die 1982 von *Donat* vorgeschlagene Systematik:

1. *Palpitationen*:
   Herzklopfen, Herzrasen oder Herzstolpern, also Veränderung der Herzschlagfolge
2. *Brustschmerzen*:
   Stiche, Schmerzen, Mißempfindungen in der Brust – abzugrenzen gegen Beschwerden bei koronarer Herzkrankheit
3. *Dyspnoe*:
   Empfindung von Luftnot, »zu wenig Sauerstoff« – abzugrenzen gegen Herzinsuffizienz oder pulmonale Erkrankungen
4. *Hypotonie* bis »*Synkope*«:
   Schwindel, Ohnmachtsneigung, Leistungs- und Konzentrationsschwäche, die Verdacht auf Herz- oder Kreislaufstörungen wecken.

Die vielfältigen Erscheinungsbilder der Krankheit ebenso wie die häufig diffusen oder gar hypochondrischen Vorstellungen und Angaben der Patienten zwingen zu einem äußerst exakten differentialdiagnostischen Vorgehen (*Ausschlußdiagnostik*). »Herzklopfen« und »Synkopen« lassen sich nicht nach einmaligem Ruhe-EKG mit normalem Sinusrhythmus hinreichend beurteilen. Unter Berücksichtigung von Anamnese und körperlichem Befund müssen als weitere Schritte folgen: EKG-Wiederholung in Ruhe, im Stehen, nach gestufter Ergometerbelastung und ein Langzeit-EKG.

Der häufig auftretende Brustschmerz ist zunächst gegen Angina pectoris, Herzinfarkt, Myokarditis, Perikarditis, Mitralklappenprolaps, Hyperthyreose sowie Lungeninfarkt abzugrenzen, im weiteren auch gegen extrakardiale Ursachen wie Arthrosen, Tendinosen im Schulter- und Nackenbereich, Osteoporose und Hiatushernie sowie Erkrankungen von Ösophagus, Magen, Gallenwegen, Pleura und Aorta, Interkostalneuralgien und Herpes zoster. Erst bei negativem Befund all dieser Möglichkeiten kommt eine funktionelle kardiale Regulationsstörung (DaCosta- oder Effort-Syndrom, »Herzneurose«) in Betracht.

Die auffälligsten Symptome sind: Druck im Bereich der Herzgegend, der über Stunden oder Tage anhalten kann und in den linken Arm ausstrahlt, sowie stärkere, plötzlich auftretende Herzstiche von wenigen Sekunden Dauer. Im Gegensatz zur stabilen Angina pectoris ist der Brustschmerz auch in Ruhe vorhanden, also belastungsunabhängig, wird nach Anstrengung eher weniger deutlich empfunden und nicht durch Kälte ausgelöst.

Nicht selten äußert sich die Krankheit auch durch Beschwerden beim Durchatmen (Nach-Luft-Ringen), oft begleitet von Schwindelgefühl, Müdigkeit und zwanghaftem Gähnen, Schlaflosigkeit, Extrasystolien und geringfügigen Temperaturerhöhungen. Anfallsweise können sich Herzklopfen und Angstgefühle verstärken, treten Tachykardie und Polyurie mit abnorm hellem Urin und niedrigem spezifischem Gewicht auf, in schweren Fällen sogar eine Hyperventilationstetanie. Schließlich gehören zur Symptomatik funktioneller Herzbeschwerden auch noch weitere Zeichen vegetativer Labilität wie Dermographismus, Schweißausbruch und hohe T-Wellen im EKG.

3.2 Therapie

Die Behandlung funktioneller Herz-Kreislauferkrankungen stützt sich im wesentlichen auf die gezielte Anwendung der klassischen Naturheilverfahren, insbesondere einer aktiven Bewegungstherapie, und erlaubt gleichzeitig auch einen breiten Einsatz homöopathischer Arzneimittel. Wesentlicher Bestandteil der Basistherapie sind daneben die allgemeinen Maßnahmen, um den Patienten insgesamt zu einer gesunden, ruhigeren Lebensweise anzuhalten. Während sich Akupunktur und Neuraltherapie als adjuvante Möglichkeiten anbieten, kann auf eine konventionelle medikamentöse Behandlung in den allermeisten Fällen verzichtet werden.

3.2.1 Allgemeine Maßnahmen

Der Patient muß zunächst in schonender Form über die eigentlichen Ursachen der Symptome, gleichzeitig aber auch über die möglichen Gefahren einer tatsächlichen organischen Erkrankung aufgeklärt werden. Da funktionelle Herz-Kreislauferkrankungen meist aus einem anhaltenden psychischen Spannungszustand resultieren, sind nach Möglichkeit alle Faktoren und Einflüsse zu beseitigen, die das vegetative Nervensystem belasten können. Dazu zählen in erster Linie Bewegungsmangel, häufiger Streß, ständige Reizüberflutung und insbesondere der Mißbrauch von Nikotin und Alkohol. Häufige Folgen dieser ungesunden Lebensweise sind Schlafstörungen, allgemeine Unruhe oder depressive Verstimmung sowie in vielen Fällen auch gastrointestinale Beschwerden (z. B. Obstipation, Meteorismus).

Zur Stuhlregulierung empfehlen sich hier eine ballaststoffreiche Kost oder die Gabe von Karminativa (z. B. Kümmeltropfen, auf keinen Fall Laxanzien!) und unter Umständen einzelne bauchgymnastische Übungen.

Von grundlegender Bedeutung ist jedoch der Einsatz eines gezielten Bewegungsprogramms, das neben seiner kardioprotektiven Wirksamkeit vor allem die Streßanfälligkeit mindert und zugleich das Allgemeinbefinden verbessert. Ein exakt dosierter Übungs- und Trainingsaufbau gehört daher zu den wesentlichen Stützen der Gesamttherapie und soll dem Patienten eine kontinuierliche Steigerung seiner psychophysischen Leistungsfähigkeit ermöglichen.

3.2.2 Klassische Naturheilverfahren

Ernährungstherapie

Gesunde, bedarfsgerechte Ernährung zählt auch bei den funktionellen Herz-Kreislauferkrankungen zu den wichtigen Grundlagen einer wirkungsvollen Gesamttherapie. Anzustreben ist eine kalorisch ausgewogene, vitaminreiche Ernährung mit einem geringen Anteil an Fetten (ein Drittel der Gesamtenergieaufnahme) und hohen Anteilen vegetabiler Frischkost auf dem täglichen Speiseplan. Zu bevorzugen sind daher solche Nahrungsmittel, die neben Kohlenhydraten genügend Vitamine und Mineralstoffe sowie verdauungsfördernde Ballaststoffe enthalten (Vollkornprodukte, Gemüse, Kartoffeln).

Die ausreichende Zufuhr von Ballaststoffen dient der Vorbeugung oder diätetischen Behandlung von Verdauungsstörungen, die häufig als Begleiterscheinungen funktioneller Herz-Kreislauferkrankungen auftreten.

Gemieden werden muß vor allem der Genuß von Alkohol, Kaffee und sonstigen exogenen Reizstoffen, die als Genußmittel die Beschwerden nachhaltig verschlechtern können und zugleich das Risiko weitergehender Erkrankungen erhöhen.

Gezielte Diätetik ist nur erforderlich bei bestehenden ernährungsbedingten Zweiterkrankungen.

Atemtherapie

Da die Atmung in bestimmtem Umfang eine willkürliche Beeinflussung des vegetativen Nervensystemes ermöglicht, stellen atemtherapeutische Maßnahmen gerade bei den psychisch bedingten Herz-Kreislauferkrankungen einen wichtigen Teil der Allgemeinbehandlung dar.

Die Konzentration auf einen ruhigen, gleichmäßigen Atemrhythmus wirkt besonders entspannend und kann zu einer deutlichen Verbesserung des subjektiven Befindens beitragen. Darüber hinaus lassen sich – bei entsprechend intensiver Schulung – nicht nur alle vegetativ verursachten Atembeschwerden korrigieren, sondern auch funktionelle Herzanfälle häufig schon im Anfangsstadium »wegatmen«. Als unterstützende Technik bietet sich hier beispielsweise die sogenannte Lippenbremse an, bei der die Luft unter langsamem stummem Mitzählen gegen den halbgeschlossenen Mund ausgeatmet wird.

Da Patienten mit funktionellen Herz-Kreislaufbeschwerden in auffälliger Weise zur Brust- bzw. Hochatmung neigen, erfordert die Behandlung meist eine Reaktivierung der gesamten Atemmuskulatur (Zwerchfell-, Interkostal- und sekundäre Atemmuskulatur). Das Training der Tiefatmung (S. 20) muß bei diesem Krankheitsbild mit besonderer Ruhe erfolgen und kann im Einzelfall auch durch eine Entspannungstherapie (meditative Verfahren) eingeleitet werden. Bei ausreichender Stabilität wird das Übungsprogramm mit einer intensiven Atem- und Kreislaufgymnastik zur Bewegungstherapie kombiniert. Ebenso sinnvoll sind einfache atemgymnastische »Hausaufgaben«, die der Patient je nach Leistungsvermögen zwei- bis dreimal am Tag etwa 5 bis 10 Minuten lang durchführt.

Bewegungstherapie

Neben einer gezielten Allgemeinbehandlung ist die aktive physische Konditionierung wichtigster Bestandteil im Behandlungsregime der funktionellen Herz-Kreislauferkrankungen. Der intensive Einsatz von körperlichem Training wirkt nachhaltig entlastend bei psychischen Spannungszuständen und führt häufig schon innerhalb kurzer Zeit zu einer auffälligen Besserung der Beschwerden. Als besonders vorteilhaft erweist ·sich dabei der wechselseitige positive Einfluß von physischer Leistungssteigerung und psychovegetativer Stabilisierung. Erfahrungsgemäß ist durch regelmäßiges Training auch ein erhöhtes Gesundheitsbewußtsein und damit eine größere Bereitschaft zur sinnvollen Regelung der allgemeinen Lebensgewohnheiten zu erwarten.

Wirkungsweise

• verbesserte Herz-Kreislauf-Regulation
• Normalisierung des Blutdruck- und Herzfrequenz-Verhaltens
• gesteigerte körperliche Leistungsfähigkeit
• höhere Koordinations- und Reaktionsfähigkeit
• größeres Selbstvertrauen
• Verbesserung des Allgemeinbefindens, geringere Streßanfälligkeit

---

Über **Häufigkeit und Intensität der Anwendungen** entscheiden die jeweils vorhandene Leistungsreserve, der Allgemeinzustand wie auch das Alter des Patienten. Das Bewegungsprogramm soll anfangs vorsichtig dosiert und allmählich bis zum sportlichen Training mit Leistungscharakter gesteigert werden. Vorausgehend empfiehlt sich meistens eine gezielte Übungsbehandlung in Form von Atem- und Kreislaufgymnastik sowie intensiven Lockerungs- und Spannungsübungen der Arme und Beine. Besonders älteren oder geschwächten Personen dienen diese Übungen zur Verbesserung der Grundfunktionen bzw. zur Schulung der Reaktions- und Koordinationsfähigkeit. Bei zunehmender Stabilisierung der Herz-Kreislauf-Funktionen können diese Maßnahmen auch zur Eigenbehandlung genutzt und mit anderen Verfahren wie einfachen Güssen, Waschungen oder Hautbürstungen kombiniert werden, am besten zweimal täglich 10 Minuten lang.

Therapiearten. Patienten mit Neigung zu hypertoner Dysregulation und Tachykardie sind eher für ein Ausdauertraining geeignet, während sich bei normo- und hypotoner Symptomatik vorzugsweise ein Intervalltraining in Verbindung mit einzelnen Kraftsportübungen anbietet. Im übrigen kommen bei funktionellen Herz-Kreislauferkrankungen nahezu alle bekannten Sportarten in Betracht, die je nach Indikation in unterschiedlicher Methodik eingesetzt werden. Am Beginn steht das Ergometertraining bis zur maximalen Herzfrequenz (220 − Alter/min).

• Ergometertraining
30 min täglich oder 3mal 20–30 min wöchentlich, bei hypotoner Dysregulation als Intervalltraining.
• Gymnastik
2mal 10 min täglich, langsam steigernd bis zur intensiven sportlichen Gymnastik, auch zur Vorbereitung oder Ergänzung anderer Sportarten.
• Laufen
bis 10 km täglich, 2- bis 3mal wöchentlich, nach Umfang und Intensität langsam steigern, ggf. als Intervalltraining.

- zahlreiche weitere Sportarten vorzugsweise als Mittel- und Langzeitausdauertraining (auch nach der Intervallmethode): Wandern, Radfahren, Schwimmen, Rudern, Segeln, Surfen, Skifahren, Reiten u. a.
- Spiele
30 bis 60 min, je nach Herz-Kreislauf-Stabilität mehrmals pro Woche: Handball, Fußball, Volleyball, Federball, Tischtennis, Tennis u. a., auch mit Wettkampfcharakter.
- Kraft- und Kampfsportarten
zur Ergänzung bei normotoner Symptomatik und hypotoner Dysregulation, jedoch ohne Wettkampfcharakter.

Hydrotherapie

Anwendungen der Hydrotherapie bieten bei funktionellen Herz-Kreislauferkrankungen zahlreiche Möglichkeiten einer unterstützenden bzw. ergänzenden Behandlung. Je nach Art der Dysregulation und unter Beachtung des individuellen Reaktionsvermögens können die einzelnen Verfahren gezielt eingesetzt werden. Einfache Maßnahmen wie kalte oder ansteigende Teilbäder und kleinere Güsse sind darüber hinaus auch zur täglichen Selbstbehandlung geeignet. In Betracht kommen ferner Bürsten- und Kohlensäurebäder, Wickel, Packungen und Auflagen, ebenso Waschungen und Abreibungen sowie Unterwasserdruckmassage und Sauna.

Wirkungsweise

- funktionell regulierende Einflußnahme auf das Herz-Kreislauf-System
- akute psychische Entspannung, Unterstützung der vegetativen Stabilisierung
- Linderung funktionell bedingter Beschwerden

Ansteigende Teilbäder üben einen nachhaltigen Einfluß auf die Herz-Kreislauf-Regulation aus und verbessern über kutiviszerale Reflexvorgänge zugleich den Stoffwechselablauf der inneren Organe. Bei regelmäßiger Anwendung erzielen diese Bäder ähnliche funktionelle Modifikationen wie ein körperliches Training, so daß sie u. a. auch für gehbehinderte Patienten geeignet sind (S. 23). Die Anwendungen können mit sedierend wirkenden pflanzlichen Zusätzen wie Baldrian oder Melisse verabreicht werden.

Bürstenbäder wirken besonders kräftigend durch die doppelte thermisch-mechanische Reizgebung und werden vorzugsweise bei Neigung zu hypotoner Dysregulation eingesetzt (S. 213). Sie kommen, ebenso wie die milder wirkenden Rosmarinbäder, je nach Reaktionslage auch für Patienten mit normalem Blutdruckverhalten in Betracht.

Kohlensäurebäder sind primär indiziert bei hypertoner Symptomatik und führen durch eine schonende Blutdrucksenkung zu einer ökonomischeren Arbeitsweise des Herzens. Da CO_2-Bäder auch dämpfend auf das zentrale Nervensystem einwirken, tragen sie gleichzeitig zur vegetativen Entlastung des Patienten bei.

Güsse. Bei ausreichender Verträglichkeit können zur psychophysischen Kräftigung auch größere Güsse wie der kalte/wechselwarme Brust- oder Rückenguß eingesetzt werden. Eine Gußbehandlung sollte jedoch immer einschleichend erfolgen, wobei man mit schwächeren Reizen beginnt und erst bei genügender Reaktion allmählich zu stärkeren übergeht.

Sauna. Auch Saunagänge können empfohlen werden, die 1–2mal in der Woche durchgeführt und nach Dauer und Intensität vorsichtig gesteigert werden können. Neben den positiven Effekten auf das Herz-Kreislauf-System sorgt das Saunabad für einen wohltuenden Ausgleich bei Reizüberflutung und fördert in besonderem Maße den Prozeß der seelisch-körperlichen Erholung.

Sedierende Hydrotherapie. Zur vegetativen Entlastung können ferner Sedativbäder mit pflanzlichen Zusätzen wie Baldrian, Melisse und Lavendel verordnet werden. Zweckmäßigerweise verabreicht man diese Bäder am besten vormittags. Leicht beruhigend wirken auch kurze Kaltanwendungen, die vor allem bei abendlichen Einschlafstörungen eingesetzt werden können. In Betracht kommen hier hauptsächlich das kalte Unterschenkelbad (Wassertreten) sowie kurze kalte Armbäder oder Kniegüsse. Bei nervösen Erregungszuständen sind außerdem kalte Waschungen oder Abreibungen in Verbindung mit Luftbädern oder anschließenden gymnastischen Übungen möglich.

Chronisch kalte Füße oder Hände als häufige Begleiterscheinung funktioneller Herz-Kreislauferkrankungen werden mit wechselwarmen Bädern oder Güssen behandelt. Diese Anwendungen ermöglichen ein intensives **Zirkulationstraining** und führen im allgemeinen rasch zu einer reaktiven Wiedererwärmung. Bei chronisch kalten Händen sind Wechselarmbäder indiziert, bei chronisch kalten Füßen wechselwarme Unterschenkelbäder sowie wechselwarme (auch kalte) Kniegüsse und Knieblitzgüsse. Funktionell bedingte Abdominalbeschwerden können durch Heublumensack bzw. kalte Leibauflagen, bei Unverträglichkeit durch wechselwarme Sitz- und Halbbäder gelindert werden. In ähnlicher Weise bieten sich zur lokalen Behandlung funktioneller Dysregulation Wickel oder Peloidpackungen als Serie an. Einen regulativen Effekt auf das gesamte Herz-Kreislauf-System erreicht man mit einer Unterwasserdruckmassage, die allerdings recht anstrengend sein kann und deshalb nur sehr widerstandsfähigen Patienten verabreicht werden sollte.

Balneo- und Klimatherapie

Eine Kur ergänzt sinnvoll die Gesamttherapie bei funktionellen Herz-Kreislauferkrankungen. Allein die äußeren Begleitumstände einer Kur – das veränderte Alltagsmilieu und die besonderen klimatischen Bedingungen – führen meist rasch zu einer spürbaren Verbesserung des Allgemeinbefindens. Darüber hinaus bietet auch der kurklinisch geregelte Tagesablauf ideale Voraussetzungen, um dem Patienten das innere Gleichgewicht wiederzugeben.

Wahl des Kurorts. Der Kurort wird je nach physischer Konstitution und vegetativer Reaktionsfähigkeit des Betroffenen ausgewählt. Für besonders empfindliche Patienten ist am ehesten ein Schonklima indiziert, wie es beispielsweise im waldreichen Mittelgebirge oder in den Kuppenlagen der sogenannten Vorbergzonen vorherrscht. Wesentliche Merkmale dieses Klimas sind mäßige Schwankungen der Luft- und Windtemperatur von Tag auf Nacht, eine relativ saubere Luft und ein angenehmer Wechsel von Sonne und Schatten. Bei ausreichender Verträglichkeit kommen dagegen auch Kurorte mit Reizklima, vorzugsweise im Meeresküstenbereich, sowie eine Hochgebirgstherapie in Betracht. Das Reizklima ist gekennzeichnet durch eine relativ hohe Luftfeuchtigkeit und starken Schwankungen zwischen Tag- und Nachttemperaturen.

Bewegungstherapie. Entscheidend ist im Rahmen einer umfassenden physiotherapeutischen Versorgung der gezielte Einsatz eines aktiven Bewegungsprogramms. Die Kurortmedizin bietet hier meist eine spezielle Terrainkur an, die nach Wegbeschaffenheit und Wegstrecke (Steigung/Gefälle) sowie klimatischer Reizeinwirkung (Wechsel von Sonne und Schatten) individuell exakt dosiert werden kann. Als Leistungstraining in natürlicher Umwelt nehmen diese Terrainkuren häufig einen außerordentlich günstigen Einfluß auf die Stimmungslage des Patienten. Das Bewegungsprogramm kann außerdem zweckmäßig mit einer ergänzenden Massagebehandlung und unterschiedlichen balneologischen Anwendungen kombiniert werden.

Balneotherapie. Neben einzelnen hydrotherapeutischen Verfahren und sonstigen ortsgebundenen Möglichkeiten kommen auch einfache Meerbäder in Betracht. Das Baden im Meer ermöglicht ein intensives Training der Herz-Kreislauf-Regulation und ist therapeutisch besonders sinnvoll für Patienten mit Neigung zu hypotoner Dysregulation. Die Bäder dürfen jedoch auf keinen Fall zur Unterkühlung führen und müssen deshalb entsprechend dem Reaktionsvermögen des Patienten zeitlich genau bemessen werden. Von großem Nutzen ist bei funktionellen Herz-Kreislauferkrankungen häufig auch eine sachkundig durchgeführte Klimaexposition. Luftbäder und Liegekuren haben eine allgemein entspannende Wirkung und dienen zugleich der Regulation des Wärmehaushalts. Der sedierende Effekt tritt besonders bei längerer Anwendung dieser Therapie hervor und kann durch gelegentlichen Nachtschlaf im Freien noch intensiviert werden. Da Luftbäder auch zur Senkung des arteriellen Blutdrucks beitragen, sind sie vor allem für Patienten mit erhöhten Blutdruckwerten geeignet.

Trinkkuren. Als sinnvolle Ergänzung der kurmedizinischen Behandlung kommen außerdem Trinkkuren und auch Inhalationen mit speziellen Wässern in Betracht. Trinkkuren führen zu einer ökonomischeren Regulation der Organsysteme und besitzen darüber hinaus einen nicht zu unterschätzenden ordnenden Effekt auf den Tagesrhythmus des Patienten. Auch regelmäßige Inhalationen können über eine intensive Reinigung der Atemwege zur vegetativen Entlastung beitragen.

Massage

Eine zielgerichtet eingesetzte Massage stellt ähnlich wie die Hydrotherapie eine wirkungsvolle Ergänzung der Gesamtbehandlung dar. Indiziert sind bei funktionellen Herz-Kreislauf-Erkrankungen in erster Linie Bindegewebsmassage und die klassische manuelle Massage. Darüber hinaus können einfache Methoden wie eine leichte Streichmassage und insbesondere das Trockenbürsten der Haut auch zur unterstützenden Selbstbehandlung genutzt werden.

Wirkungsweise

● Regulierung der Herz-Kreislauf-Funktionen durch Verbesserung der peripheren Blutzirkulation und Anregung des allgemeinen Stoffwechselablaufs
● reflektorische Beeinflussung der inneren Organe (Bindegewebsmassage)
● Schmerzlinderung bei verspannter Muskulatur (besonders im Nacken-Schulterbereich)
● Linderung funktioneller (Herz-)Beschwerden
● allgemeine Entspannung und psychovegetative Stabilisierung

Klassische Massage kann in unterschiedlicher Weise adjuvant eingesetzt und zweckmäßig mit einem aktiven Bewegungsprogramm kombiniert werden. Sie steigert die Durchblutung in Haut und Subkutis, fördert Lymphrückstrom und Blutfließgeschwindigkeit und wirkt damit entlastend auf das Herz-Kreislauf-System. Die klassische Massage ist häufig indiziert bei Muskelbeschwerden im Schulter- und Nackenbereich, wie sie meist als Folge körperlicher oder seelischer Verspannungen auftreten. Bei Myogelosen wird man die Behandlung durch eine Gelosenpunktur in Verbindung mit einfachen Bewegungsübungen ergänzen (S. 84). Die detonisierende und zugleich psychisch entspannende Wirkung der Massage trägt besonders auch zur neurovegetativen Stabilisierung des Patienten bei.

Bindegewebsmassage nimmt über kutiviszerale Reflexvorgänge einen regulierenden Einfluß auf die Funktion innerer Organe bzw. Organsysteme (S. 26). Sie kann damit auch bei funktionellen Herz-Kreislauferkrankungen gezielt zur Verbesserung der Beschwerden eingesetzt werden. Die Behandlung führt zudem meist zu einer psychischen Entspannung und übt – zumal bei wiederholter Behandlung – einen nachhaltig umstimmenden Einfluß auf das gesamte Vegetativum aus. Eine einfache Möglichkeit der Selbstbehandlung bietet insbesondere die **Bürstenmassage** nach *Krauß*, die durch hyperämisierende Effekte zu einer deutlichen Verbesserung der peripheren Blutzirkulation beiträgt. Die Massage wird mit zwei Bürsten vorgenommen und kann als Teil- oder Ganzbehandlung täglich etwa 8–10 Minuten durchgeführt werden. Man beginnt zunächst im Stehen, wobei der Fuß auf einen Hocker gestützt wird, mit langen, rhythmischen Strich- und Gegenstrichbewegungen an den Unterschenkeln (nicht über Krampfadern oder sensiblen Hautpartien!). Anschließend werden im Sitzen die Füße, Fußsohlen und Knöchel behandelt, danach mit kreisenden Bewegungen Kniegelenke, Oberschenkel sowie Hüft- und Kreuzgegend. Zuletzt bürstet man den rechten und linken Arm, führt die Bürste dann kreisförmig um die Schul-

tergelenke und von dort um die Brustwarzen herum, dem Rippenverlauf folgend bis zur Symphyse. Zur Behandlung von Schultern und Rücken ist ein Massagegurt mit eingewebtem Bürstenfeld geeignet.

Streichmassage. Funktionelle Herzbeschwerden lassen sich häufig durch leichte Streichmassagen in Form von Herzreibungen lindern oder beseitigen. Dabei werden mit der wiederholt in Kaltwasser getauchten Hand langsame, rhythmisch betonte Kreisbewegungen um das Herz herum ausgeführt. Diese recht einfache Behandlungsmethode wirkt in den meisten Fällen sehr rasch beruhigend und hat gelegentlich sogar eine leichte Senkung der Herzfrequenz zur Folge.

Auch bei verspannten Muskeln im Schulter- und Nackenbereich kann zunächst der Versuch einer Selbstbehandlung unternommen werden (scharfes, dehnendes Streichen des M. trapezius und des M. levator scapulae). In keinem Fall sollte der Patient hier auf Muskelrelaxanzien oder Tranquilizer wie Diazepam zurückgreifen!

Einen Hinweis verdienen auch die **fernöstlichen Methoden** der Fingerdruckmassage, die chinesische Akupressur und ihre japanische Variante Shiatsu. Nach entsprechend fachgerechter Anleitung sind diese Verfahren ebenfalls in begrenztem Umfang zur Selbsthilfe bei funktionellen organischen Beschwerden geeignet.

Phytotherapie

Funktionelle Herz-Kreislauferkrankungen gehören zu jenen Indikationsgebieten, die einen breiten Einsatz pflanzlicher Arzneimittel erlauben. Angesichts der Häufigkeit dieser Beschwerdebilder gerade in der täglichen Praxis bietet die Phytotherapie hier eine ebenso risikoarme wie sinnvolle Erweiterung des Behandlungskonzepts. Die einzelnen Drogen können zudem vielfach untereinander kombiniert und in bestimmten Fällen auch in Verbindung mit Teil- oder Vollbädern verabreicht werden.

Kardiaka. Bewährte Kardiaka sind neben dem breit wirksamen Crataegus (Weißdorn) auch Convallariae herba (Maiglöckchenkraut) und Adonidis herba (Adonisröschenkraut). Wegen seiner leicht sedierenden Wirkung ist Adonis besonders in den Fällen indiziert, in denen die funktionellen Herzbeschwerden von nervösen Erregungszuständen begleitet werden. Bei unspezifischen Herzbeschwerden (Palpitationen) ist ferner die Anwendung von Leonuri cardiacae herba (Herzgespannkraut) möglich, das sich außerdem gut mit Adonis oder Crataegus kombinieren läßt. Je nach Verträglichkeit können hier zusätzlich auch präkardiale feuchtwarme bis heiße Umschläge mit verdünnter Arnikatinktur verordnet werden.

Sedativa. Baldrianwurzel (Valerianae radix) eignet sich zur (situativen) Beruhigung des Patienten und wird häufig eingesetzt, um nervös bedingte Einschlafstörungen zu beseitigen. Sedierend wirken ferner Lupuli strobulus (Hopfen) sowie Melissae herba (Melissenkraut) und Passiflorae herba (Passionsblumenkraut). Melissa oder Valeriana kommen als sedierende Zusätze auch bei der Anwendung einzelner Bäder in Betracht.
Sofern die funktionellen Beschwerden im Zusammenhang mit einer leichten depressiven Verstimmung stehen, verordnet man zur psychischen Stabilisierung vorzugsweise Hyperici herba (Johanniskraut), vgl. S. 48, Tab. 6.

Karminativa. Auch Verdauungsstörungen stellen eine Belastung des zentralen Kreislaufs dar und können meist durch Karminativa (Anis, Fenchel, Kümmel) beseitigt werden. Bewährt hat sich dabei die Anwendung als Teedrogen im Mischungsverhältnis 1:1. Dabei kommt ein Eßlöffel Drogenmischung auf eine Tasse heißes Wasser (etwa 10 min ziehenlassen, abseihen, danach schluckweise trinken). Ebenso kommt eine Baucheinreibung mit Kümmelöl in Betracht.

Tab. 7 Glykoside und Digitaloide: Kombinationspräparate

Droge (Tagesdosis)	Präparat (®)
Adonidis herba (0,6 g)	*Miroton*
Convallariae herba (0,6 g)	*Convastabil, Miroton, Oxacant forte N*
Scillae bulbus (0,1–0,5 g)	*Miroton*
Oleandri folium (nur als Kombinationspartner)	*Miroton*

Tab. 8 Crataegus: Mono- und Kombinationspräparate®

Monopräparate*:	*Basticrat, Crataegutt, Esbericard, Faros 300, Kytta Cor, Oxacant, Regulacor*

* *Tagesdosis*: 5 g Droge bei Monopräparaten. Fertigarzneimittel sollten eine Mindesttagesdosis von 5 mg Flavonen oder 10 mg Gesamtflavonoiden (berechnet als Hyperosid) bzw. von 5 mg oligomeren Procyanidinen enthalten.

3.2.3 Homöopathie

Homöopathische Arzneimittel eignen sich in vielen Fällen zur Behandlung funktioneller Herz-Kreislauferkrankungen und können zudem auch im Intervall – im Wechsel mit anderen naturgemäßen Heilmethoden – eingesetzt werden.

Arzneimittel und Indikationen

○ *Aconitum napellus*
Nächtliches Aufschrecken mit Herzjagen und Angstzuständen (Patient glaubt, sterben zu müssen), Ruhelosigkeit, Atemnot.
Dosierung: D12, abends 5 Tropfen (bei anhaltenden Beschwerden wiederholen).

○ *Leonurus cardiaca*
Unspezifische Herzbeschwerden mit Druckgefühl und Stechen; unregelmäßiger Puls, auch Oberbauchbeschwerden.
Dosierung: D3, 3mal tgl. 5 Tropfen.

○ *Lycopus virginicus*
Herzstolpern, Herzbeschwerden, allgemeines Unruhe- und Angstgefühl.
Dosierung: D3, 3mal tgl. 5 Tropfen.

○ *Sumbul*
Herzschmerzen und Herzjagen nach geringster Anstrengung. Die psychischen Reaktionen gehen häufig einher mit Magenschmerzen und Diarrhö.
Dosierung: D2, D3, 3mal tgl. 5 Tropfen.

○ *Veratrum album*
Kreislaufschwäche, Schweißausbrüche mit Übelkeit, Brechreiz und Diarrhö, allgemeines Unwohlsein.
Dosierung: D3, D4, bis zu alle 2–3 Minuten 3 Tropfen bei akuter Krise, 3–4mal tgl. 5 Tropfen zur längerfristigen Behandlung.

○ *Strophantus*
Herzjagen, inneres Zittern, Unruhegefühl, schweißige Hände (auch infolge von Lampenfieber).
Dosierung: D3, 3–4mal tgl. 5 Tropfen.

3.2.4 Akupunktur

Akupunktur ist bei funktionellen Herz-Kreislaufstörungen grundsätzlich indiziert.
Die Diagnostik nach den Regeln der Traditionellen Chinesischen Medizin (TCM) gestaltet eine sichere Bewertung der Herz-Kreislaufstörungen hinsichtlich Ätiologie und Verlauf und gibt auch anhand der acht Leitprinzipien adäquate Therapieempfehlungen vor (Tab. 1, Ba Gang).
In der westlichen Praxis stehen reflextherapeutische Maßnahmen im Vordergrund.
In Betracht kommen hier Triggerpunkt-Behandlungen (Tab. 2) und insbesondere pragmatisch-energetische Punktkonzepte (Tab. 3).

Angewendet werden

● bei Kälte → Moxibustion
● bei Zugwind → Schröpfköpfe
● bei verquollenen
  Gelosen → Mikroaderlässe

Bleibt die Palpation der Rumpf-Reflexzonen unergiebig, führt die Meridianuntersuchung unter Umständen zu druckdolenten behandlungsbedürftigen Fernpunkten. Bei besonders akuten Beschwerden ist aus reflextherapeutischer Sicht peripher des Beschwerdeortes zu behandeln.
Bei Störungen im endokrinen Bereich kommt eine Mitbehandlung durch Ohrakupunktur (P 22, 23, 51, 55, 100) in Betracht.

Darüber hinaus kann eine Behandlung folgender Punkte sinnvoll sein:

KG 15
LG 20
BL 17 bilateral

3.2.5 Neuraltherapie

Neuraltherapie ist prinzipiell bei funktionellen Störungen indiziert und wird unter Berücksichtigung der individuellen Symptomatik nach einem Stufenplan durchgeführt:

• Segmenttherapie, intravenöse Techniken, Blockaden von Schilddrüse, Gonaden,
• Ganglien (Grenzstrang),
• Herd-Störfeld-Diagnostik und -Therapie.

Als **Basismaßnahmen** haben sich intravenöse bzw. paravenöse Applikationen (in die linke V. cubitalis) und die segmentale Triggerpunktbehandlung bewährt (ventral paravertebral II. und IV. ICR, Sternoklavikulargelenke, dorsale Querfortsätze der Brustwirbelsäule). Zusätzlich können die Akupunktur-Triggerpunkte (vgl. S. 11 Tab. 2) und die untere Thoraxapertur auf Druckdolenz untersucht werden. Auch auf dem Sternum finden sich häufig reflektorisch wirksame Areale, die auf eine Injektion bis an das Periost gut reagieren (cave Kollaps).

Weitere Maßnahmen. Nach einer Serie von vier bis sechs Behandlungen in wöchentlichem Abstand ist bei ungenügendem Therapieerfolg an eine Behandlung nach der Herd-Störfeld-Therapie zu denken (Quaddelungen bzw. Injektion der Schilddrüse, Injektion an das Frankenhäuser-Ganglion bei Frauen, deren Herz-Kreislaufbeschwerden eine Beziehung zum Menstruationszyklus aufweisen). Anschließend kann eine Blockade des Ganglion stellatum erwogen werden. Als Alternative kommt eine elektrische Nervenblockade (TENS) in Betracht.

3.2.6 Konventionelle Therapie

Medikamentöse Therapie

Auf eine medikamentöse Therapie kann bei funktionellen Herz-Kreislauferkrankungen weitgehend verzichtet werden. Lediglich ein hyperkinetisches Herzsyndrom läßt sich auch mit β-Rezeptorenblockern behandeln (S. 90).

Darüber hinaus kann neben einer erforderlichen psychotherapeutischen Behandlung (Kurz- oder Langzeit-Therapie psychotherapeutisch-analytisches Verfahren bei neurotischer Persönlichkeitsstruktur, Autogenes Training) ein adjuvanter Einsatz von Psychopharmaka sinnvoll sein.

So können bei Angst als Hauptursache Tranquilizer, bei Schlafstörungen Neuroleptika und bei reaktiver depressiver Verstimmung Thymoleptika unterstützend und zeitlich begrenzt eingesetzt werden.

Andere therapeutische Maßnahmen

Weiterführende Maßnahmen kommen bei funktionellen Herz-Kreislauferkrankungen nicht in Betracht.

3.3 Differentialtherapie

Die Behandlung funktioneller Herz-Kreislauferkrankungen kann sich auf einen breiten Einsatz der klassischen Naturheilverfahren stützen sowie auf die Anwendungen der Homöopathie, der Akupunktur und der Neuraltherapie. Dagegen sollte man auf die Verordnung chemisch definierter Medikamente nach Möglichkeit verzichten.

Wesentliche Voraussetzung für den therapeutischen Erfolg ist zunächst das vertrauensvolle, offene Gespräch zwischen Arzt und Patient, um die eigentlichen, zumeist psychosozialen Ursachen der Symptome aufzudecken und den Patienten zu einer ruhigeren, harmonischeren Lebensweise anzuhalten.

Psychotherapeutische Behandlung. Gegebenenfalls ist anschließend die Indikation zu einer psychotherapeutischen Behandlung (Kurz- oder Langzeittherapie, psychosomatisch-analytische Therapie bei neurotischer Persönlichkeitsstörung, Autogenes Training) zu stellen.

Klassische Naturheilverfahren. Von zentraler Bedeutung ist ferner eine aktive Bewegungstherapie (Leistungstraining), die zweckmäßigerweise mit einer intensiven Atem- und Kreislaufgymnastik kombiniert wird. Als Grundlage dient hier die gezielte Schulung der Atemtechnik, die bei funktionellen Herzbeschwerden auch gewisse Möglichkeiten der Selbstbehandlung bietet. Im gleichen Sinn empfehlen sich leichte Streichmassagen (Herzreibungen) und zur Unterstützung der Kreislauffunktionen Bürstenmassagen nach *Krauß*. Massagen werden serienmäßig verordnet und sind häufig indiziert bei psychisch bedingten Verspannungen im Schulter- und Nackenbereich.

Bei nervösen Erregungszuständen kommt Hydrotherapie in Betracht, beispielsweise kurze Kaltanwendungen oder sedierende Bäder mit Baldrian und Melisse, bei hypertoner Dysregulation in erster Linie Kohlensäurebäder. Mild anregend wirken dagegen Rosmarin- sowie besonders kräftigend vor allem Bürstenbäder, die man daher vorzugsweise hypotonen oder reaktionsschwachen Patienten verordnet.

Phytotherapeutika eignen sich neben ihrer Verwendung als Badezusatz vielfach auch zur speziellen Behandlung bei allgemeiner Unruhe (Valeriana u. a.) oder depressiver Verstimmung (Hypericum), ebenso bei unspezifischen Herzbeschwerden (Adonis, Leonuri cardiaca) sowie zur Stärkung der kardialen Leistungsfähigkeit (Crataegus, Adonis, Convallaria).

Eine breite Indikation beansprucht darüber hinaus die **Homöopathie**, die u. a. indiziert ist bei (nächtlichen) Angstzuständen, allgemeinem Unwohlsein und Kreislaufschwäche, bei unterschiedlichen gastrointestinalen Symptomen und vor allem bei den sehr häufigen funktionellen Herzbeschwerden (z. B. Lycopus, Strophantus, Aconitum napellus). Wegen der Gefahr einer Aggravierung sollte aber möglichst keine Fixierung auf Arzneimittel erfolgen.

Als besonders sinnvoll erweisen sich ferner **Akupunktur** und **Neuraltherapie**, die in bestimmtem Umfang auch zur Basisversorgung empfohlen werden (intra-/paravenöse Applikation, segmentale Triggerbehandlung).

Kur. Ergänzend bietet sich schließlich eine kurmedizinische Behandlung an, die allein aufgrund ihrer äußeren Bedingungen zu einer erheblichen psychischen Stabilisierung beiträgt und darüber hinaus ein intensives Bewegungstraining in natürlicher Umwelt ermöglicht (Terrainkur). Dagegen werden diätetische Maßnahmen im allgemeinen nur erforderlich bei übergewichtigen Patienten und bei zusätzlich bestehenden ernährungsbedingten Risikofaktoren für eine organische Herzerkrankung (Hypertonie, Hypercholesterinämie, Hyperurikämie, Diabetes mellitus).

allgemeine Maßnahmen	+	
Ernährungstherapie	(+)	
Atemtherapie	+	
Bewegungstherapie	+	
Hydrotherapie	+	
Balneo- und Klimatherapie	+	
Massage	+	
Phytotherapie	+	
Homöopathie	+	
Akupunktur	+	
Neuraltherapie	+	
konventionelle medikamentöse Therapie	(+)	
andere therapeutische Maßnahmen	–	

+	indiziert
(+)	Indikation möglich, adjuvante Therapie
–	nicht indiziert

Abb. 3 Therapiekonzept bei funktionellen Herz- und Kreislaufstörungen

4.
Koronare Herzkrankheit

4.1 Allgemeines

Definition. Die koronare Herzkrankheit ist eine obliterierende Erkrankung der Herzkranzgefäße mit der Folge, daß der Sauerstoffbedarf der Herzmuskulatur nicht mehr gedeckt werden kann.

Unterscheiden lassen sich die verschiedenen Formen der KHK, die ineinander übergehen können:

1. die stabile Angina pectoris (A.p.) wird regelmäßig durch schwere körperliche oder seelische Belastungen ausgelöst (dauerhafte körperliche Überanstrengung, seelische Traumen u. a.)

2. die instabile Angina pectoris tritt auch in Ruhe (belastungsunabhängig) auf

3. das Präinfarkt-Syndrom kann sich bei fließendem Übergang aus der instabilen Angina pectoris entwickeln und führt u. U. zum Myokardinfarkt

4. die Prinzmetal-Angina ist definiert als Angina pectoris mit reversibler ST-Streckenelevation im EKG, jedoch ohne Enzymanstieg (CK, SGOT, LDH), und wird auf einen Koronarspasmus zurückgeführt.

Ätiologie und Pathophysiologie. Bei der KHK liegt entweder ein erhöhter Koronarwiderstand vor oder es bestehen extrakoronare Faktoren. Der erhöhte Koronarwiderstand kann von den Gefäßen ausgehen, vor allem durch Koronarstenose bei Koronarsklerose, oder myokardial durch verminderte Koronardurchblutung infolge Kontraktionsinsuffizienz und Hypertrophie des Herzmuskels. Häufigste Ursache ist die Hypertonie, bei der durch Herzarbeit schließlich ein Angina-pectoris-Anfall ausgelöst werden kann.
Extrakoronare Ursachen lassen sich unterteilen in kardiale (z. B. Aortenklappenfehler und Herzrhythmusstörungen) und extrakardiale: erhöhter O_2-Bedarf, beispielsweise als Folge von Hypertonie, Hyperthyreose oder starker körperlicher Belastung, oder auch erniedrigtes Sauerstoffangebot, beispielsweise durch Anämie.

Diagnostik. Diagnostisches Leitsymptom der KHK ist der typische, anfallweise auftretende Angina-pectoris-Schmerz, ein ziehender, drückender Schmerz, der meist retrosternal im Thorax lokalisiert ist und in Hals, Unterkiefer, linke Schulter, linken (gelegentlich auch rechten!) Arm, z.T. bis in die Fingerspitzen ausstrahlt.

Ausgelöst wird der A.-p.-Anfall, der sich stets durch Nitroglyzerin beheben läßt, meist durch körperliche Überanstrengung, durch Kälte oder durch die Einnahme opulenter Mahlzeiten. Die Diagnose wird zunächst aufgrund der spezifischen Symptomatik und mit Hilfe des EKG gestellt. Oft finden sich schon im Ruhe-EKG typische horizontale bzw. deszendierend verlaufende ST-Streckensenkungen sowie negative T-Wellen. Zeigt das Ruhe-EKG allerdings keinen krankhaften Befund, wird ein Belastungs-EKG erforderlich. Da jedoch auch hier etwa 30 % der Patienten noch falsch negative Befunde aufweisen, ist der nächste diagnostische Schritt ein Langzeit-EKG über 24 Stunden mit ST-Strecken-Analyse.
Die Diagnose kann durch Myokard-Szintigraphie (Aussparung im Ischämiebereich), durch medikamentöse Provokationstests und letztlich invasiv mittels Koronarangiographie gesichert werden. Differentialdiagnostisch kommen als organische Ursachen in Betracht: Herzinfarkt, Aortenvitien, Cor pulmonale, Kardiomyopathie, HWS- und BWS-Syndrom oder Hiatushernie. Die KHK ist schließlich auch gegen funktionelle Herzbeschwerden abzugrenzen.

4.2 Therapie

Wichtige Voraussetzung zur Behandlung der stabilen Angina pectoris und der Prinzmetal-Angina ist die sinnvolle Regelung der allgemeinen Lebensgewohnheiten (Rauchverbot, Abbau von Streßsituationen, weitgehender Verzicht auf Alkohol). Klassische Naturheilverfahren und Homöopathie eignen sich hier als Basistherapie, während Akupunktur und Neuraltherapie für einen adjuvanten Einsatz in Frage kommen. Die konventionell medikamentösen Verfahren sind indiziert zur symptomatischen bzw. Anfalls-Behandlung und bieten in begrenztem Umfang auch die Möglichkeit einer Kausaltherapie (ASS).

Eindeutigen Vorrang besitzt die konventionelle Behandlung bei der instabilen Angina pectoris und dem Präinfarkt-Syndrom, wobei sie im Einzelfall durch klassische Naturheilverfahren und homöopathische Arzneimittel unterstützt werden kann. Sofern sich diese komplexe Behandlungsstrategie als unzureichend erweist, ist zum Zweck weiterführender Maßnahmen eine Koronarangiographie vorzunehmen. Entsprechend dem Schweregrad der Erkrankung wird anschließend entweder eine Katheter-Dilatation (PTCA) oder auch eine Bypass-Operation erforderlich.

4.2.1 Allgemeine Maßnahmen

Unerläßlich ist angesichts der steigenden Zahl von Herzinfarkten eine allgemeine und weitreichende **Aufklärung** über die möglichen Ursachen der koronaren Herzkrankheit. Dazu gehören neben falscher Ernährung (S. 17) und Bewegungsmangel insbesondere das Rauchen sowie anhaltender, unbewältigter Streß. Bei gleichzeitigem Auftreten von mehreren dieser Faktoren muß mit einer erheblichen Steigerung des Infarkt-Risikos gerechnet werden. Die Eingrenzung bzw. Ausschaltung der Risikofaktoren ist für Prävention, Therapie und Sekundärprävention der Krankheit in gleicher Weise von allergrößter Bedeutung.

Da bei beginnender Koronarsklerose meist eine langfristige und einschneidende Umstellung der allgemeinen Lebensgewohnheiten notwendig wird, muß der Betroffene unbedingt für eine aktive Mitarbeit gewonnen werden (Compliance).

Dringlichste Forderung ist der **Verzicht auf Rauchen**, das als wichtigste vermeidbare Ursache der koronaren Herzkrankheit sowie zahlreicher anderer Krankheiten angesehen werden muß (Krebs, Bluthochdruck u. a.). Dabei sind folgende Empfehlungen zu beachten:

● Das Rauchen muß sofort einge-
stellt werden! Ein stufenweiser Abbau des Nikotinkonsums führt in der
Regel nicht zum gewünschten Therapieerfolg!

● Entzugserscheinungen (Reizbar-
keit, Kopfschmerzen, Konzentrationsstörungen, Müdigkeit) sind un-
gefährlich und verschwinden norma-
lerweise spätestens nach 1 bis 2 Wochen.

● Zur psychophysischen Entlastung
bieten sich an:
1. reichlich körperliche Bewegung
(Spazierengehen, Radfahren,
Schwimmen)
2. die »Kleine Hydrotherapie« (Kalt-
abreibungen, kurze, kalte Armbäder
und Wassertreten)
3. Ohrakupunktur
4. Vitamin-B-Präparate, Atabacko®,
Citoral®, auch Kaudragees

● Eine Kompensation durch ver-
mehrten Genuß von Süßigkeiten oder
Alkohol ist unbedingt zu vermeiden!

● Wegen Rückfall-Gefahr muß auf
das enge Zusammensein mit Rau-
chern in der Entzugsphase nach Möglichkeit verzichtet werden.

● Weitere wichtige Informationen
bieten die örtlichen Krankenkassen
oder der
Ärztlicher Arbeitskreis Rauchen und
Gesundheit e.V. (Arbeitsgruppe
Nord)
Postfach 303625, 20312 Hamburg
(Tel. 040/343964)
Zentrale: Heidestr. 14d, 85386 Eching
(Tel. 085/3187 2667)

Eine angemessene **Streßbewältigung**
kann in erster Linie durch zweckmäßige
Gestaltung des Tagesablaufs unter Ein-
haltung regelmäßiger Pausen und eine
ausreichende Nachtruhe von 8 Stunden
erreicht werden. Zur allgemeinen Entlastung von beruflichen oder privaten Anforderungen ist außerdem eine sinnvolle,
befriedigende Freizeitgestaltung anzustreben. Unbewältigte seelische Probleme
müssen durch das ärztliche Gespräch auf-
gedeckt werden und sollten gegebenenfalls langfristig durch eine Gesprächsthe-
rapie bearbeitet werden. Bei allgemeiner
Schwäche oder leichten Erregungszuständen bietet sich eine unterstützende Behandlung mit pflanzlichen Sedativa (Hopfen, Baldrian) sowie möglicherweise auch
Autogenes Training an.

Bewegungstherapie. Einen hohen Stellenwert besitzt im Frühstadium der koronaren Herzkrankheit der gezielte Einsatz
von körperlichem Training. Patienten mit
stabiler Angina pectoris und Prinzmetal-
Angina sollen deshalb unter Beachtung
der Anfallssymptomatik einem vorsichtig
aufgebauten Übungs- und Trainingsprogramm zugeführt werden. Seelische und
körperliche Schonung ist gewöhnlich nur
indiziert bei instabiler Angina pectoris
und selbstverständlich nach akutem Angina-pectoris-Anfall, bei dem zunächst
völlige Ruhe eingehalten werden muß.
Patienten mit instabiler Angina pectoris
und Präinfarkt-Syndrom werden üblicherweise stationär behandelt. Im Rahmen der Nachbehandlung und zur wirkungsvollen Sekundärprävention ist dringend die Teilnahme an einer Herzgruppe
anzuraten.

4.2.2 Klassische Naturheilverfahren

Ernährungstherapie

Da Übergewicht, Bluthochdruck, erhöhte Blutfettwerte, Gicht und Diabetes mellitus zu den ernährungsbedingten Risikofaktoren der koronaren Herzkrankheit zählen, ist für Prävention, Therapie und Rehabilitation gleichermaßen eine gesunde, bedarfsgerechte Ernährung von ganz außerordentlicher Bedeutung. Eine entsprechende Vorsorge wird dabei immer dringlicher, da mangelhafte oder falsche Ernährung heutzutage weitgehend den »Normalfall« darstellen. Diätetische Maßnahmen verlangen vor allem eine langfristige Umstellung der Ernährungsgewohnheiten. Die wichtigsten Empfehlungen sind:

1. Bedarfsgerechte Energiezufuhr
2. Einschränkung des Fettverzehrs
3. Bevorzugen von Obst, Gemüse und Getreide

Bedarfsgerechte Energiezufuhr: Die tägliche Kalorienaufnahme ist dauerhaft so einzurichten oder zu beschränken, daß der Patient sein Normalgewicht annähernd hält oder erreicht (Normalgewicht = relatives Körpergewicht nach Broca: Körperlänge in cm minus 100 [kg]). Da Übergewicht in unserer Gesellschaft häufig ist, muß diese Maßnahme als oberstes Gebot einer gesünderen Ernährung angesehen werden. Sie verlangt einen weitgehenden Verzicht auf Nahrungsmittel mit hohem Energieanteil, es dürfen also weniger Fette (s. u.), Zucker und zuckerhaltige Produkte (Süßwaren) und auch weniger Alkohol verwendet werden. Zucker und Alkoholika sind sogenannte leere Kalorienträger ohne nennenswerten Gehalt an lebensnotwendigen Nährstoffen. Der Alkohol birgt zudem als gesellschaftlich sanktionierte Droge ein erhebliches Suchtpotential und stellt ein Problem von außerordentlicher sozialer Tragweite dar.

Tab. 9 Cholesteringehalt von Nahrungsmitteln

Nahrungsmittel	Cholesteringehalt (mg/100 g)
Fleisch	
Schwein (mager)	74
Gans	75
Reh	110
Hase	73
Pferd	60
Rind (mager)	70
Wurst	
Salami	85
Fleischwurst	85
Bratwurst	110
Leber	
Schwein	346
Huhn	550
Kalb	360
Hirn	
Schwein, Rind	2000
Kaviar	330
Austern	260
Garnelen	138
Fisch	
Kabeljau	30
Makrele	70
Aal	142
Weichkäse (Camembert, Brie)	
50 % Fett i.Tr.	100
30 % Fett i.Tr.	38
Schnittkäse	
45 % Fett i.Tr.	95
30 % Fett i.Tr.	54
Trinkmilch	
3,5 % Fett	11
1,5 % Fett	5
Butter	240
Schweineschmalz	86
pflanzl. Öle und Fette	0
1 Hühnerei	264
Mayonnaise	
80 % Fett	142
50 % Fett	52

Zusammenstellung aus: Die große GU-Nährwert-Tabelle

Im Hinblick auf eine allgemeine Prophylaxe zu hoher Blutfettwerte sollten die **Fette** etwa ein Drittel der gesamten Energieaufnahme decken. Das entspricht einer Menge von 60 bis 80 g pro Tag, während der gegenwärtige Durchschnittsverbrauch bei 130 g (!) liegt. Annähernd die Hälfte davon entfällt allein auf die Streich- und Zubereitungsfette. Da Cholesterin überhaupt nur in tierischen Nahrungsmitteln – und hier vor allem in den fettreichen – vorkommt, ist dringend auch eine Modifikation der Fettaufnahme anzuraten, also eine Umstellung von tierischen auf pflanzliche Produkte. Die essentiellen mehrfach ungesättigten Fettsäuren (aus Fisch und pflanzlichen Ölen, Ameu®) wirken zudem in bestimmtem Maße kardioprotektiv, da sie die Fließeigenschaften des Blutes verbessern und damit arteriosklerotischen Erscheinungen vorbeugen können. Neben einem sparsamen Verbrauch von Aufstrich- und Zubereitungsfetten sind vor allem folgende Nahrungsmittel einzuschränken:

● fette Wurst- und Fleischwaren
● Schlachtfette und Innereien,
● fettreiche Milchprodukte,
● Eier und Butter
● Krabben, Muscheln u. a.

Dringlichstes Ziel ist, die Cholesterinzufuhr von derzeit durchschnittlich 600 mg pro Tag um die Hälfte zu reduzieren.

Man unterscheidet zwei Gruppen von essentiellen mehrfach ungesättigten Fettsäuren:
1. die Omega-6-Fettsäuren mit Linolsäure (18:2) Arachidonsäure (20:4)
2. die Omega-3-Fettsäuren mit α-Linolensäure (18:3) Eicosapentaensäure (20:5) Docosapentaensäure (22:5) Docosahexaensäure (22:6)

Die erste Zahl der Klammer gibt die Anzahl der Kohlenstoffatome an, die zweite die der Doppelbindungen im Fettsäuremolekül.

Maßstab für eine sinnvolle Modifikation der Fettzufuhr ist der P/S-Quotient, der das Verhältnis von mehrfach ungesättigten (*polyen-*) Fettsäuren zu gesättigten (*saturated*) Fettsäuren angibt. Er sollte 1,0 bis 1,5 betragen.

Tab. 10 Gehalt an Linol- und Linolensäure in einigen Nahrungsfetten (g/100 g)

	Linolsäure (Omega-6-Fettsäure)	Linolensäure (Omega-3-Fettsäure)
Butter	1,8	1,0
Schweineschmalz	8,6	1,0
Olivenöl	8,0	1,0
Maiskeimöl	50,0	0,9
Sonnenblumenöl	60,2	0,5
Distelöl	74,0	0,5

nach *Heepe* 1990

Tab. 11 Wichtigste Nahrungsquellen mit Omega-3-Fettsäuren (g/100 g)

	Eicosapentaensäure	Docosahexaensäure
Hering	0,95–1,86	0,85–1,86
Makrele	0,44–1,72	0,43–1,66
Lachs	0,50–0,73	1,69–2,44
Rotbarsch	0,21–0,45	0,62–1,33
Kabeljau (Dorsch)	0,02–0,09	0,05–0,20

nach *Heepe* 1990

Tab. 12 P/S-Quotient einiger fetthaltiger
Nahrungsmittel

Fleisch und Fleischwaren	0,1–0,3
Fisch	0,6–1,0
Haferflocken	4,2
Walnuß	5,1
Olivenöl	0,4
Sonnenblumenöl	5,8
Distelöl	7,5

nach *Heepe* 1990

Vegetabile Frischkost und Getreidenahrung: Vollkornprodukte, Kartoffeln und frisches Obst oder Gemüse sind wichtige Kohlenhydratträger, die sich gleichzeitig vielfach durch einen hohen Gehalt an Vitaminen sowie Mineral- und Ballaststoffen auszeichnen und damit in der Regel auch eine gute Sättigungswirkung erzielen. Pflanzliche Nahrungsmittel sorgen ebenso wie Milch und Milchprodukte auch für eine ausreichende Eiweißaufnahme, die 0,6 bis 0,8 g pro Kilogramm Körpergewicht und Tag betragen sollte. Der häufige Verzehr vegetarischer Frischkost kann zu einer deutlichen Gewichtsabnahme beitragen.

Auf der Basis dieser allgemeinen Empfehlungen ergeben sich zur **Behandlung der** ernährungsbedingten **Risikofaktoren** der koronaren Herzkrankheit folgende Richtlinien bzw. Modifikationen:

• Adipositas
je nach Gewicht mehr oder minder stark reduzierte Energieaufnahme. Einschränkung von Süßigkeiten, Zucker, Alkohol und sonstigen leeren Kalorienträgern. Sparsamer Verbrauch aller Arten von Fett. Reichlich körperliche Betätigung.

• Diabetes mellitus (häufig übergewichtsbedingt)
streng risikoentlastende Ernährung. Deutlich begrenzte Kalorien- und kontrollierte Kohlenhydratzufuhr. Sorgfältige Verteilung der einzelnen Mahlzeiten

• Fettstoffwechselstörungen
erhebliche Einschränkung der Cholesterinzufuhr. Gleichzeitig Modifikation der Fettaufnahme, Vorzug von mehrfach ungesättigten Fettsäuren. Deshalb weniger Fette aus tierischen und mehr aus pflanzlichen Produkten oder Fisch.
Bei erhöhten Triglyzeridwerten Einschränkung von Zucker und zuckerhaltigen Nahrungsmitteln sowie von Alkohol.

• Hypertonie
äußerst sparsamer Verbrauch von Kochsalz und kochsalzhaltigen Produkten! Mehr Verzehr von Kalium (vor allem in Obst und Gemüse). Keine Süßwaren und Alkohol.

• Hyperurikämie (Gicht)
kalorienarme Ernährung, am besten auf laktovegetabiler Basis. Purinarme Kost. Vorzugsweise Obst und Gemüse, weniger Fleisch, Fleischprodukte und Fisch.
Nach Möglichkeit Verzicht auf Alkohol.

Als Grundlage einer risikoentlastenden und langfristigen Umstellung der Ernährungsgewohnheiten empfiehlt sich die **Grunddiät**-Vollwert-Nahrung **nach *Anemueller*.** Das Programm basiert auf einem Wertstufensystem von 1 bis 4, das die Qualität der Speisen am Grad ihrer Naturbelassenheit bemißt, und bietet zahlreiche praktische Empfehlungen für eine gesunde, bedarfsgerechte Ernährungsweise. Nährstoffreiche Produkte finden sich vorzugsweise in den Stufen 1 (unverändert oder leicht bearbeitet: Frischobst und Gemüse, Getreide) und 2 (schonend bearbeitet: tiefgekühltes Obst und Gemüse, Obst- und Gemüsesäfte, Vollkornprodukte u. a.).

Dagegen sollte man auf die Nahrungsmittel der Stufen 3 (stark bearbeitet: Konserven, Auszugsprodukte) oder 4 (isolierte Produkte: polierter Reis, Süßwaren, Haushaltszucker) wegen ihrer geringen Nährstoffdichte weitgehend verzichten.

Allgemeine Empfehlungen (nach *Anemueller*)

bevorzugen:	*meiden*:
Vollkorngetreide	Auszugsmehlprodukte
(Back- und Teigwaren)	
braunen Naturreis	weißen, polierten Reis
Gemüse, Rohkostsalate	Fleisch
Kartoffeln	
Obst	
Hülsenfrüchte	
Käse, Quark, vegetabile Pasten	Wurst
kaltgepreßte, unraffinierte Öle	extrahierte, raffinierte Öle
Kräuter, Gewürze	Salz
Kräuter- und Früchtetee	Alkohol
Obst- und Gemüsesäfte	Limonaden, Cola

Das im einzelnen sehr präzise strukturierte Programm versteht sich nicht als eigentliche Diät, sondern als »ordnende Therapie«, die entlang einer Reihe von ernährungsphysiologischen Prinzipien die Ansprüche des Organismus dauerhaft optimal zu regulieren versucht. Darüber hinaus stellt *Anemueller* für zahlreiche Krankheiten Modifikationen seiner Grunddiät bereit, so u. a. auch für Adipositas, Diabetes mellitus, Hypercholesterinämie, Hypertonie und Hyperurikämie.

Eine Langzeit-Ernährungstherapie im Sinne der Primärprävention bietet auch die **Vollwert-Ernährung** nach *Leitzmann*, ein vorwiegend laktovegetabiles Konzept, das sich ebenso wie *Anemueller* an einem Wertstufensystem orientiert. Neben Milch und Milcherzeugnissen erhalten frische, nicht erhitzte Produkte den Vorzug (50 % der täglichen Versorgung), also Lebensmittel mit hoher Nährstoffdichte wie Vollkorngetreide, Frischgemüse und -obst

sowie Erzeugnisse aus kontrolliertem Anbau, die allesamt auch einen hohen Sättigungswert besitzen. Nach Möglichkeit zu meiden sind leere Kalorienträger wie Zucker, Weißbrot oder Alkohol, darüber hinaus aber auch alle Aroma-, Farb- und Konservierungsstoffe. Der Genuß von Fleisch und Eiern wird zwar eingeschränkt, aber nicht grundsätzlich verboten. *Leitzmann* empfiehlt pro Woche ein bis zwei Fleischgerichte, ein Fischgericht und nicht mehr als vier oder fünf Eier. Insgesamt bietet das Programm eine ebenso physiologisch wertvolle wie bekömmliche und abwechslungsreiche Ernährung.

Je nach Verträglichkeit und Konstitution läßt sich die Umstellung auf eine gesündere Ernährung auch mit einer stationären **Fasten**periode einleiten, die häufig zu einer bewußteren Wahrnehmung der Lebensgewohnheiten führen kann (*Fahrner* 1991, *Anemueller* 1993).

Allerdings müssen diese Maßnahmen bei koronarer Herzerkrankung um so kürzer und schonender sein, je weiter die gefäßsklerotischen Veränderungen bereits fortgeschritten sind. Deshalb verbietet sich eine Null-Diät bei manifester hochgradiger Koronarsklerose.

Im übrigen sind die Anwendungsmöglichkeiten dieser Intensiv-Therapie so vielfältig, daß zwei Beispiele hier genügen können.

Das kohlenhydratergänzte Fasten nach *Buchinger* erlaubt Tee, evtl. mit Honig gesüßt, Obst- und Gemüsesäfte und daneben reichliche Mengen Mineralwasser (bis zu 3 l am Tag). Je nach Empfindlichkeit lassen sich die Obstsäfte auch mit Hafer-, Reis- und Leinsaat anreichern. Wichtig ist in jedem Fall das langsame und schluckweise Trinken. Vor und während des Fastens wird der Darm mit Glaubersalz oder Einläufen gereinigt.

Die Reinigungs- und Darmsanierungskur nach *F. X. Mayr* bietet eine ballaststoffarme Ernährung ausschließlich mit Semmeln und Milch. Der Fastende nimmt jeweils eine altbackene Semmel morgens, mittags und abends zu sich sowie insgesamt 0,5 bis 1 l Milch oder Buttermilch pro Tag, dazu reichlich Kräutertee und Mineralwasser. Die Semmel soll in kleinen Stückchen gekaut (Kautraining!) und die Milch löffelweise dazu »gegessen« werden. Die Kur wird mit einer manuellen Bauchmassage kombiniert und erfordert ebenfalls eine Darmreinigung mit Karlsbader oder Glaubersalz. Sie bietet eine ausgezeichnete Grundlage für eine anschließende Vollwert-Ernährung.

Da eine diätetische Behandlung der koronaren Herzkrankheit meist viele Jahre in Anspruch nimmt und oft sogar lebenslänglich erfolgen muß, ist die persönliche **Motivation des Patienten** ein entscheidender Faktor des therapeutischen Erfolgs. Deshalb sollte jeder Ernährungsplan neben seiner physiologischen Qualität auch auf lange Sicht Schmackhaftigkeit und Abwechslungsreichtum der Speisen garantieren. Weiterhin ist zu berücksichtigen, daß die einzelnen Mahlzeiten kostengünstig und leicht zuzubereiten sein müssen. Empfehlenswert ist in jedem Fall die Teilnahme an einem der speziellen Kochkurse für Koronarkranke, die den Patienten praktische Tips vermitteln, außerdem Phantasie und Fertigkeiten anregen und obendrein das Gefühl des »gemeinschaftlichen Unternehmens« stärken.

Atemtherapie

Atemtherapie wird unterstützend eingesetzt bei stabiler Angina pectoris und Prinzmetal-Angina sowie in vorsichtiger Dosierung auch im anfallsfreien Intervall der instabilen Angina pectoris. Dauer und Häufigkeit der Übungen sind entsprechend dem Schweregrad der Erkrankung und unter Beachtung auftretender Schmerzsymptome genau festzulegen. Da bei koronarer Herzkrankheit der Sauerstoffbedarf des Herzmuskels nicht mehr ausreichend gedeckt wird, ist nach Möglichkeit ein intensives Training der Tiefatmung unter Ausnutzung der gesamten Atemmuskulatur anzustreben.

Viele Patienten neigen durch das wiederholte Auftreten von Atemnot zu äußerer und innerer Verkrampfung, so daß häufig zunächst Fehlhaltungen (verkrampfter Schultergürtel) oder psychisch bedingte Verspannungen der Atemmuskulatur beseitigt werden müssen. Dazu setzt man gezielte Lockerungsübungen bzw. spezielle Massagegriffe ein, die auch in den Pausen des Atemtrainings wiederholt werden können.

Vorrang hat zunächst die Beruhigung des

Atemgeschehens durch Üben einer gleichförmigen, nicht abgerissenen Brustatmung in entspannter Rückenlage. Die Atemvertiefung beginnt mit dem vorsichtigen Übergang zur Flanken- und Zwerchfellatmung nach der Methode der Kontaktatmung. Dabei liegen die Hände des Therapeuten auf den jeweils beteiligten Muskelpartien, so daß der Patient seine Atembewegung auch von außen nachfühlen kann. Die Kontaktatmung ist eine hilfreiche Stütze beim Training der einzelnen Atemformen (S. 20) und trägt meist unmittelbar zur allgemeinen Entspannung bei.

Wirkungsweise

- mögliche Kompensation des Sauerstoffdefizits im erkrankten Herzmuskel
- Anregung des Blutkreislaufs
- Verbesserung der Stoffwechselbedingungen
- Entlastung der Herz-Kreislauf-Funktionen
- psychovegetative Entspannung

Das Training ist nach ausreichender Beherrschung der unterschiedlichen Atemformen durch gezielte atemgymnastische Übungen zweckmäßig zu erweitern. Dabei werden besonders die Muskelpartien angesprochen, die häufig von Verspannungen betroffen sind (Schulterkreisen, Armschwünge). Diese Gymnastik bietet leistungsschwachen Patienten die Möglichkeit, sich langsam an höhere Belastungen zu gewöhnen und dient im weiteren auch der Vorbereitung oder Ergänzung des Bewegungsprogramms. Für Kranke mit stabiler Angina pectoris oder Prinzmetal-Angina, die nicht der stationären Behandlung bedürfen, ist sie außerdem zur täglichen Eigenbehandlung geeignet (ein- bis zweimal 5–10 min).

Eine wichtige atemtechnische Hilfe für das körperliche Training stellt die Schritt- oder Pendelatmung dar, die am einfachsten zunächst im langsamen Gehen oder beim Treppensteigen trainiert wird. Das Ein- und Ausatmen erfolgt dabei auf der gleichen Anzahl von Schritten und soll nach Möglichkeit so gleichmäßig verlaufen, daß beide Phasen unmittelbar ineinander übergehen. Das Schritt-Tempo darf nicht zur Atembehinderung führen, sondern hat sich umgekehrt immer dem Atemrhythmus anzupassen. Je nach körperlicher Anforderung kann man den Takt individuell variieren und den Patienten allmählich an das Belastungsniveau der Ausdauersportarten heranführen.

Bewegungstherapie

Bewegungstherapie ist hervorragend geeignet für Prävention und Behandlung der koronaren Herzkrankheit. Als wirkungsvoller Bestandteil einer komplexen Gesamttherapie kann der gezielte Einsatz körperlichen Trainings zu einer deutlichen Verbesserung der koronarspezifischen Symptomatik beitragen. Im allgemeinen besteht für Patienten mit stabiler Angina pectoris oder Prinzmetal-Angina – unter Beachtung der Anfallssymptomatik und evtl. auftretender Rhythmusstörungen – die Möglichkeit einer umfangreichen physischen Konditionierung auf mittlerer bis höherer Belastungsstufe. Dagegen wird man bei instabiler Angina pectoris üblicherweise nur eine leichte Übungsbehandlung bzw. eine spezielle Krankengymnastik verordnen können.

Kontraindikationen (aktive Bewegungstherapie)

• drohender Infarkt
• unbehandelte Angina pectoris in Ruhe und bei geringer Belastung
• instabile Angina pectoris (Häufung der Anfälle)
• medikamentös nicht beherrschbare Arrhythmien
• myokardiale Insuffizienz in Ruhe und bei 50 Watt Belastung (ergometrisch ermittelt)
• hämodynamisch wirksame Aortenstenose
• nicht ausreichend behandelte Ruhehypertonie (PAEDP' in Ruhe oder unter Belastung > 40 mmHg)
• Bradykardie in Ruhe oder unter Belastung
• Herzwandaneurysma
• Herzvolumenvergrößerung über 1000 ml
• infektiöse Herzerkrankungen
• akute fieberhafte Infekte

Vorsichtsmaßnahmen. Wegen der möglichen Komplikationen ist das Bewegungsprogramm bei Patienten mit stabiler Angina pectoris oder Prinzmetal-Angina besonders sorgfältig durchzuführen. Vorausgehen soll zunächst eine gezielte Übungsbehandlung, die mit zunehmender Herz-Kreislauf-Stabilität nach Intensität und Umfang allmählich gesteigert wird (Atem- und Kreislaufgymnastik, Lockerungs- und Spannungsübungen). Das anschließende Training erfolgt nach Maßgabe eingehender Voruntersuchungen, die vor allem Belastungs-EKG, intensive kardiopulmonale Funktionsdiagnostik und röntgenologische Herzgrößenbestimmung mit einschließen.
Wichtige Kriterien für eine genaue Dosierung der Anwendungen sind neben der jeweils vorhandenen Leistungsreserve das Alter des Patienten und besonders auch die Medikamenteneinstellung. Da der Einsatz von β-Rezeptorenblockern und Herzglykosiden zu einem deutlichen Abfall der Belastungspulsfrequenz führt, gibt die Pulsfrequenz während des Trainings hier keinen sicheren Aufschluß über die tatsächliche Belastbarkeit des Patienten. Klinisch müssen deshalb weitere Symptome – vor allem Atemstörungen (Dyspnoe, Tachypnoe) und allgemeine Erschöpfung – berücksichtigt werden. Ferner ist bei einem Training unter Antikoagulanzientherapie zu beachten, daß auch harmlose Unfälle gelegentlich zu schweren verletzungsbedingten Blutungen führen können. Das Bewegungsprogramm ist bei neu auftretenden stenokardischen Beschwerden oder sonstigen Komplikationen sofort abzubrechen und nach sorgfältiger klinischer Diagnostik gegebenenfalls durch eine weniger belastende Therapie zu ersetzen.

Wirkungen. Durch die physische Konditionierung lassen sich zahlreiche günstige kardiale Effekte und ein positiver Einfluß auf interne wie externe Risikofaktoren der koronaren Herzkrankheit erwarten.

Direkte kardiale Wirkungen

• Ökonomisierung der Herzarbeit, dadurch Senkung des arteriellen Blutdrucks. Das koronare Sauerstoffangebot wird erhöht, der myokardiale Sauerstoffbedarf durch die verbesserte periphere Durchblutung gleichzeitig gesenkt. Das Mißverhältnis zwischen O_2-Bedarf und -Angebot wird auf jeweils höherer Belastungsstufe deutlich reduziert bzw. aufgehoben
• Steigerung der kardiopulmonalen Leistungsfähigkeit
• verringerte Neigung zu Arrhythmien durch elektrische Stabilisierung des Myokards
• Rückgang der Katecholaminsekretion
• mögliche Zunahme der Kollateralgefäße im Myokardbereich

Interne oder externe Risikofaktoren der koronaren Herzkrankheit werden minimiert durch:

- Abnahme des LDL- und Zunahme des HDL-Cholesterins (erhöhte Lipoprotein-lipase-Aktivität in adipösem Gewebe und Muskulatur)
- Verminderung der Triglyzeridspiegel
- verbesserte Glukosetoleranz und Insulinempfindlichkeit
- Rückgang der Harnsäurewerte
- Steigerung der fibrinolytischen Aktivität
- Hemmung der Thrombozytenaggregation
- Gewichtsabnahme
- Verbesserung des Allgemeinbefindens
- erhöhte Streßtoleranz

Regelmäßiges Training fördert darüber hinaus die Bereitschaft zu einer angemessenen, gesunden Lebensführung und wirkt sich besonders positiv auf die Kooperation zwischen Arzt und Patient aus. Die verantwortungsbewußte Mitarbeit des Kranken (Compliance) muß in jedem Fall als eine der wesentlichen Voraussetzungen für den dauerhaften Erfolg der Therapie angesehen werden. Dringend empfohlen wird deshalb auch die Teilnahme an einer Herzgruppe, die als eigene Solidargemeinschaften eine langfristige und intensive psychosoziale Betreuung ermöglichen.

Die am besten geeignete Trainingsform für Patienten mit koronarer Herzkrankheit ist das Ausdauertraining in den üblichen Sportarten Wandern, Radfahren, Schwimmen usw.

Bei genügender Leistungsreserve kommt auch ein **Intervalltraining** mit vorsichtigem, wiederholtem Wechsel von mittlerer und höherer Belastung in Betracht. Die Intervallmethode wirkt besonders günstig auf die koronare Kollateralenbildung, darf jedoch keinesfalls zur Überforderung des Patienten führen.

- Für das Intervalltraining beträgt die maximale Herzfrequenz 130/min!

Absolut kontraindiziert sind alle Sportarten oder Trainingsmethoden, die mit einer plötzlichen Erhöhung des Blutdrucks einhergehen. Kampf- und Kraftsport, aber auch Spiele und Sportarten mit Leistungs- oder Wettkampfcharakter müssen strengstens vermieden werden (Reiten, Fechten, Tauchen usw., auch Kniebeugen oder Liegestütze). Im weiteren gilt zu bedenken, daß körperliches Training bei starker Kälte u. U. einen Angina-pectoris-Anfall auslösen kann.

Ausdauersportarten

- Ergometertraining
2mal 10 bis 20 min täglich, mit jeweils 3–5 min submaximaler Belastung und anschließender Pause von 1 bis 2 min. Auch als Intervallmethode im Wechsel von mittler und erhöhter Belastung (5 min).
- Gymnastik
2mal 10 min täglich, insbesondere Lockerungsübungen der Arm- und Schultermuskulatur. Die Intensität wird bis zur sportlichen Gymnastik gesteigert.
- Wandern
1 Stunde täglich, an freien Tagen oder am Wochenende auch bis zu 3 Stunden.
- Waldlauf oder Skilanglauf
30 min täglich, mindestens 3mal pro Woche (vorsichtig beginnen). Beim Skilanglauf müssen die besonderen klimatischen Bedingungen berücksichtigt werden (Kälte, Höhenluft).
- Radfahren
30 bis 45 min täglich, mindestens 3mal wöchentlich. Geschwindigkeit 15 bis 25 km/h bei niedriger Übersetzung.
- Schwimmen
nur Langstreckenschwimmen, keine Sprints! Kalte Wassertemperaturen sind zu vermeiden (möglichst 25° bis 27°C). Besonders günstige Ausdauersportart unter Einsatz großer Muskelgruppen, jedoch nicht geeignet bei Herzrhythmusstörungen.
- Ballspiele
als Lockerungs- oder Aufwärmübungen, auch zur Ergänzung des Ausdauertrainings. Wettkampfcharakter ist unbedingt zu vermeiden.

Vorgehensweise. Den besten Einstieg in das Bewegungsprogramm bietet ein Ergometertraining, das eine genaue Belastungsdosierung und eine intensive Überwachung des Patienten ermöglicht.

Für alle Ausdauersportarten gilt eine maximal tolerierbare Herzfrequenz von 200 − Alter/min bei 100 Watt Mindestleistung und von 170 − Alter/min bei 75 Watt Mindestleistung.

Hydrotherapie

Anwendungen der Hydrotherapie können bei stabiler Angina pectoris und Prinzmetal-Angina zur unterstützenden bzw. ergänzenden Behandlung eingesetzt werden. Sie sind kontraindiziert bei instabiler Angina pectoris mit Häufung von Anfällen und selbstverständlich bei Präinfarkt-Syndrom.

Angezeigt sind insbesondere ansteigende Armbäder, auch im Wechsel mit ansteigenden Fuß- oder Halbbädern, sowie Kohlensäurebäder. Bei geringer Belastbarkeit des Patienten kommen auch milder wirkende warme Armbäder oder Armwickel und warme Waschungen in Betracht.

Wirkungsweise

- Linderung pektanginöser Beschwerden
- Verbesserung der Hautreaktion und damit Herabsetzung des peripheren Widerstands
- Entlastung der Herzarbeit
- Anregung des lokalen/allgemeinen Stoffwechselablaufs
- Regulierung des Wärmehaushalts
- allgemeine Entspannung

Das **temperaturansteigende Armbad** wird bevorzugt eingesetzt, um eine durch Koronarspasmus ausgelöste Stenokardie zu kupieren bzw. günstig zu beeinflussen. Bei regelmäßiger Durchführung über einen Zeitraum von mehreren Wochen können diese Bäder zum Abklingen der durchblutungsbedingten Herzschmerzen beitragen. Wegen des geringen praktischen Aufwands bieten sie außerdem eine gute Möglichkeit der Selbstbehandlung.

Beide Arme werden bis zur Mitte des Oberarms in körperwarmes Wasser getaucht und die Temperatur innerhalb von 10–15 Minuten allmählich auf 40°–42°C erhöht. Temperaturanstieg und Dauer des Bades richten sich selbstverständlich nach dem jeweiligen Reaktionsvermögen des Patienten (bei Schweißausbruch abbrechen!). Um eine unnötige Kreislaufbelastung zu vermeiden, ist außerdem auf eine bequeme Sitzhaltung zu achten. Die Anwendung wird gewöhnlich mit einem kalten Armguß rechts-links abgeschlossen und verlangt eine ausreichende Nachruhe von mindestens 30 Minuten. Das Bad kann mit sedierenden pflanzlichen Zusätzen wie Baldrian oder Melisse verabreicht werden. In ähnlicher Weise sind ansteigende Fußbäder und bei ausreichender Verträglichkeit auch temperaturansteigende Halbbäder durchzuführen.

Kohlensäurebäder senken den peripheren Kreislaufwiderstand durch Weitstellung der Kapillargefäße, verringern damit den arteriellen (systolischen) Blutdruck und bewirken eine ökonomisch günstigere Arbeitsweise des Herzens. Durch die thermorezeptorisch verzögerte Kältegegenregulation entsteht ferner eine leichte Hypothermie, die bei bradykarder Pulsfrequenz zugleich den myokardialen Sauerstoffbedarf herabsetzt. Darüber hinaus erzielt das Bad auch einen gewissen zentral sedierenden Effekt, der wiederum entlastend auf die Herz-Kreislauf-Funktionen zurückwirken kann.

Kohlensäurebäder sollen bei einer Anfangstemperatur von 34°–35°C zunächst nicht länger als 8 Minuten dauern, können aber im Verlauf einer Serie auf 10–15 Minuten ausgedehnt werden. Ein vorsichtiger Temperaturabstieg auf 32°/31°C darf nur unter genauer Beachtung der Beschwerden erfolgen (S. 23).

Für reaktionsschwache Patienten und zur ergänzenden Behandlung kommen **warme Armbäder** oder warme Arm**wickel** in Betracht. Neben einer gesteigerten Durchblutung im Arm- und Schulterbereich ist auch bei diesen Anwendungen eine reflektorische Einflußnahme auf die Thoraxorgane zu erwarten. Das warme Armbad wird bei körperwarmer Temperatur von 36°/38°C verabreicht und dau-

ert gewöhnlich 10–15 Minuten (evtl. mit sedierend wirkendem Badezusatz). Im Anschluß an die Behandlung ist für ausreichend Bewegung zu sorgen, damit es nicht zu einem unnötigen Wärmeverlust kommt.

Einen sehr milden hydrotherapeutischen Reiz bewirken warme **Waschungen**, die gelegentlich auch bei allgemeiner Unruhe oder nervösen Erregungszuständen verabreicht werden (keine Kaltanwendungen!). Die Waschungen fördern Hautdurchblutung und Hautstoffwechsel und erzielen so eine leichte Entlastung der Herz-Kreislauf-Funktionen. Andererseits sind die physiologischen Effekte dieser Therapie von relativ geringer Dauer, so daß sie möglichst als Serie verabreicht werden sollten, ergänzt durch Luftbäder oder leichte gymnastische Übungen.

Balneo- und Klimatherapie

Eine Kur ist kontraindiziert für Koronarkranke mit Ruhe-Angina-pectoris, im übrigen nur möglich bei entsprechender Reisefähigkeit des Patienten.

Über die Wahl des jeweiligen Kurorts entscheidet der Hausarzt nach Vorbefund, Konstitution und vegetativem Reaktionsvermögen des Betroffenen.

Wahl des Kurortes. Im Frühstadium der Arteriosklerose empfiehlt sich vorzugsweise der Aufenthalt in Seeheilbädern, deren Klima durch relativ starke Reize von Wind und Sonnenstrahlung bestimmt wird. Bei fortgeschrittener Arteriosklerose und ihren Folgekrankheiten ist dagegen ein Schonklima angeraten, wie es beispielsweise die waldreichen Mittelgebirge (in 300 bis 500 m Höhe) oder die Kuppenlagen der sogenannten Vorbergzonen bieten (Kneipp- und heilklimatische Kurorte).

Aktive Kur. Neben den günstigen bioklimatischen Bedingungen und dem jeweils spezifischen Kurortmilieu zählen vor allem die umfangreichen Versorgungsmöglichkeiten zu den besonderen

Vorzügen eines Kuraufenthalts. Dabei sind in jüngerer Zeit zunehmend aktive Behandlungskonzepte in den Vordergrund getreten, die das traditionelle Repertoire von Bädern, Trinkkuren und Massagen bedeutend erweitert und ergänzt haben. Mit dem Begriff der »aktiven Kur« verbindet sich – nach Maßgabe der individuellen Möglichkeiten des Patienten – eine weitgehende Mitwirkung des Kranken am therapeutischen Prozeß. Entscheidende Faktoren dieser Behandlungsstrategie sind das intensive körperliche Training sowie darüber hinaus alle Maßnahmen, die dem Patienten Gelegenheit zu selbständiger Mitarbeit und Eigeninitiative bieten (Teilnahme an Kursen, Gruppenveranstaltungen u. a.). Das weiterreichende Ziel dieser Behandlungsstrategie und der eigentliche Maßstab für den sogenannten Kurerfolg ist der verantwortungsbewußte Umgang des einzelnen mit seiner Krankheit auch im Anschluß an den Klinikaufenthalt. Da Kuren von den Kostenträgern ohnehin nur alle drei Jahre bewilligt werden, appelliert auch der Gesetzgeber an die Bereitschaft des Patienten zur Eigenleistung:

»Die Krankenversicherung als Solidargemeinschaft hat die Aufgabe, die Gesundheit der Versicherten zu erhalten, wiederherzustellen und ihren Gesundheitszustand zu bessern. Die Versicherten sind für ihre Gesundheit mitverantwortlich. Sie sollen durch eine gesundheitsbewußte Lebensführung, durch frühzeitige Beteiligung an gesundheitlichen Vorsorgemaßnahmen sowie durch aktive Mitwirkung an Krankenbehandlung und Rehabilitation dazu beitragen, den Eintritt von Krankheit und Behinderung zu vermeiden oder ihre Folgen zu überwinden. Die Krankenkassen haben den Versicherten dabei durch Aufklärung, Beratung und Leistungen zu helfen und auf gesunde Lebensverhältnisse hinzuwirken.«

Sozialgesetzbuch V zur Gesetzlichen Krankenversicherung.
§ 1 Solidarität und Eigenverantwortung

Massage

Massage wird im Frühstadium der Koronarsklerose zur ergänzenden Behandlung sowie zur Linderung pektanginöser Beschwerden eingesetzt. Sie ist kontraindiziert bei instabiler Angina pectoris und selbstverständlich bei Präinfarkt-Syndrom. In Betracht kommen klassische Massage, Bindegewebs- und Muskelreflexzonenmassage, auch eine Gelosenpunktur sowie bei stenokardischen Beschwerden die Periostbehandlung nach *Vogler*.

Wirkungsweise

● Schmerzbekämpfung und Lösen muskulärer Verspannungen
● verbesserte Durchblutung in Haut, Unterhaut, Bindegewebe und Muskulatur
● Senkung des peripheren Kreislaufwiderstands
● Anregung der Stoffwechselfunktionen
● Ökonomisierung der Herz-Kreislauf-Regulation
● allgemeine Entspannung und psychovegetative Stabilisierung

Klassische Massage kann zur adjuvanten Behandlung eingesetzt und außerdem zweckmäßig mit einem aktiven Bewegungsprogramm kombiniert werden. Die Anwendungen verbessern die periphere Durchblutung, steigern Lymph- und Blutfließgeschwindigkeit und nehmen einen günstigen Einfluß auf den lokalen bzw. allgemeinen Stoffwechselablauf. Dadurch wird die Herzarbeit ökonomisiert und der myokardiale Sauerstoffbedarf gesenkt. Durch detonisierende Effekte und die spezifische Wirkung des Hautkontakts kommt es gleichzeitig zu einer spürbaren psychischen Entlastung des Patienten. Die klassische Massage ist indiziert bei schmerzhaft verspannten Muskeln im Schulter- und Thoraxbereich, wie sie meist als unmittelbare Folge der pektanginösen Symptomatik auftreten.

Bei Myogelosen im Schulterbereich erfolgt eine **Gelosenpunktur** mit anschließenden einfachen Bewegungsübungen. Zunächst werden die Schmerzstellen (harte tastbare Knoten in der Muskulatur) für 10 Minuten mit sterilen Injektionsnadeln Nr. 20 etwa 0,5–0,7 cm tief angestochen. Nach Entfernen der Nadeln beginnt man mit leichtem Schulterkreisen und vorsichtigen Drehbewegungen des Kopfes. Die Übungen werden in lockerer Sitzhaltung vorgenommen und können mit einem warmen Halbbad verbunden werden. Der Kopf wird zunächst nach rechts gedreht, danach so weit wie möglich angehoben, wieder gesenkt und dann zur Mitte zurückgeführt. Die gleiche Bewegung ist – mit einer Linksdrehung beginnend – nach kurzer Pause zu wiederholen. Streng zu vermeiden ist das eigentliche »Kopfkreisen«, das zu einer gefährlichen Verengung der Vertebralarterien führen kann. Auch dürfen schmerzhafte Widerstände auf keinen Fall gewaltsam überwunden werden.

Eine wirksame Hilfe bei stenokardischen Beschwerden bietet vor allem die **Periostbehandlung** nach *Vogler*. Die Massagereizung erfolgt an den Stellen, an denen das Periost unter Druckbelastung schmerzhaft reagiert, bei pektanginöser Symptomatik also parasternal links unterhalb der II. Rippe. Fingerbeere oder -knöchel üben hier mit kleinen rhythmischen Kreisbewegungen von maximal 5 mm Durchmesser jeweils 2 bis 4 Minuten lang einen punktförmigen Druck auf die einzelnen Schmerzstellen aus. Der Druck soll in der Ausatmungsphase an- und mit dem Einatmen wieder abschwellen. Durch diese rhythmische Anpassung an das Atemgeschehen wird eine Adaptation der Rezeptoren verhindert und entsprechend die segmentale Reizwirkung gesteigert. Bei muskulären Reflexzeichen kann die Behandlung durch weiche Knetungen oder Zirkelungen an den entsprechenden Muskelpartien ergänzt werden. Gewöhnlich kommt hier eine spezielle Muskelreflexzonenmassage zum Einsatz, die mit Vibrationen am M. pectoralis und im Bereich der Interkostalräume links präkordial arbeitet.

Zur unterstützenden Behandlung ist bei geringgradiger Koronarsklerose auch **Bindegewebsmassage** indiziert, die mittels einer spezifischen Zug- und Streichtechnik ausgeführt wird. Die Bindegewebsmassage basiert auf der Erfahrung, daß schlecht verschiebliche Hautbezirke häufig auf pathologische Veränderungen der ihnen segmental zugeordneten inneren Organe hindeuten. Durch Verschiebung der Haut gegen das Unterhautbindegewebe kommt es zu einer Dehnung der Strukturen und damit zu einer Reizung der im Bindegewebe endenden vegetativen Nervenfasern. Unter Ausnutzung dieser kutiviszeralen Reflexvorgänge läßt sich ein vegetativ umstimmender Einfluß auf die erkrankten Organe bzw. Organsysteme erzielen. Die Bindegewebsmassage bewirkt außerdem eine merkliche psychische Entlastung des Patienten und kann deshalb zugleich als sedierende Therapie verordnet werden.

Phytotherapie

Als Teil einer Basis- bzw. Intervalltherapie eignen sich pflanzliche Arzneimittel in bestimmtem Umfang zur vorbeugenden wie auch zur Dauerbehandlung der koronaren Herzkrankheit. Darüber hinaus können Phytotherapeutika auch bei progredienter Symptomatik durchaus mit konventionellen Präparaten kombiniert werden, um so das Risiko unerwünschter Wirkungen zu minimieren bzw. um den therapeutischen Effekt synergistisch zu verstärken.

Kardiotrope Drogen. Neben den Digitaloiden, die ebenfalls bei leichteren oder funktionell bedingten Stenokardien indiziert sind (S. 27), zählen vor allem Crataegus (Weißdorn) und die Früchte von Ammi-visnaga (Bischofskraut) zu den am häufigsten eingesetzten koronarwirksamen Drogen. Beide Mittel führen zu einer milden, aber lang anhaltenden Erweiterung der Koronargefäße, verbessern damit Koronar- und Myokarddurchblutung und erzielen ferner leicht positiv inotrope Effekte. Die Ammi-visnaga-Früchte wirken zudem spasmolytisch an der glatten Muskulatur von Gefäßen und Bronchien. Als wirksamkeitsbestimmender Inhaltsstoff gilt Visnadin. Weißdorn und Bischofskraut besitzen weder Gegenanzeigen noch Neben- oder Wechselwirkungen mit anderen Medikamenten und können gleichzeitig verabreicht werden. Die Wirkung tritt nach Tagen bis Wochen ein.
Unbedenklich ist auch die Kombination kardiotroper Drogen mit pflanzlichen **Sedativa**, sofern das Krankheitsgeschehen psychisch überlagert ist, was in der Praxis nicht selten vorkommt. So empfehlen sich bei Unruhezuständen in erster Linie Lupuli strobulus (Hopfen), Valeriana officinalis (Baldrian) und Passiflora incarnata (Passionsblume), bei depressiver Verstimmung vor allem Hypericum perforatum (Johanniskraut), vgl. S. 48, Tab. 6.

Hydrotherapeutische Anwendung. Ebenso sinnvoll ist der kombinierte Einsatz pflanzlicher Mittel mit der Hydrotherapie. Bekannt ist der sedierende Effekt von Bädern mit Baldrian, Melisse und Lavendel, während Rosmarin als Badezusatz zur Stabilisierung des Kreislaufs beiträgt. Da diese Drogen als Wirkstoff ätherische Öle enthalten, sollten standardisierte Badeextrakte verwendet werden.

Allium sativum (Knoblauch) und Allium cepa (Zwiebel)

Je nach Risikofaktoren sind zusätzlich zu diätetischen Maßnahmen auch Knoblauch- und Zwiebelextrakte indiziert. Knoblauch (Allium sativum) besitzt mehrere Wirkungsqualitäten, die seine Anwendung als Basistherapie gerechtfertigt erscheinen lassen.
Für Fertigarzneimittel, die auf Alliin und/oder Allicin standardisiertes Knoblauchtrockenpulver enthalten, wurden die folgenden Wirkungen nachgewiesen (nach *Hänsel*):

- lipidsenkende Wirkung
- Senkung erhöhter Serumcholesterin- und Triglyzeridwerte
- Senkung des LDL
- Verbesserung der rheologischen Eigenschaften des Blutes und der peripheren Mikrozirkulation
- Senkung erhöhter Plasma-Fibrinogenspiegel
- Verlängerung der Blutungs- und Gerinnungszeit
- Hemmung der Thrombozytenaggregation und -adhäsion
- antibakterielle und antimykotische Wirkung
- Blutdrucksenkung. Der Effekt ist mild (Senkung des diastolischen und des systolischen Blutdrucks im Mittel um etwa 5–10 mmHg).

Durch die galenische Verarbeitung des Knoblauchs (Dragierung, Verkapselung) kann die unangenehme Geruchsbildung durch die penetrant riechenden Metaboliten des Alliins und Allicins vermindert werden, da die Droge erst im Magen freigesetzt wird. Eine Angabe darüber, ab welcher Dosis über Atemluft und Schweiß Knoblauchgeruch feststellbar ist, läßt sich nur individuell treffen.

Die Zwiebel (Allium cepa) hat aufgrund der phytochemischen Ähnlichkeit nahezu identische Anwendungsbereiche wie Knoblauch.

Weitere Lipidsenker. Lipidsenkende Eigenschaften besitzt auch das Sitosterin. Es kommt in fetten Ölen wie Maiskeimöl und Baumwollsamenöl in hoher Konzentration als Gemisch von L-,β-γ-Sitosterin

vor. Unter dem Sammelbegriff Sitosterin wird es bei Hypercholesterinämie eingesetzt; unerwünschte Wirkungen können Völlegefühl und Stuhlinkontinenz sein. Auch die Haferkleie kann als adjuvante Maßnahme zur Behandlung erhöhter Cholesterinwerte eingesetzt werden. Dabei handelt es sich im eigentlichen Sinne um eine diätetische Maßnahme.

Tab. 13 Pflanzliche Lipidsenker

Präparat ®	Wirksubstanz (Tagesdosis)
Carisano, Sapec	Knoblauchzwiebelpulver (200–300 mg)
Sitosterin Delalande	β-Sitosterin (1,76 g)
Guarem	Guarmehl (5 g)*

* Nebenwirkungen: Blähungen, Völlegefühl, unangenehmer Geschmack

4.2.3 Homöopathie

> Homöopathische Arzneimittel sind zur Behandlung eines Akutanfalls üblicherweise nicht indiziert, lassen sich jedoch als Intervalltherapie nutzen.

Arzneimittel und Indikationen

o *Aconitum napellus*
Plötzlich einsetzende, meist in der Nacht auftretende Stenokardie mit Rhythmusstörungen und gleichzeitig starken Angstgefühlen; harter voller Puls, auch in den linken Arm ausstrahlende Schmerzen.
Dosierung: D12, 2mal tgl. 5 Tropfen.

o *Selenicereus grandiflorus*
(Cactus grandiflorus)
Bewährt bei rezidivierenden pektanginösen Anfällen mit den typischen Symptomen (präkardiales Druckgefühl, Parästhesien im linken Arm, Blutandrang zum Kopf).
Dosierung: D3, 3mal tgl. 5 Tropfen.

o *Naja tripudians*
Pektanginöse Beschwerden, die in den linken Arm und in den Rücken ausstrahlen; Angstgefühle, Neigung zu Ohnmachten; livide Hautverfärbung.
Dosierung: D12, 2mal tgl. 5 Tropfen.

o *Myrtillocactus geometrizans*
Stechende Herzbeschwerden, Gefühl von Unwohlsein im Herzbereich mit unterschiedlichen Sensationen; insbesondere gegen Beschwerden nach Myokardinfarkt. Durch die Anwendung können möglicherweise Nitro-Präparate eingespart werden.
Dosierung: D2, 3mal tgl. 5 Tropfen.

o *Arnica montana*
Pektanginöse Beschwerden vor allem infolge körperlicher Anstrengung oder Aufregung. Habitus apoplecticus mit hochrotem, gedunsen wirkendem Gesicht, Schwindelgefühl und Ohrensausen, gehäuftes Nasenbluten und Neigung zu Ekchymosen.
Dosierung: D12, 2mal tgl. 5 Tropfen.

4.2.4 Akupunktur

Koronarstenosen sind durch Akupunktur nicht zu beeinflussen. Die humorale analgetische Wirkung kann unter Umständen das Krankheitsbild verschleiern. Akupunktur kann als adjuvante Behandlungsmethode z. B. bei der Prinzmetal-Angina in Betracht kommen.

KS 4	Ma 9
KS 6	KG 17
Lu 5	Bl 17
MP 4	

Im anfallsfreien Intervall sind nach den Regeln der traditionellen chinesischen Medizin das »Herz-Yang« zu stärken, das »Blut zu regulieren« und Schwächezeichen zu stärken:
im Funktionskreis Milz-Pankreas-Magen:

MP 6	Ma 36

im Funktionskreis Leber-Gallenblase:

Punktauswahl

Unter Beachtung der Kontraindikationen können folgende Akupunkturpunkte behandelt werden:

Le 3	Le 13
Bl 18	Gb 34

Zusätzlich können die entsprechenden Organpunkte am Ohr mitbehandelt werden.

4.2.5 Neuraltherapie

Neuraltherapie kommt als adjuvante Behandlungsmethode bei bestimmten Formen der Angina pectoris (Prinzmetal-Angina) und evtl. im anfallsfreien Intervall in Betracht und folgt dabei einem Stufenplan:

- Segmenttherapie,
- intravenöse Technik,
- Blockade von Schilddrüse, Gonaden, Ganglien,
- Herd-Störfelddiagnostik und -therapie, S. 12.

Zusätzlich ist bei der körperlichen Untersuchung auf Blockierungen von Wirbel- und Rippengelenken zu achten (Druckdolenz des 7. Halswirbels, paravertebrale Blockaden der Wirbelsäulensegmente).

Bei ausgeprägten Ischämiezeichen ist bezüglich der Reizstärke (Anzahl der Injektionsorte, Stichtiefe, Menge und Konzentration des Lokalanästhetikums) äußerste Zurückhaltung geboten, um eine sympathikotone Reaktion mit nachfolgender Verschlechterung zu vermeiden.

4.2.6 Konventionelle Therapie

Medikamentöse Therapie

Die wesentlichen Ziele der antianginösen Medikation sind eine Verbesserung des myokardialen Sauerstoffangebots, die Senkung des myokardialen Sauerstoffbedarfs und eine Ökonomisierung der Herzarbeit. Dabei stützt man sich im wesentlichen auf folgende vier Pharmakagruppen:

1. die Nitrate, Nitroglyzerin (NG), Isosorbiddinitrat (ISDN) und Isosorbid-5-Mononitrat (ISMN)
2. Molsidomin, das den Nitraten wirkungsgleich ist, jedoch eine andere chemische Struktur besitzt
3. die β-Rezeptorenblocker und
4. die Kalziumantagonisten

Dagegen sind die sogenannten Koronardilatatoren wegen der möglichen Ausbildung eines »Steal-Syndroms« mittlerweise nicht mehr indiziert!
Die konventionelle medikamentöse Therapie hat absoluten Vorrang in der Behandlung der instabilen Angina pectoris und des Präinfarkt-Syndroms, wobei sie meist auf eine Zwei- oder Dreifach-Kombination der genannten Medikamentengruppen zurückgreift. Sie wird in ähnlicher Weise empfohlen zur symptomatischen Behandlung der stabilen Angina pectoris und auch der Prinzmetal-Angina (Kalziumantagonisten). Darüber hinaus steht mit Acetylsalicylsäure (ASS) ein Mittel bereit, das auch kausal wirksam werden kann. ASS hemmt die Thrombozytenaggregation und beugt so einem spezifischen Risikofaktor der koronaren Herzkrankheit, der Entwicklung arteriosklerotischer Plaques, vor. Weiterhin bietet die medikamentöse Therapie Lipidsenker an, um begleitende, diätetisch nicht regulierbare Fettstoffwechselstörungen zu korrigieren.
Die wichtigsten Medikamentengruppen im einzelnen

Nitrate

Wirkungsweise

Nitrate bewirken eine ausgeprägte Dilatation der peripheren venösen Kapazitätsgefäße, so daß die Vorlast und damit der Sauerstoffbedarf des Herzens abnimmt. Unter hoher Dosierung (i.v.-Gabe) entwickeln sich auch dilatatorische Effekte an der glatten Muskulatur der Arteriolen mit nachfolgender Senkung der Nachlast. Schwächere Reaktionen zeigen sich dagegen bei der Umverteilung des Blutes im ischämischen Bezirk von Epikard zum Endokard.

Indikationen

Die koronare Herzkrankheit ist eine klassische Indikation für Nitrate; ferner sind sie bei Angina-pectoris-Anfällen und Linksherzinsuffizienz, insbesondere mit Lungenstauung bzw. Lungenödem angezeigt.

Kontraindikationen

Kontraindiziert sind Nitrate bei Schock und hypotonen Kollapszuständen.

Nebenwirkungen

Typisch ist der »Nitrat-Kopfschmerz«, ferner auch Nausea, Tachykardie, Blutdruckabfall und Schwindel.

○ *Nitrolingual*® (1 Kps. = 0,8 mg):
Nitroglyzerin
Dosierung: im Anfall 1 bis 3 Kps. perlingual.

○ *isoket*® (Tbl. zu 5, 10, 20 und 40 mg)
○ *isoket*® *retard* (Tbl. zu 20, 40, 60 und 80 mg):
Isosorbiddinitrat
Dosierung: zur Langzeitbehandlung beispielsweise 3mal 20 mg tgl.,
bei Bedarf auch bis zu 200–300 mg tgl.
Die Retardpräparate sind allerdings wegen eines möglichen Wirkungsverlustes

durch Metabolisierung zu schwächer wirksamen Mononitraten (first-pass-effect) umstritten.

○ *Ismo®* (1 Tbl. = 20 mg):
Isosorbid-5-Mononitrat
Dosierung: 2–3mal 20 mg tgl.
Ismo® hat eine relativ lange biologische Halbwertzeit von etwa 5 Stunden und unterliegt keinem first-pass-effect.

Molsidomin

Wirkungsweise, Indikationen und Kontraindikationen: s. Nitrate.

Nebenwirkungen
Da nur sehr selten Kopfschmerzen auftreten, wird Molsidomin besonders als Nitrat-Ersatz empfohlen.

○ *Corvaton®* (1 Tbl. = 2 mg):
Dosierung: 2mal $^1/_2$ Tbl. tgl.,
maximale Dosis 3mal 1–2 Tbl. tgl.

β-Rezeptorenblocker

Wirkungsweise

β-Rezeptorenblocker verringern die positiv chrono-, dromo-, bathmo- und inotrope Wirkung des Sympathikus, senken damit die Herzfrequenz und den myokardialen Sauerstoffbedarf. Gleichzeitig wird auch der Blutdruck herabgesetzt.

Indikationen

β-Rezeptorenblocker sind geeignet bei Hypertonie, bei koronarer Herzkrankheit; auch bei einigen vor allem tachykarden ventrikulären Herzrhythmusstörungen (s. S. 122ff).

Kontraindikationen

Die Kontraindikationen ergeben sich teilweise aus der Wirkungsweise des Medikaments, insbesondere
● kardiogener Schock,
● dekompensierte Herzinsuffizienz,
● AV-Blockierungen II. und III. Grades,
● Sick-sinus-Syndrom,
● ausgeprägte Bradykardie und Hypotonie,

● Asthma bronchiale und asthmoide Bronchitis (wegen bronchokonstriktorischer Wirkung).

Neben- und Wechselwirkungen

Außer Hypersensibilitätsreaktionen als allgemeiner Nebenwirkung treten zahlreiche unerwünschte Nebenwirkungen an verschiedenen Organsystemen auf.

Nebenwirkungen

● Herz-Kreislauf:
Bradykardie, AV-Dissoziation, Herzinsuffizienz, Lungenödem, Hypotonie, Raynaud-Phänomene, Verschlechterung einer Arterienverkalkung
● Lunge, Atemwege und Nervensystem:
Bronchospasmus, selten Laryngospasmus, Müdigkeit, Erschöpfungsgefühl, Halluzinationen, Depressionen, hirnorganisches Psychosyndrom (HOPS)
● Stoffwechsel und innere Sekretion:
Verschlechterung einer diabetischen Stoffwechsellage, Hypoglykämie, Hypokaliämie, Anstieg der Serumtriglyzeridwerte
● Leber und Galle:
biliäre Zirrhose (selten)
● Verdauungssystem:
gastrointestinale Beschwerden wie Obstipation und Diarrhö
● Nieren und Harnwege:
Zunahme einer vorhandenen Niereninsuffizienz
● Sinnesorgane:
Konjunktivitis, Sehstörungen, »trokkene Augen«
● Haut:
kalte Extremitäten, psoriasisähnliche Effloreszenzen
● Sexualfunktionen:
Impotenz (die mit Absetzen des Medikaments wieder verschwindet), verminderte Libido

Wechselwirkungen

β-Rezeptorenblocker + Digitalis
Bradykardie
β-Rezeptorenblocker + einige
Antiarrhythmika (z. B. Verapamil)
Herzinsuffizienz durch Addi-
tion der negativ inotropen
Wirkungen!

**β-Blocker + Verapamil
Asystolie!**

β-Blocker + Alkohol
Verminderung von Leistungsfähigkeit und Reaktionsvermögen

Präparate

Da sich mittlerweile mehr als 30 verschiedene Präparate im Handel befinden, sollte sich der Arzt ggf. auf wenige Medikamente beschränken, mit denen er hinreichend vertraut ist, beispielsweise

○ *Beloc*® (1 Tbl. = 100 mg)
○ *Beloc*® *mite (1 Tbl. = 50 mg):*
Metoprolol
Dosierung: 1–2mal tgl. 1 Tbl. Beloc®
mite,
1–2mal tgl. 1 Tbl. Beloc®

○ *Dociton*® (Tbl. zu 10, 40 und 80 mg):
Propranolol
Dosierung: 3mal tgl. 40 mg
maximal 3mal tgl. 80 mg.

○ *Visken*® 15 (1 Tbl. = 15 mg):
Pindolol
Dosierung: 1 Tbl. morgens, 2mal tgl. 1
Tbl.

Wegen des unterschiedlichen Anspre-
chens soll die Dosierung von β-Rezeptorenblockern einschleichend, bei Absetzen
des Präparats ausschleichend erfolgen.
Eine Überdosierung ist auf jeden Fall zu
vermeiden, da sie u. U. zu Bradykardie,
Herzblock und Bronchospasmus, gelegentlich auch zu Herzinsuffizienz, Hypoglykämie oder Niereninsuffizienz führt.

Ferner kann das plötzliche Absetzen des
Präparates eine thyreotoxische Krise (erhöhter T_3-Spiegel) auslösen, möglicherweise auch den pektanginösen Zustand
bis zum Herzinfarkt verschlechtern.
In etwa 25 % aller Fälle von Angina pectoris zeigen β-Rezeptorenblocker keinen
therapeutischen Effekt. Darüber hinaus
wird ihre Wirkung im Alter weniger verläßlich. Aufgrund der möglicherweise zu-
nehmenden Nebenwirkungen ist hier eine
Indikation eher zurückhaltend zu stellen.

Kalziumantagonisten

Wirkungsweise

Kalziumantagonisten verringern die
Muskelkontraktilität des Herzens und
senken damit den myokardialen Sauerstoffbedarf. Durch Gefäßdilatationen
und Abnahme des peripheren Widerstands kommt es zur Reduktion der Nachlast.

Indikationen

Indiziert sind Kalziumantagonisten bei
der koronaren Herzkrankheit, besonders
bei der vasospastischen Form, bei Prinzmetal-Angina und Hypertonie.

Kontraindikationen

Ein Herz-Kreislauf-Schock sowie die dekompensierte Herzinsuffizienz verbieten
den Einsatz von Kalziumantagonisten;
Vorsicht bei extrem niedrigem Blutdruck!

Nebenwirkungen

Nebenwirkungen, die bei allen Kalziumantagonisten auftreten können, bestehen in erster Linie in Kopfschmerzen,
ferner in peripheren Ödemen, Obstipation, gelegentlich werden auch Stenokardien ausgelöst. Die einzelnen Substanz-
gruppen zeigen zusätzlich spezifische Nebenwirkungen.

Nebenwirkungen

● Nifedipin:
Flush (Gesichtsröte), Wärmegefühl, Müdigkeit, Schwindel, Übelkeit, Kopfschmerz, (Bein-)Ödeme, Tachykardie, Blutdruckabfall, Palpitationen, Tremor, Agitationen, Stenokardien, selten auch toxische Leberschäden
● Verapamil:
AV-Blockierungen I. und II. Grades, Blutdruck-Abfall, Bradykardie, ventrikuläre Extrasystolen, kardiogener Schock, selten allergische Reaktionen
● Diltiazem:
Schwindel, Müdigkeit, Kopfschmerz, Juckreiz, gelegentliche Übelkeit, bei höheren Dosen auch Beinödeme, selten Bradykardie und AV-Block

Präparate

○ *Adalat®* (Kps. zu 5, 10 und 20 mg):
Nifedipin
Dosierung: 3mal tgl. 1–2 Kps. 5 mg.

○ *Isoptin®* (Tbl. zu 40, 80 und 120 mg):
Verapamil
Dosierung: 80 bis 300 mg tgl.

○ *Dilzem®* (1 Tbl. = 60 mg):
Diltiazem
Dosierung: 3mal tgl. 1–2 Tbl.

Cave!

Mögliche Addition der negativ dromotropen Wirkung in der Kombination mit β-Blockern.

Kombinationstherapie

Da in vielen Fällen der isolierte Einsatz eines einzelnen Präparates keinen hinreichenden Behandlungserfolg bietet, wird häufig eine Kombinationstherapie erforderlich. Bewährt hat sich vor allem die Verbindung von Nitraten und β-Rezeptorenblockern, die die antianginösen Effekte addiert und darüber hinaus die unerwünschten Nebenwirkungen teilweise aufhebt. Im weiteren empfiehlt sich – besonders bei vasospastischer Komponente der koronaren Herzkrankheit – auch eine Dreierkombination zusätzlich mit Kalziumantagonisten. Infolge der möglichen Addition der negativ dromotropen Wirkungen durch Blockade der Erregungsleitung ist bei der Kombination von β-Rezeptorenblockern mit einigen Kalziumantagonisten (Verapamil und Diltiazem) allerdings eine gewisse Vorsicht geboten. Grundsätzlich sollte nach einer bestimmten Behandlungszeit ein Auslaßversuch unternommen werden.

Andere therapeutische Maßnahmen

Kann auch unter maximaler Medikation keine Beschwerdefreiheit erreicht werden, so wird meist eine Koronarangiographie notwendig. Befund, Lokalisation und Ausmaß der Stenosierung entscheiden dann über die weiteren Schritte: Bei kurzer und gut erreichbarer Stenose kann eine Katheter-Dilatation (PTCA = perkutane transluminale Koronar-Angioplastie), bei längerer, proximaler und hochgradiger Stenose (über 75 % Lumeneinengung) eine koronarchirurgische Intervention (ACVB = aortokoronarer Venenbypass) erforderlich werden.

4.3 Differentialtherapie

Von elementarer Bedeutung für Prävention, Therapie und Sekundärprophylaxe der koronaren Herzkrankheit ist eine verantwortungsbewußte ärztliche **Aufklärung** über die möglichen Risikofaktoren der Krankheit (falsche Ernährung, Mißbrauch von Alkohol und Zigaretten, häufiger Streß, mangelnde Bewegung).

Eine Behandlung der stabilen Angina pectoris und der Prinzmetal-Angina erfolgt (zunächst) auf der Basis der klassischen Naturheilverfahren und kann in bestimmtem Umfang auch kausaltherapeutisch durch konventionell medikamentöse Methoden ergänzt werden. Sinnvoll erscheint für eine adjuvante Intervalltherapie auch der Einsatz homöopathischer Arzneimittel, während die Anwendungen der Akupunktur und Neuraltherapie nur unter gewissen Einschränkungen in Frage kommen. Die instabile Angina pectoris und das Präinfarkt-Syndrom lassen sich dagegen ausschließlich konventionell behandeln oder müssen, sofern dieses Vorgehen nicht hinreicht, durch einen operativen Eingriff versorgt werden.

Die Therapie der **stabilen Angina pectoris** und der **Prinzmetal-Angina** verlangt meist eine eingreifende Umstellung der allgemeinen Lebensgewohnheiten (ruhige, schonende Lebensweise, Verzicht auf exogene Reizstoffe) und stützt sich zunächst auf diätetische Maßnahmen, ein gezieltes Bewegungsprogramm sowie auch auf die Anwendung pflanzlicher Arzneimittel.

Ernährungstherapie. Um die ernährungsbedingten Risikofaktoren der koronaren Herzkrankheit auszuschalten bzw. einzugrenzen (Adipositas, Hypertonie, Hypercholesterinämie, Hyperurikämie und Diabetes mellitus), wird in der Regel eine langfristige diätetische Behandlung erforderlich, wobei man sich zweckmäßigerweise an dem Konzept einer Grunddiät-Vollwerternährung nach Anemueller bzw. deren krankheitsspezifischen Modi-

fikationen orientiert. Die Therapie kann bei entsprechender Verträglichkeit mit einer Fasten- oder Teilfastenkur eingeleitet werden, die den Einstieg zu einer bewußteren Lebensführung erleichtert (z. B. Mayr-Kur, kohlenhydratergänztes Fasten nach Buchinger u. a.). Als besonders hilfreich erweist sich für eine diätetische Langzeitbehandlung nicht zuletzt aus psychotherapeutischen Gründen die Teilnahme an speziellen Kochkursen für Koronarkranke.

Bewegungstherapie. Der zweite wesentliche Faktor der Gesamttherapie ist ein aktives körperliches Training, das in vielerlei Hinsicht kardioprotektiv wirkt und interne wie externe Risikofaktoren der koronaren Herzkrankheit günstig beeinflußt.

Das Bewegungsprogramm sollte je nach Schwere der klinischen Zeichen vorsichtig aufgebaut und durch eine atemtherapeutische Behandlung ergänzt werden. In Betracht kommen hier alle Ausdauersportarten, beispielsweise Gymnastik, Dauerlauf oder Schwimmen, die nach Möglichkeit im Rahmen einer Herzgruppe ausgeübt werden sollten.

Phytotherapie. Auch pflanzliche Arzneimittel eignen sich für die Basistherapie (Crataegus, Ammi visnaga; Digitaloide). Die Drogen lassen sich auch noch bei progredienter Symptomatik mit konventionellen Methoden verbinden und verringern so das Risiko der meist gravierenden Nebenwirkungen stark wirksamer Medikamente. Ebenso sinnvoll erscheint der Einsatz einzelner Phytotherapeutika bei Angst- und nervösen Spannungszuständen (Valeriana, Lupuli strobulus, Hypericum), wobei in vielen Fällen eine Kombination mit Hydrotherapie möglich ist (sedierende Bäder mit Valeriana, Melissa und Lavendula).

Eine **Kur** empfiehlt sich wegen ihrer vielfältigen medizinischen Versorgungsmöglichkeiten und erreicht häufig eine grundlegende psychische Stabilisierung des Kranken. Der Kuraufenthalt sollte in jedem Fall auch dazu genutzt werden, den Patienten zu einem bewußten, verantwortungsvollen Umgang mit seiner Krankheit anzuleiten (aktive Bewegungstherapie, Teilnahme an Kursen und Gruppenveranstaltungen u. a.). **Hydrotherapie** wird unterstützend eingesetzt zur Stabilisierung der Herz-Kreislauf-Funktionen (Kohlensäurebäder) und ist bei längerer, regelmäßiger Applikation teilweise geeignet, stenokardische Beschwerden zu lindern oder zu beseitigen (temperaturansteigende Armbäder).

Zahlreiche adjuvante Möglichkeiten bieten auch die unterschiedlichen **Massage**-Verfahren, von denen bei pektanginöser Symptomatik hauptsächlich die Periostbehandlung nach *Vogler* oder die Reflexzonenmassage in Betracht kommen. Bei den häufig auftretenden Verkrampfungen im Schulter- und Nackenbereich kann eine klassische Massage, bei Myogelosen ergänzend eine Gelosenpunktur in Verbindung mit regelmäßigen Bewegungsübungen verordnet werden. Die klassische Massage bewirkt darüber hinaus eine deutliche Verbesserung der peripheren Durchblutung und führt ebenso wie die Anwendung der Bindegewebsmassage zu einer spürbaren psychischen Entlastung des Patienten.

Homöopathika sind üblicherweise nur indiziert zur unterstützenden Behandlung im anfallfreien Intervall, lassen sich aber auch bei leichten stenokardischen Beschwerden sowie bei Angstzuständen oder bei Ohnmachts- und Schwindelgefühlen einsetzen (Selenicereus grandiflorus, Naja tripudians, Arnica montana u. a.).

Unter dem Vorbehalt einer vorsichtigen, fachgerechten Durchführung kann auch ein adjuvanter (sedierender) Einsatz der **Akupunktur und** zur Schmerzlinderung auch der **Neuraltherapie** (Quaddelung parasternal und paravertebral im Segment Th 3 bis Th 5, evtl. Blockade des rechten Ganglion stellatum) empfohlen werden.

Die konventionell medikamentöse Therapie bietet mit ASS zur Thromboseprophylaxe und Lipidsenkern gewisse Möglichkeiten einer Kausal- oder Basistherapie der koronaren Herzkrankheit. Die Prinzmetal-Angina wird überwiegend mit Kalziumantagonisten, im typischen Schmerzanfall ebenso wie die stabile Angina pectoris auch mit Nitraten bzw. Molsidomin behandelt. Dagegen erfolgt eine Dauerbehandlung der stabilen Angina pectoris häufig auf der Basis einer Kombinationstherapie, wobei sich aufgrund besonders günstiger synergistischer Effekte vor allem die Verbindung von Nitraten und β-Rezeptorenblockern bewährt hat, bei der teilweise auch unerwünschte Nebenwirkungen aufgehoben werden.

Unverzichtbar ist die konventionell medikamentöse Therapie bei der Behandlung der **instabilen Angina pectoris** und des **Präinfarkt-Syndroms**, die sich in ähnlicher Weise auf eine Zweifach-, oft auch auf eine Dreifach-Kombination von Nitraten, β-Rezeptorenblockern und Kalziumantagonisten stützt. Beide Krankheitsbilder verlangen darüber hinaus strenge körperliche Schonung sowie eine intensive ärztliche Betreuung des Patienten, während sich von den klassischen Naturheilverfahren in diesem Stadium allenfalls noch eine vorsichtig unterstützende Atemtherapie anbietet. Bei Symptomen, die auch durch eine maximale Medikation nicht zu beseitigen sind, muß eine Koronarangiographie erwogen werden. Entsprechend Lokalisation und Ausdehnung der Erkrankung wird die kurzstreckige, gut erreichbare Stenose mit einer Katheterdilatation (PTCA) beseitigt, die längere hochgradige Stenose üblicherweise durch eine Bypass-Operation (ACVB) behandelt.

Formen	Stabile A. p.	Instabile A. p.	Präinfarkt-Syndrom	Prinzmetal-angina
allgemeine Maßnahmen	+	+	+	+
Ernährungstherapie	+	(+)	(+)	+
Atemtherapie	+	(+)	(+)	+
Bewegungstherapie	+	–	–	+
Hydrotherapie	+	–	–	+
Balneo- und Klimatherapie	+	–	–	+
Massage	(+)	–	–	(+)
Phytotherapie	+	–	–	+
Homöopathie	+	–	–	+
Akupunktur	(+)	–	–	(+)
Neuraltherapie	(+)	–	–	(+)
konventionelle medikamentöse Therapie	+	+	+	+
andere therapeutische Maßnahmen	–	+	+	–

+	indiziert
(+)	Indikation möglich, adjuvante Therapie
–	nicht indiziert

Abb. 4 Therapiekonzept bei koronarer Herzkrankheit (Angina pectoris)

5.
Herzinfarkt

5.1 Allgemeines

Definition. Der Herzinfarkt ist definiert als ischämiebedingte Myokardnekrose infolge anhaltender vollständiger Unterbrechung bzw. kritischer Reduzierung der Blutversorgung.

Ätiologie und Pathophysiologie. Häufigste organische Ursache ist der akute Verschluß eines Koronararterienastes, der durch verschiedene Akutereignisse wie Thrombenbildung, Intimablutung u. a. bedingt sein kann. Die vorzeitige Koronarsklerose tritt mit um so größerer Wahrscheinlichkeit auf, je länger oder stärker der Patient bestimmten internen und externen Risikofaktoren ausgesetzt ist. Dazu zählen erstens Hypertonie, Fettstoffwechselstörungen (Hypercholesterinämie) und Nikotinabusus, zweitens Diabetes mellitus, Hyperurikämie, Adipositas, Bewegungsmangel und anhaltender Streß. Die Infarktgefahr steigt überproportional zur Anzahl der Risikofaktoren an.

Diagnostik. Die Diagnose wird gestellt aufgrund des typischen Infarktschmerzes, der charakteristischen EKG-Veränderungen und klinisch-chemischen Befunde. Typisches Zeichen ist der heftige und lang anhaltende retrosternale bzw. präkordiale Schmerz, der bis in die linke Schulter und den linken Arm ausstrahlen kann und sich durch Nitropräparate nicht beseitigen läßt. Mit dem Anfall gehen häufig Angst- und Vernichtungsgefühl einher, auch Übelkeit, Erbrechen und Kaltschweißigkeit oder Kollaps.
Das EKG weist in Abhängigkeit vom Alter des Infarkts jeweils typische Veränderungen auf und erlaubt darüber hinaus eine Lokalisationsdiagnostik. Das akute Stadium zeigt ein sogenanntes »Erstickungs-T«, schließlich eine ST-Strecken-Überhöhung und einen R-Verlust. Während sich in den Reaktivphasen diese EKG-Veränderungen tendenziell zurückbilden, deutet eine breite und tiefe Q-Zacke auf die beginnende Vernarbung hin. Wichtig zur Sicherung der Diagnose ist ferner der Nachweis erhöhter Serumspiegel der Kreatinkinase bzw. CK-MB, der SGOT und der LDH. Die CK steigt als erstes bereits nach 4 bis 6 Stunden an (Normalisierung innerhalb von 1 bis 2 Tagen), die SGOT nach 4 bis 8 Stunden (Normalisierung bis zum 5. Tag) und die unspezifische LDH nach 6 bis 12 Stunden (Normalisierung nach 12 bis 14 Tagen).

Differentialdiagnostisch muß der Herzinfarkt gegen folgende, ebenfalls sehr ernste Erkrankungen abgegrenzt werden: Angina-pectoris-Anfall bei koronarer Herzkrankheit, Lungenembolie, Pleuritis, Pneumothorax, Pankreatitis und akutes Abdomen. Zu berücksichtigen sind auch unspezifische Symptome wie Leukozytose, Blutzucker-Anstieg, Erhöhung der Blutsenkungsgeschwindigkeit, Fieber und Blutdruckabfall.

Komplikationen. Als wichtige Komplikationen des Myokardinfarkts gelten:
1. Rhythmusstörungen,
   die als Folge der elektrischen Instabilität des Herzens häufig in den ersten Minuten nach dem Akutanfall auftreten und zum Kammerflimmern oder Herzstillstand führen können.
2. akute Linksherzinsuffizienz
   mit Vorwärtsversagen (kardiogener Schock) und/oder Rückwärtsversagen (Lungenödem).
3. Herzbeuteltamponade nach Herzwandruptur.
4. als Spätkomplikationen
   u. a. Herzwandaneurysma, Lungenembolien, Infarktrezidive und instabile Angina pectoris.

5.2 Therapie

Die konventionell medikamentöse Therapie ist nach Herzinfarkt die Basisbehandlung in den frühen Stadien des Krankheitsverlaufs, nicht selten auch während der lebenslangen Sekundär-Prophylaxe. Sie ist ebenso indiziert bei Infarktkomplikationen, die weiterführende Methoden wie Defibrillation und Schrittmachertherapie erforderlich machen können. Von größter Bedeutung sind während des Aufenthalts in der Akutklinik auch die allgemeinen Maßnahmen (Bettruhe, fürsorgliche Pflege u. a.). Die klassischen Naturheilverfahren spielen hier mit Ausnahme gezielter bewegungstherapeutischer Anwendungen (Frühmobilisation ab 1. oder 2. Tag nur eine untergeordnete Rolle und finden einen breiteren, unterstützenden Einsatz erst später (Bewegungstherapie, Diätetik). Sie sind jedoch neben einer antianginösen Medikation wesentliche Behandlungsgrundlage der Rehabilitation, wobei sie durch einzelne Verfahren der Homöopathie, Akupunktur und Neuraltherapie unterstützt werden können.

5.2.1 Allgemeine Maßnahmen

Die Darstellung der allgemeinen Maßnahmen beschränkt sich hier auf die Situation nach akutem Herzinfarkt vor Ort und während des ersten Klinikaufenthalts; die Maßnahmen zur primären Prävention bzw. Langzeit-Rehabilitation entsprechen der allgemeinen Vor- und Nachsorge koronarer Herzerkrankungen und sind in Kapitel 4.2 (KHK) ausführlich beschrieben.

Die **Behandlung außerhalb der Klinik** verdient insofern besondere Erwähnung, als sich manche Patienten einer sofortigen Einweisung widersetzen. Diese Situation erfordert vom Arzt ein ruhiges, sicheres Auftreten wie auch ein gewisses Maß an Einfühlungsvermögen, um den Betroffenen von der Dringlichkeit der Maßnahme zu überzeugen. In jedem Fall ist das rasche, zielgerichtete Handeln neben einer medikamentösen Akuttherapie die dringlichste Aufgabe noch vor Ort und entscheidet ganz wesentlich über den weiteren Verlauf der Krankheit.

Die **intensivmedizinische Behandlung** verlangt zunächst 3 bis 4 Tage strenge Bettruhe, während der Patient psychisch abgeschirmt und über Monitor überwacht wird. Häufig ist in der Akutphase des Herzinfarkts auch eine Sauerstoffversorgung über eine Nasensonde oder Maske notwendig. Wichtig ist ferner eine frühzeitige Stuhlregulierung, gegebenenfalls mit pflanzlichen Laxanzien. Von grundlegender Bedeutung ist schließlich die regelmäßige psychische Betreuung des Patienten, spätestens, sobald die sedierende Therapie abgesetzt und der Kranke sich allmählich seiner eigenen Situation in vollem Umfang bewußt wird.

In dieser überaus kritischen Phase erfüllt das **ärztliche Gespräch** eine Reihe sensibler Aufgaben, die von seelischem Beistand und akuter Konfliktverarbeitung bis hin zur vorsichtigen Diskussion einer näheren oder weiteren Zukunft reichen. Entscheidend ist dabei, daß der Patient mit seiner Krankheit und seinen Ängsten umzugehen lernt, seine Lage zu akzeptieren beginnt und so allmählich zu einer optimistischen Grundhaltung zurückfindet. So wünschenswert allerdings diese Ziele im Einzelfall sein mögen, so patientenfeindlich sieht meist jedoch der Alltag im Krankenhaus aus. Durch ständig wechselnde Ärzte, die als bedrohlich empfundenen Apparate und das häufig sichtbare Leiden anderer wird die wirkungsvolle therapeutische Arbeit immer wieder erschwert. Der Therapeut darf jedoch nicht vergessen, daß das vertrauensvolle ärztliche Gespräch einen wesentlichen Anteil an der künftigen Bereitschaft des Patienten hat, selbständig und aktiv am Gesundungsprozeß mitzuwirken.

5.2.2 Klassische Naturheilverfahren

Ernährungstherapie

Das diätetische Behandlungskonzept nach Herzinfarkt sieht einen Drei-Stufen-Plan vor, der sich in Akut-, Zwischen- und Rehabilitationsstadium gliedert.

In der **Akutphase** (1. Woche) soll die Kost kalorien- und natriumarm, aber kaliumreich und besonders leicht verdaulich sein (800–1000 kcal = 3360–4200 kJ/Tag). Die Nahrung ist auf mehrere kleine Portionen zu verteilen und kann auch in Form von Brei- oder Flüssigkost angeboten werden.
Anschließend (2. bis 3. Woche) erfolgt eine Umstellung auf leichte, cholesterinarme Vollkost; dabei müssen Unverträglichkeiten berücksichtigt werden (1500–2000 kcal = 6300–8400 kJ/Tag). Zu vermeiden sind ballaststoffreiche Gemüse oder Hülsenfrüchte, die zu Blähungen führen und eine geregelte Darmtätigkeit erschweren können.
Die **Rehabilitationsphase** (ab 4. Woche) beginnt mit dem allmählichen Übergang zu einer Präventivkost, wie sie bei der ernährungstherapeutischen Vorsorge koronarer Herzkrankheiten üblich ist (S. 73). Eine diätetische Reinfarkt-Prophylaxe muß in der Regel langfristig durchgeführt werden und stützt sich daher am besten auf *Anemuellers* Konzept der Grunddiät-Vollwerternährung bzw. dessen krankheitsspezifische Diät-Varianten.

Bei einer Langzeit-Antikoagulanzientherapie mit Cumarinen (Marcumar®) ist der Verzehr Vitamin-K-reicher Nahrungsmittel zu beachten, da Vitamin K das Prothrombin erhöhen kann.
Ein wichtiger praktischer Aspekt des Behandlungskonzepts ist die möglichst frühzeitige Anleitung des Patienten zu einem verantwortungsbewußten Ernährungsverhalten. Hilfestellung können hier kardiale Rehabilitationseinrichtungen mit ihrem Angebot spezieller Kochkurse für Koronarkranke sowie durch Unterweisung in bestimmte Grundlagen der Ernährungstherapie leisten. Es sollte anschließend im Bemühen des Hausarztes liegen, die Selbstverantwortung des Patienten zu fördern und gemeinsam mit ihm ein langfristiges Diät-Programm zu entwerfen. Bewährt hat sich daneben die regelmäßige Teilnahme an einer Herzgruppe, deren psychosoziale Bedeutung für eine erfolgreiche Infarkt-Rehabilitation gar nicht hoch genug eingeschätzt werden kann.

Atemtherapie

Bei komplikationslosem Krankheitsverlauf werden vorsichtig unterstützende Atemübungen häufig schon in den ersten Tagen nach dem Infarktereignis eingesetzt. Eine gezielte Atemtherapie erfolgt gewöhnlich jedoch erst (im Rahmen der Anschlußheilbehandlung und) nach ausreichender Stabilisierung der Herz-Kreislauf-Funktionen.

Da bei Infarkt-Patienten sämtliche Atemfunktionen stark eingeschränkt sind, darf zunächst nur mit gering dosierten Belastungen gearbeitet werden. Man beginnt deshalb mit leichter Brust- und Flankenatmung, die bei zunehmender Beruhigung des Atemablaufs allmählich vertieft werden kann. Besondere Vorsicht verlangt der Übergang zur Zwerchfellatmung, weil das vertiefte Atmen auch eine Förderung des venösen Rückstroms bewirkt (Herzfrequenz prüfen).

Die Zwerchfellatmung soll schonend, aber besonders intensiv trainiert werden, um die durch den Verlust myokardialen Gewebes entstandenen Sauerstoffdefizite auszugleichen. Sie bildet darüber hinaus die wesentliche Grundlage für eine effektive Atem- und Kreislaufgymnastik, die wiederum der Vorbereitung bzw. Ergänzung bewegungstherapeutischer Maßnahmen dient.

> Zu vermeiden ist hier vor allem das Luftanhalten, das zur Atemverkrampfung und damit zu einer erheblichen Beeinträchtigung der Herzarbeit führen kann.

Bewegungstherapie

> Das Bewegungsprogramm für Patienten mit Herzinfarkt wird stufenweise aufgebaut von Frühmobilisation über aktive Rekonditionierung während der Anschlußheilbehandlung bis zu regelmäßigem Training im Verlauf der meist lebenslangen Spätrehabilitation.

Die Frühmobilisation besitzt dabei ausschließlich Übungscharakter und dient der frühzeitigen Wiederherstellung bzw. Verbesserung der Grundfunktionen.

Das Bewegungsprogramm, mit dem noch während der intensivmedizinischen Therapie, möglichst bereits am 1. oder 2. Tag begonnen werden sollte, beginnt mit leichten Arm- und Kreislaufübungen. Intensität und Umfang der Frühmobilisation richten sich nach der Herz-Kreislauf-Belastbarkeit, können behutsam gesteigert werden und reichen schließlich bis zu leichten Belastungen wie Gehen im Zimmer, auf dem Flur und langsamem Treppensteigen. Die Frühmobilisation wirkt nicht nur den Komplikationen einer vollständigen Immobilität entgegen, sie verbessert erfahrungsgemäß auch ganz entschieden die Heilungsaussichten und verkürzt zudem ganz wesentlich die Verweildauer. Wie zahlreiche Untersuchungen belegen, besteht dadurch kein erhöhtes Risiko von Reinfarkt, Herzrhythmusstörungen, Herzversagen oder Aneurysmen. Das Programm kann bei unkompliziertem Verlauf wie folgt gestaltet werden:

Frühmobilisation

1. Tag
Atemübungen, nachmittags Sitzen an der Bettkante
2. Tag
zusätzliche Kreislaufgymnastik, nachmittags Gehen im Zimmer
3.–5. Tag
wie an den ersten beiden Tagen; Gehstrecke allmählich erhöhen auf 200 m (2mal tgl.)
6. Tag
Beginn mit Treppensteigen: 1 Treppe (8 Stufen) 2mal tgl.
7. Tag
2 Treppen (16 Stufen) 2mal tgl.
8. Tag
3 Treppen 2mal tgl.
9. Tag
4 Treppen 2mal tgl.

Das Programm verlangt eine sinnvolle Dosierung der jeweiligen Übungen und die regelmäßige Überwachung von Blutdruck, Puls und Atmung.

Besondere Vorsicht ist geboten bei gleichzeitiger Antikoagulanzientherapie und bei Einnahme von β-Rezeptorenblockern.

Da die Pulskontrolle allein hier nicht verläßlich ist, müssen Atmung und Allgemeinbefinden besonders sorgfältig überwacht werden.

Kontraindikationen

● Blutdruckabfall, beginnender kardiogener Schock mit Schweißausbruch, Blässe
● Anzeichen von Herzversagen
● anhaltende Herzschmerzen
● nicht beherrschbare Arrhythmien
● Temperaturerhöhung auf über 38,5 °C

Die Frühmobilisation ist nach 14 Tagen abzuschließen, kann aber bei kompliziertem Verlauf auch auf 3 Wochen verlängert werden. Im Anschluß daran folgen ergometrische Untersuchungen, die die Belastbarkeit des Patienten für eine aktive Bewegungstherapie im Rahmen der Anschlußheilbehandlung prüfen.

Aktive Rekonditionierung. Die Frühmobilisation schafft die Voraussetzungen für eine aktive Bewegungstherapie während der Anschlußheilbehandlung, deren wichtigstes Ziel die Wiedergewinnung der körperlichen Leistungsfähigkeit ist. Das erreichte Leistungsniveau soll langfristig durch ein kontinuierliches Training in Form ambulanter Behandlung erhalten oder gesteigert werden (Spätrehabilitation). In allen drei Phasen der Infarktrehabilitation zählt der gezielte Einsatz physischer Konditionierungsmaßnahmen zu den wichtigsten Faktoren der Behandlungsstrategie.

Die therapeutischen Prinzipien des Trainings nach Abschluß der Frühmobilisation entsprechen denen bei koronarer Herzkrankheit. Bei einer aktiven Bewegungstherapie sind sorgfältig die Kontraindikationen und Abbruchkriterien zu beachten.

Kontraindikationen und Abbruchkriterien

● Leistungsfähigkeit unter 50 Watt (ergometrisch ermittelt)
● wiederholt auftretende Rhythmusstörungen
● schwere Angina pectoris bzw. Angina pectoris bei geringer Belastung
● Bradykardie in Ruhe und unter Belastung
● PAEDP (pulmonalarterieller enddiastolischer Druck) in Ruhe oder unter Belastung > 40 mmHg
● Herzvolumenvergrößerung über 1000 ml
● zusätzliche Krankheiten, die die körperliche Belastungsfähigkeit stark beeinträchtigen

Wegen der Koronarinsuffizienz mit ihren vielfältigen Komplikationsmöglichkeiten ist das Bewegungsprogramm während der Anschlußheilbehandlung mit äußerster Sorgfalt aufzubauen. Die individuelle Belastbarkeit wird beurteilt aufgrund intensiver funktionsanalytischer Vorprüfungen und einer umfangreichen klinischen Diagnostik. Zur Festlegung von Intensität und Häufigkeit der Konditionierungsmaßnahmen müssen weiterhin das Alter des Kranken sowie vor allem die Medikamenteneinstellung berücksichtigt werden. Unerläßlich sind während des Trainings die ständige ärztliche Überwachung und die Bereitstellung von Reanimationsgeräten.

Bei leistungsschwachen Patienten wird anfangs eine leichte Übungsbehandlung eingesetzt, um die Herz-Kreislauf-Funktionen vorsichtig an das Belastungsniveau des aktiven Trainings zu gewöhnen. Atem- und Kreislauf-Gymnastik sollen hier zunächst eine entspannende Wirkung haben und werden unter Einbeziehung von Lockerungs- und Schwungübungen für die Schulter- und Armmuskulatur allmählich intensiviert. Eine gezielte Übungsbehandlung dient im weiteren der regelmäßigen Vorbereitung oder Ergänzung des Trainings in den Aufwärm- und Erholungsphasen. Im Verlauf der Spätrehabilitation kann diese spezielle Gymnastik – in Verbindung mit ansteigenden Armbädern oder Trockenbürstungen der Haut – auch zur täglichen Selbstbehandlung genutzt werden. Die aktive Konditionierung beginnt zweckmäßigerweise mit einem Ergometertraining, das eine exakte Dosierung der Anfangsbelastung ermöglicht.

Rehabilitation. Ideale Trainingsmethode für Herzinfarkt-Patienten ist ein *Ausdauertraining*. Dabei soll das Herz-Kreislauf-System unter aeroben Stoffwechselbedingungen gleichbleibend stark, nicht jedoch maximal beansprucht werden. *Kontraindiziert* sind alle Sportarten, die mit Schnellkrafteinwirkung und plötzlicher Erhöhung des Blutdrucks einherge-

hen (Kraft- und Kampfsportarten sowie Leistungssport: Boxen, Ringen, Gewichtheben, Geräteturnen, Reiten, Fechten u. a.).

Bei ausreichender Stabilisierung der Herz-Kreislauf-Regulation ist auch eine Kombination des Ausdauertrainings mit *Intervallmethoden* möglich, die sehr wahrscheinlich einen positiven Einfluß auf die Bildung von Kollateralgefäßen ausüben. Das Intervalltraining darf jedoch keinesfalls zur myokardialen Überforderung führen und muß bei einer Herzfrequenz > 130/min sofort abgebrochen werden. Günstige kardiale Effekte der aktiven Konditionierung sind:

Wirkungsweise der aktiven Konditionierung

- Ökonomisierung der Herzarbeit. Durch Senkung des peripheren Widerstands und der Herzfrequenz kommt es zur Abnahme des myokardialen Sauerstoffverbrauchs bei gleichzeitiger Verbesserung des Sauerstoffangebots. Das Mißverhältnis von Sauerstoffbedarf und -angebot wird auf der jeweiligen Belastungsstufe reduziert bzw. aufgehoben
- Verringerung der Katecholaminausschüttung
- elektrische Stabilisierung des Myokards und damit verringerte Neigung zu Arrhythmien
- mögliche Zunahme der Kollateralgefäße im Myokardbereich
- Steigerung der kardiopulmonalen Leistungsfähigkeit
- zu weiteren physiologischen Wirkungen bzw. günstigen Einflüssen auf Risikofaktoren der koronaren Herzkrankheit S. 78

Eine frühzeitig und gezielt eingesetzte aktive Bewegungstherapie trägt erheblich bei zur Verringerung des Reinfarkt-Risikos während der Anschlußheilbehandlung wie auch im gesamten weiteren Verlauf. Dabei sind nicht nur die obengenannten physiologischen Prozesse wirksam, sondern auch die mit dem körperlichen Leistungszuwachs einhergehende psychovegetative Stabilisierung des Patienten. Kontinuierliches Training verbessert nachhaltig das Allgemeinbefinden, mindert die Streßanfälligkeit und fördert die Bereitschaft zu einer angemessenen, gesundheitsbewußten Lebensführung. Damit wird gleichzeitig die Grundlage für eine wirkungsvolle Zusammenarbeit von Arzt und Patient geschaffen, die als eine der wichtigsten Voraussetzungen für den langfristigen Erfolg der Gesamttherapie betrachtet werden muß.

Aus psychotherapeutischer Sicht hat sich vor allem das Training in Gruppen bewährt, das bereits während der Anschluß-heilbehandlung durchgeführt wird und erfahrungsgemäß einen günstigen Einfluß auf die Motivation der Kranken ausübt. Das gemeinsame Herzgruppen-Training soll deshalb unbedingt in der Spätrehabilitation durch Mitarbeit in einer der zahlreichen Herzgruppen fortgesetzt werden. Unter Berücksichtigung des individuellen Krankheitsbildes können für Patienten mit Herzinfarkt folgende Empfehlungen zur Gestaltung des Bewegungsprogramms gegeben werden:

• Maximale Herzfrequenz je nach Leistungsstufe von 170 bis 200 − Alter/min.

Anschlußheilbehandlung

• Beginn mit Spazierengehen
als Fortsetzung und Abschluß der Frühmobilisation.
• Übungsbehandlung
1mal 10 min täglich. Atem- und Kreislaufgymnastik werden nach Intensität und Umfang langsam gesteigert.
• Ergometertraining
1mal täglich bis zu 15−20 min oder 3mal wöchentlich bis max. 20−30 min (mit wiederholten Pausen und vorsichtiger Belastungssteigerung). Bei ausreichender Herz-Kreislauf-Stabilität auch als Intervalltraining.
• Gymnastik
1mal 10 min täglich, zur Vorbereitung und Ergänzung des Ausdauertrainings.
• Wandern
bis zu 30−45 min täglich.

• Laufen
3mal wöchentlich bis zu 20−30 min, mit mehrfachen Pausen und allmählicher Steigerung der Trainingsdauer.
• Radfahren
bis zu 15−20 min täglich oder 3mal wöchentlich bis zu 20−30 min. Tempo zu Beginn 15 km/h und maximal 25 km/h (niedrige Übersetzung!).
• Schwimmen
Besonders geeignet als Ausdauertraining, nicht jedoch bei Rhythmusstörungen! Nur Langstreckenschwimmen und je nach Belastbarkeit (Wassertemperatur 25 °C bis 27 °C).
• Spiele
3mal wöchentlich bis zu 20−30 min, als Lockerungs- und Aufwärmübung sowie zur Ergänzung der Ausdauersportarten. Kein Wettkampf!

Langzeitrehabilitation (ambulant)

• Gymnastik
1 bis 2mal täglich 10 min.
• Wandern
bis zu 1 Std. tägl., am Wochenende auch bis zu 2−3 Std.

• Laufen, Radfahren, Schwimmen
und andere Ausdauersportarten
1mal 15−30 min täglich, mindestens 3mal wöchentlich 30 min.
• Spiele; mind. 3mal wöchentl. bis zu 30 min, ohne Wettkampfcharakter.

Hydrotherapie

Die therapeutischen Möglichkeiten und Ziele nach Herzinfarkt sind weitgehend die gleichen wie bei koronarer Herzkrankheit (S. 81). Die Behandlung erfolgt in stufenweisem Aufbau mit anfänglich sehr milder Reizdosierung und unter sorgfältiger Beobachtung eventuell auftretender pektanginöser Beschwerden. Vorsichtig unterstützende Anwendungen können bei unkompliziertem Krankheitsverlauf meist schon wenige Tage nach dem Infarkt einsetzen.

Gewöhnlich beginnt man mit warmen **Waschungen** oder Teilwaschungen, die in schonender Form Hautdurchblutung und Hautstoffwechsel anregen. Warme Waschungen tragen zu einer leichten Entlastung der Herz-Kreislauf-Funktionen bei und wirken zugleich dämpfend auf das vegetative Nervensystem.

Bei persistierenden Stenokardien verabreicht man ab der 2. oder 3. Woche nach dem Infarkt **temperaturansteigende Armbäder**. Die Anwendungen führen über eine periphere Gefäßdilatation zu einer ökonomischeren Regulation im zentralen Kreislauf und verbessern reflektorisch auch die Koronardurchblutung (»Training der Herzkranzgefäße«). Da die Bäder auf keinen Fall Tachykardien auslösen dürfen, sind Dauer und Temperaturanstieg entsprechend dem Reaktionsvermögen des Patienten genau zu bemessen (S. 23). Das Bad kann bei leichten Erregungszuständen auch mit sedierenden pflanzlichen Zusätzen wie Baldrian, Lavendel oder Melisse o. ä. genommen werden. Zur vorsichtigen Gewöhnung an diesen stärkeren Reiz kann zunächst ein warmer Armguß mit leicht ansteigender Temperatur verordnet werden.

Kohlensäurebäder ermöglichen ein besonders schonendes Kreislauftraining und werden bei guter Vernarbung des betroffenen Muskelbezirks und nach ausreichender EKG-Beruhigung schon 4 Wochen nach dem Gefäßverschluß eingesetzt. Jedoch dürfen keine Stenokardien mehr auftreten, da es bei Engstellungen zu einer gefährlichen Stauung des verstärkten venösen Rückstroms kommen kann.

Die Therapie ist frei von unerwünschten Wirkungen und führt zu verschiedenen synchron ablaufenden Effekten, die sich in dieser Kombination durch konventionelle Medikamente nicht erreichen lassen. CO_2-Bäder senken über eine Dilatation der Kapillargefäße den Widerstand im peripheren Kreislaufsystem und bewirken so eine merkliche Verschiebung des Blutvolumens. Folgen dieser ökonomischeren Blutdruckregulation sind eine Entlastung der Herzarbeit und entsprechend eine Verringerung des myokardialen Sauerstoffbedarfs.

Kohlensäurebäder sollen anfangs als Halb- oder Dreiviertelbad mit annähernd körperwarmer Temperatur (36°/35°C) und einer Dauer von maximal 5–8 Minuten verabreicht werden. Ein vorsichtiger Temperaturabstieg und die Verlängerung der Anwendungsdauer sind unter Berücksichtigung der individuellen Belastbarkeit anzustreben.

Die **Bäder** können durch weitere hydrotherapeutische Maßnahmen ergänzt werden. Zur vegetativen Entlastung werden sedierende Bäder mit Baldrian, Melisse oder Lavendel bei körperwarmer Temperatur von 35°/36°C verordnet. Die Anwendungen sollten zu Beginn 10–12 Minuten Dauer nicht überschreiten, können nach entsprechender Gewöhnung aber bis auf 20 Minuten ausgedehnt werden. Zur Verbesserung der Hautdurchblutung bieten sich Fichtennadel- und Rosmarinbäder an, die gleichzeitig einen milden kreislaufanregenden Effekt erzielen. Bei reaktionsschwachen oder empfindlichen Patienten wählt man auch hier zunächst ein Halb- oder Dreiviertelbad und versucht dann einen vorsichtigen Übergang zum Vollbad.

Zum Training der peripheren Gefäßregulation können außerdem warme oder wechselwarme **Güsse** eingesetzt werden. Die Behandlung soll einschleichend erfolgen und beginnt deshalb am besten mit dem sehr milde wirkenden wechselwarmen Knieguß. Besonders geeignet sind (wechsel)warme Arm- und Schenkelgüsse, während größere Güsse an Brust oder Rücken nur bei guter Verträglichkeit und ausreichender psychophysischer Konstitution des Patienten in Betracht kommen. Die Behandlung ist bei auftretenden Beschwerden sofort abzubrechen und in geringerer Dosierung zu wiederholen.

Güsse wirken in ähnlicher Weise wie Bäder über eine verbesserte lokale Durchblutung entlastend auf den zentralen Kreislauf und beeinflussen reflektorisch auch den Funktionskreis der inneren Organe.

Balneo- und Klimatherapie

Balneo- und Klimatherapie stellen einen sinnvollen Teil der Sekundärprophylaxe dar.

Wahl des Kurortes. Empfohlen werden nach Herzinfarkt vorzugsweise Kurorte in Mittelgebirgslage, deren Vegetation und klimatische Verhältnisse im allgemeinen einen milden, schonenden Reiz für Herz und Kreislauf darstellen. Einzelne Untersuchungen von *Halhuber* und Mitarbeitern konnten bei Patienten, deren Infarkt länger als 6 Monate zurücklag, auch deutliche Erfolge einer Hochgebirgskur in 1200 bis 2000 m Höhe nachweisen. Allerdings verlangen die extremen Bedingungen dieser Therapie – Abnahme von Luft- und Sauerstoffpartialdruck, Zunahme der UV-Strahlung u. a. – von den Ärz-

ten spezielle Erfahrungen, um die einzelnen Maßnahmen, vor allem die körperliche Belastung, dosieren zu können.

Anwendungen. Die Kurortmedizin bietet ein umfassendes Behandlungsregime einschließlich der ortsgebundenen Möglichkeiten der Klimaexposition, einer spezifischen Terrainkur oder der Anwendung einzelner Bäder (CO_2- und Solbäder sowie Bäder mit jodhaltigen Wässern). Dabei ist die medikamentöse Therapie für viele Herzinfarkt-Patienten zweifellos eine entscheidende Voraussetzung für weitergehende aktive Maßnahmen im Rahmen der physischen Rekonditionierung. Andererseits sollte dies nicht zu einer vorzeitigen Gewichtung bzw. zu einer einseitigen Ausrichtung der Behandlungsmethoden verleiten. Der spezifische Vorteil der Kurortmedizin besteht gerade in der wirkungsvollen Koordination aller nur denkbaren Verfahren, die ganz auf den Einzelfall abgestimmt und in besonderem Maße der komplexen Individualität des Krankheitsgeschehens gerecht werden kann. Ein zentrales Moment der Kur besteht in der behutsamen Anleitung des Patienten zum verantwortungsbewußten Umgang mit seiner Krankheit. Entscheidende Grundlagen dafür bieten eine aufmerksame psychologische Betreuung, gezielte bewegungstherapeutische Maßnahmen sowie ferner die regelmäßige Mitarbeit in einzelnen Gruppen.

Intensives Training wirkt nicht nur kardioprotektiv, sondern hält den einzelnen mehr oder weniger bewußt auch zu einer gesünderen Lebensführung an.

Herzgruppen. Ebenso zeigt die Praxis, daß vor allem gemeinsame Aktivitäten (Wanderungen, Kochkurse, Gesprächsabende u. a.) und der ständige Erfahrungsaustausch im Kreise Gleichgesinnter wesentlich zur psychischen Stabilisierung des Patienten beitragen und die Heilungsaussichten meist auffallend verbessern. Die Gruppenarbeit gehört deshalb zu den wesentlichen Bestandteilen einer aktiven Kur und sollte auch im Anschluß daran ambulant fortgesetzt werden. In jedem Fall ist die gezielte, umfassende Vorbereitung des Patienten auf seinen Alltag entscheidend für einen dauerhaften Therapieerfolg.

Massage

Massagen sind während der intensivmedizinischen Behandlung selbstverständlich kontraindiziert. Bei unkompliziertem Krankheitsverlauf können jedoch zur Verbesserung der Hautreaktion meist schon unmittelbar nach Abklingen der Schocksymptome eine leichte Streichmassage oder vorsichtiges Trockenbürsten an den Extremitäten verordnet werden.

Zur Linderung pektanginöser Beschwerden ist eine Periostbehandlung nach *Vogler* geeignet, die mittels einer spezifischen Reiztechnik (S. 26) reflektorisch auf das erkrankte Organ zurückwirkt. Darüber hinaus läßt sich eine vorsichtig unterstützende Massagebehandlung (Streichungen/Teilbürsten) auch mit den Bewegungsübungen im Rahmen der Frühmobilisation kombinieren.
Alle Anwendungen erfolgen selbstverständlich nach eingehender klinischer Diagnostik und unter genauer Beachtung des individuellen Reaktionsvermögens. Besondere Vorsicht ist bei älteren oder geschwächten Patienten geboten, die auf einen Massagereiz häufig empfindlich reagieren.

Wirkungsweise

* Schmerzbekämpfung
* Verbesserung der Hautreaktion, Steigerung der peripheren Blutzirkulation
* Ökonomisierung der Herz-Kreislauf-Regulation
* Verhütung von Immobilisationsfolgen
* psychovegetative Entlastung

Die therapeutische Strategie im Verlauf der Anschlußheilbehandlung entspricht weitgehend der Vorgehensweise bei koronarer Herzkrankheit (S. 83). Intensität und Umfang der Anwendungen können entsprechend gesteigert und in eine komplexe Gesamttherapie integriert werden.

Die **Periostbehandlung** nach *Vogler* wird präventiv auch im schmerzfreien Intervall eingesetzt und kann durch eine Muskelreflexzonenmassage ergänzt werden, die mit Vibrationen am M. pectoralis sowie im Interkostalbereich links präkordial arbeitet.

Klassische Massage ist indiziert bei schmerzhaft gespannten Muskeln im Thorax- und Schulter-Nackenbereich als häufiger Folge der pektanginösen Symptomatik. Sie verbessert zugleich die periphere Blutzirkulation, wirkt anregend auf den lokalen und allgemeinen Stoffwechselablauf und trägt damit zur Erleichterung der Herzarbeit bei. Die Anwendungen werden meist als wohltuend und entspannend empfunden und dienen daher auch der psychovegetativen Entlastung des Patienten. Die klassische Massage ergänzt außerdem die konditionierenden Maßnahmen der aktiven Bewegungstherapie ideal.
Häufig wird während der Anschlußheilbehandlung auch **Bindegewebsmassage** verordnet, die über kutiviszerale Reflexvorgänge den Funktionskreis innerer Organe bzw. Organsysteme anspricht. Der

Nachweis einer spezifischen Wirksamkeit dieser Methode innerhalb der ersten 6 Monate nach Herzinfarkt steht allerdings noch aus (*Jungmann*). Neben hyperämisierenden Effekten kann vor allem die deutliche vegetativ umstimmende Wirkung der Massage genutzt werden.

Ergänzende Maßnahmen. Trockenbürsten der Haut kann je nach Verträglichkeit als Teil- oder Ganzbehandlung durchgeführt werden. Die Anwendungen lassen sich gut mit anschließenden warmen oder wechselwarmen Waschungen kombinieren. Gemessen an Aufwand und nötiger praktischer Erfahrung stellt die Bürstenmassage eine sehr einfache Möglichkeit dar, um Hautreaktionen und periphere Blutzirkulation zu verbessern (S. 26). Sie ist deshalb auch zur Selbsthilfe geeignet und sollte möglichst von allen Patienten noch während ihres Aufenthaltes in der Rehabilitationsklinik erlernt werden.

Phytotherapie

Phytotherapie ist zur Akutbehandlung des Myokardinfarkts üblicherweise nicht indiziert, bietet aber im Rehabilitationsstadium Möglichkeiten einer allgemein körperlichen und insbesondere auch vegetativen Stabilisierung. Bewährt haben sich in diesem Sinne Kombinationspäparate mit Sedativa (Baldrian, Hopfen, Melisse und Passionsblume) und koronarwirksamen Präparaten (Crataegus Ammi visnaga). Bei allgemeiner Schwäche und in der Rekonvaleszenz zur Tonisierung ist auch der Einsatz von adaptogen und roborierend wirkenden Pflanzen wie Ginseng und Eleutherokokkus denkbar.

Kardiotrope Drogen. Zur direkten kardiotropen Behandlung kommen vor allem hochdosierte, standardisierte Crataegus-Extrakte sowie bei leichten stenokardischen Beschwerden und obstruktiv bedingter Atemwegserkrankung Ammi visnaga in Betracht. Beide Mittel besitzen positiv inotrope Eigenschaften und erreichen eine Steigerung der Myokard- und Koronardurchblutung; die Ammi-visnaga-Früchte wirken zudem spasmolytisch auf die glatte Muskulatur (zum Wirkungsspektrum von Crataegus S. 28). Sinnvoll erscheint auch eine kombinierte Anwendung beider Präparate (z. B. Stenocrat®), um den Einsatz stärker wirksamer Pharmaka zu reduzieren.

Weitere Drogen. Je nach Risikofaktoren sind auch Präparate aus Knoblauch- und Zwiebelextrakt indiziert (S. 85). Gerade Allium sativum (Knoblauch) besitzt eine Reihe von Wirkungsqualitäten, die durch Doppelblindstudien belegt werden konnten (*Hänsel*). Daneben wird als pflanzlicher Lipidsenker auch Sitosterin eingesetzt; entscheidend ist dabei die längerfristige Anwendung.

5.2.3 Homöopathie

Das Akutstadium des Herzinfarktes verlangt üblicherweise eine stationäre intensivmedizinische Behandlung und stellt keine Indikation für die Homöopathie dar. Allerdings ist bei leichteren Formen, die möglicherweise eine ambulante Therapie erlauben, die Anwendung einzelner Homöopathika durchaus sinnvoll. Insbesondere Mittel aus der Gruppe der Schlangen- und Spinnengifte wie beispielsweise Naja oder Latrodectus sind geeignet.
Ihre weitaus größere Bedeutung besitzt die homöopathische Therapie jedoch in der Nachbehandlung (Rehabilitation) des Myokardinfarkts, wo sie der Reinfarkt-Prophylaxe dient.

Arzneimittel und Indikationen

○ *Naja tripudians*
Unregelmäßiger Pulsschlag, Beengungsgefühle am Hals und am Herzen, Herzschmerzen mit Übelkeit und Schwächegefühl.
Dosierung: D12, 1 bis 2mal tgl. 1 Amp. i.v. oder s.c. während der ersten Tage nach dem Infarktereignis, bei zunehmender

Besserung des Befindens sowie der EKG- und Laborbefunde: 2- bis 3mal tgl. 5 Tropfen.

○ *Latrodectus mactans*
Heftigste Herz- und in den linken Arm ausstrahlende Schmerzen, eiskalte marmorierte Haut, Kollapsneigung und Angstzustände.
Dosierung: s. Naja tripudians.

○ *Selenicereus grandiflorus*
(*Cactus grandiflorus*)
Krampfartige Schmerzen (auch anfallsweise auftretend), Druckgefühl und Schmerzen im Brustbereich, Blutandrang zum Kopf, erschwerte Atmung, Pulsunregelmäßigkeiten.
Bewährt in der unmittelbaren Post-Infarkt-Phase.
Dosierung: D3, 3- bis 4mal tgl. 5 Tropfen.

○ *Myrtillocactus geometrizans*
Unspezifische Herzbeschwerden (krampfend oder stechend), pektanginöse Anfälle, auch Wetterfühligkeit.
Bewährt zur längerfristigen Infarkt-Nachbehandlung.
Dosierung: D2, 3- bis 4mal tgl. 5 Tropfen.

5.2.4 Akupunktur

Die Akupunktur als Reiz-Regulationstherapie ist beim Herzinfarkt nicht indiziert. Zudem sind Nadelmanipulationen wegen möglicher Verfälschung der Enzymdiagnostik zu unterlassen.
Als absolute Notfallmaßnahmen, wenn keine andere analgetische Therapie möglich ist, kann ggf. die Behandlung der Punkte

KS 9, He 9	Lu 5, DÜ 1

erwogen werden.

5.2.5 Neuraltherapie

Der Einsatz der Neuraltherapie zur Schmerzbehandlung beim akuten Infarkt ist abzulehnen.
Nach einer konventionellen Akutbehandlung in der Klinik kann die Neuraltherapie zur Unterstützung der rehabilitativen Maßnahmen eingesetzt werden.

5.2.6 Konventionelle Therapie

Medikamentöse Therapie

In der Regel beginnt die medikamentöse Versorgung bereits am Ort des Infarktgeschehens (Akuttherapie) und wird dort vom Haus- oder Notarzt eingeleitet. Neben der meist erforderlichen Schmerzbekämpfung mit starken Analgetika, die nur subkutan oder intravenös gegeben werden dürfen, nicht intramuskulär (Gefahr der CK-Erhöhung!), ist bei Extrasystolen auch die Gabe von 100–300 mg Xylocain® möglich. Anschließend sollte sofort die Überweisung in ein Akutkrankenhaus erfolgen.

Die intensivmedizinische Behandlung verlangt zunächst 3 bis 4 Tage Bettruhe unter Monitorüberwachung, wobei der Patient psychisch abgeschirmt und anfangs häufig auch mit Sauerstoff (3 bis 4 l/min über eine Nasensonde) versorgt werden muß. Die medikamentöse Therapie besteht im einzelnen aus:
1. Sedierung
2. Analgesie
3. antithrombotischer Therapie.

Sedierung

Man verabreicht zunächst

○ *Diazepam*
3mal tgl. 5 mg oral und 10 mg zur Nacht.
Diese Dosis sollte rasch reduziert werden.

Analgesie

Eine frühzeitige und ausreichende Schmerzbekämpfung ist die wichtigste Akutmaßnahme und beginnt gewöhnlich mit einer intravenösen Nitratgabe, insbesondere bei Linksherzinsuffizienz mit Lungenödem.

○ *Trinitrosan*® (Amp. zu 5 mg und 50 mg):
Glyceroltrinitrat
Dosierung: innerhalb von 12 Stunden 3 Amp. zu je 5 mg (Infusionspumpe). Möglich ist eine kurzfristige Dosissteigerung bis zu 6 mg/h.

Da diese Therapie oft nicht ausreicht, kann auch der Einsatz von starken Schmerzmitteln wie Opiaten bzw. analogen Präparaten erforderlich werden:

○ *Morphin Merck* (Amp. zu 10 und 20 mg):
Morphinum hydrochloricum
Dosierung: 1 Amp. zu 10 oder 20 mg s.c. bzw. i.v., eventuell mehrfach wiederholen, bis Schmerzfreiheit erreicht ist.

Alternativ: *Fortral*®, *Tramal*®, *Valoron*® N oder *Temgesic*®).

Antithrombotische Therapie

1. Therapie der Wahl ist die Gabe von *Fibrinolytika*, sofern der Infarkt nicht länger als 3 bis höchstens 6 Stunden zurückliegt.
In Betracht kommt sowohl die lokale als auch die systemische Kurzlysetherapie mit Streptokinase oder Urokinase bis 1,5 Mio. I.E. in einer Stunde.
2. Die *Antikoagulanzientherapie* wird mit Heparin in hoher Dosierung eingeleitet und mit Cumarinen fortgesetzt.
Man gibt anfangs einen Bolus von 10 000 I.E. Heparin intravenös, anschließend 2 × tägl. 15 000 I.E. Heparin i.v. über eine Infusionspumpe. Dabei müssen Thrombinzeit (TZ) und partielle Thromboplastinzeit (PTT) kontrolliert werden. Parallel dazu ist – dosisabhängig vom Quickwert – mit einer Marcumar® – Therapie zu beginnen.

In bestimmten Fällen (relative Kontraindikation, zu hohes Alter des Patienten) genügt auch eine Gabe von 3mal täglich 5000 I.E. Heparin s.c., um eine ausreichende Thrombose- und Embolie-Prophylaxe zu erzielen.

Antikoagulanzien:

Cumarinderivate (Phenprocoumon)

Wirkungsweise: Als Vitamin-K-Antagonisten mindern Antikoagulanzien die Gerinnungsfähigkeit des Blutes.

Indikationen: Langzeitbehandlung nach Herzinfarkt über 6 bis 12 Monate, Thrombosen, Embolie- und Thromboseprophylaxe.

Kontraindikationen: Schlaganfall, Hirnoperation, hämorrhagische Diathesen, offene Wunden, Magen-Darm-Ulzera, Abortus imminens, schwere Leber-, Nieren- und Pankreaserkrankungen, manifeste Hypertonie, Endocarditis lenta, Angiographie, Gravidität. Eine relative Kontraindikation stellen Tumoren und das Alter des Patienten dar (ab 65 bis 70 Jahre).

Nebenwirkungen: Wichtigste Nebenwirkung sind Blutungen, die zum sofortigen Absetzen des Medikaments zwingen. Weiterhin werden beobachtet: Übelkeit, Erbrechen und hämorrhagische Hautnekrosen, ferner auch Cholesterinembolien in verschiedenen Organen (Herz, Nieren).

○ *Marcumar®* (1 Tbl. = 3 mg): Phenprocoumon
Dosierung: Individuell nach Quickwert (PTZ), therapeutischer Bereich 15–25 (30 %) der Norm. Erforderlich ist eine regelmäßige Kontrolle (etwa 1mal wöchentl.).

Thrombozytenaggregationshemmer (ASS)

Wirkungsweise: Die Präparate wirken allgemein der Thrombozytenaggregation entgegen und schalten so einen wesentlichen Faktor der Thrombosebildung (in den Koronargefäßen) aus.

Indikationen: Thromboseprophylaxe, Schmerzbekämpfung, Fiebersenkung, Entzündungshemmung.

Kontraindikationen: Analgetika-Intoleranz, allergische Diathese, Asthma bronchiale, chronische gastrointestinale Beschwerden, Ulzera, Gravidität, Glukose-6-Phosphat-Dehydrogenase-Mangel (G-6-PDH-Mangel).

Nebenwirkungen: Die wichtigsten und häufigsten Nebenwirkungen von ASS sind Magenschleimhautläsionen mit okkulten und akuten Blutungen sowie allergische Reaktionen. Im einzelnen treten auf:

- »Aspirin-Asthma«, Bronchospasmen
- Senkung des Blutglukosespiegels bei Diabetikern
- Anämie durch okkulte gastrointestinale Blutungen und durch Hämolyse bei G6-PDH-Mangel
- aplastische Anämie, Panzytopenie, Agranulozytose, Thrombozytopenien
- Magengeschwüre
- Hautreaktionen: Urtikaria, angioneurotisches Ödem, Erythema nodosum und E. multiforme
- Taubheit und Schwindel, Tinnitus

Mit einer ASS-Überempfindlichkeit ist in etwa 0,3 % der Bevölkerung zu rechnen.

○ *Colfarit®* (1 Tbl. = 500 mg): Acetylsalicylsäure
Dosierung: 1 Tbl. tgl.

Therapie mit Herzglykosiden

Da Herzglykoside den Sauerstoffbedarf des Herzmuskels erhöhen, sollten sie **nicht** in der Akutphase des Herzinfarkts eingesetzt werden. Im übrigen sind Wirkungsweise, Indikationen, Kontraindikationen und Nebenwirkungen ausführlich S. 31 dargestellt.

Therapie der Komplikationen

Die Therapie der akuten Komplikationen des Herzinfarktes ist nur auf der Intensivstation möglich und wird hier lediglich in groben Zügen dargestellt:

I. Behandlung des Linksherzversagens bzw. des kardiogenen Schocks

1. Ein *Rückwärtsversagen* mit Lungenödem erfordert Hochlagerung des Oberkörpers, Sauerstoffgabe, eine intravenöse Gabe von 40–80 mg Furosemid sowie eine intravenöse Nitroglyzeringabe in hoher Dosierung, eventuell zusätzlich auch Digitalisierung!

2. Bei *Vorwärtsversagen* mit Blutdruckabfall und Anurie werden positiv inotrope Substanzen wie Dobutamin und Dopamin i.v. eingesetzt. Für eine gezielte Volumentherapie mit Bestimmung und Überwachung des Herzminutenvolumens (HMV) bzw. zur Druckmessung im kleinen Kreislauf kann ein Rechtsherz-Einschwemmkatheter gelegt werden.

3. Bleiben diese Maßnahmen erfolglos, so besteht die Möglichkeit einer Gegenpulsations-Therapie mit einer intraaortalen Ballonpumpe. Die Anwendung dieser Methode ist bislang allerdings nur in einigen kardiologischen Zentren möglich und ihr Nutzen noch umstritten.

II. Therapie der Herzrhythmusstörungen (S. 125)

> Vor einer antiarrhythmischen Therapie ist unbedingt der Kaliumspiegel zu bestimmen und auszugleichen!

1. *Bradykarde Herzrhythmusstörungen* mit kritischem Frequenzabfall und höhergradigen AV-Blockierungen werden mit Atropin bzw. Orciprenalin (Alupent®) behandelt. Reicht diese Maßnahme nicht aus, wird ein passagerer Schrittmacher (SM) notwendig. AV-Blockierungen bei Hinterwand-Infarkt mit AV-Knoten-Ischämie haben eine günstigere Prognose als Vorderwandseptuminfarkte mit Blockierungen der Tawaraschenkel.

2. *Tachykarde Rhythmusstörungen*
a. Supraventrikuläre tachykarde Herzrhythmusstörungen werden entweder mit Isoptin® oder mit β-Rezeptorenblockern behandelt, auf keinen Fall jedoch mit beiden zugleich.
b. Ventrikuläre tachykarde Herzrhythmusstörungen erfordern die intravenöse Gabe von Xylocain® bzw. Analogpräparaten über einen Perfusor. Kammerflimmern und -flattern zwingen zur sofortigen Defibrillation.

Langzeitbehandlung

Die medikamentöse Therapie ist neben dem Einsatz der klassischen Naturheilverfahren in bestimmten Fällen auch für Langzeitbehandlungen des Herzinfarkts sinnvoll und häufig sogar erforderlich. Eine längerfristige Antikoagulanzientherapie mit Marcumar® ist angezeigt, wenn zusätzlich zum Herzinfarkt ein Vorhofflimmern mit absoluter Arrhythmie oder ein Herzwandaneurysma vorliegt. Die Behandlung ist allgemein gut verträglich, verlangt jedoch Vorsicht beim sportlichen Training, da schon geringfügige Verletzungen zu schweren Blutungen führen können.

Als gesichert gilt ferner der Nutzen einer Langzeittherapie mit Thrombozytenaggregationshemmern sowie – vor allem bei gleichzeitig bestehender Hypertonie – die langfristige Behandlung mit β-Rezeptorenblockern. Diese Maßnahmen senken nicht nur das Risiko eines akuten Herztodes nach dem Infarkt, sondern auch dauerhaft die Gefahr eines Reinfarktes.

Andere therapeutische Maßnahmen

Wie bereits erwähnt, kann bei Linksherzversagen bzw. kardiogenem Schock eine Gegenpulsationstherapie mit intraaortaler Ballonpumpe, bei bradykarden Herzrhythmusstörungen die Versorgung mit einem passageren Schrittmacher erforderlich werden. Kammerflimmern und -flattern bei ventrikulären tachykarden Herzrhythmusstörungen zwingen zu sofortiger Defibrillation.

5.3 Differentialtherapie

Die konventionell medikamentöse Therapie stellt die Basisbehandlung des Herzinfarkts während des Aufenthalts in der **Akutklinik**, der Anschlußheilbehandlung und in manchen Fällen auch während der ambulanten Spätrehabilitation dar. Sie ist wichtigste Maßnahme am Ort des Infarktgeschehens (Sedierung, analgetische und antiarrhythmische Soforttherapie), ebenso in den ersten Tagen auf der Intensivstation und darüber hinaus bei eventuellen Komplikationen des Infarktverlaufs, die gelegentlich auch weiterführende Maßnahmen erforderlich machen (Defibrillation, Schrittmacher-Therapie). Unerläßlich sind während des Aufenthaltes in der Akutklinik eine schonende und aufmerksame psychische Betreuung des Patienten, in den ersten drei oder vier Tagen der intensivmedizinischen Behandlung auch (überwiegend) strenge Bettruhe unter Monitorüberwachung. Einen besonders hohen Stellenwert besitzen darüber hinaus gezielte Bewegungsübungen (Frühmobilisation), die in einem stufenweisen Aufbau den Patienten auf das Übungs- und Trainingsprogramm der Anschlußheilbehandlung vorbereiten. Die übrigen Naturheilverfahren können in dieser Phase nur bedingt und unter Beachtung des individuellen Reaktionsvermögens empfohlen werden.

Anschlußheilbehandlung. Zunehmende Berücksichtigung finden die klassischen Naturheilverfahren während der Anschlußheilbehandlung in einer spezialisierten Rehabilitationsklinik. Auf der Basis einer antianginösen Medikation und begleitender Diätetik tritt hier aktive Bewegungstherapie in den Vordergrund. Das körperliche Training sollte nach Möglichkeit in einer Gruppe durchgeführt werden (soziale Reintegration) und läßt sich sinnvoll mit einer intensiven atemtherapeutischen Behandlung verbinden. Zweckmäßig ist ferner eine unterstützende Massagebehandlung bei muskulären Verspannungen, zur lokalen Schmerzlinderung (klassische Massage, Periostbehandlung nach *Vogler*) und zur reflektorischen Beeinflussung innerer Organe (Bindegewebsmassage). Adjuvante Möglichkeiten bietet auch die Hydrotherapie, die bei stenokardischen Beschwerden hauptsächlich ansteigende Armbäder und zur Ökonomisierung der Herzarbeit in erster Linie Kohlensäurebäder einsetzt. Als kombinierte Verfahren kommen darüber hinaus bei allgemeiner Unruhe oder nervösen Erregungszuständen sedierende Bäder mit pflanzlichen Badezusätzen in Betracht (Baldrian, Lavendel und Melisse). Einzelne Phytotherapeutika sind geeignet zur direkten kardiotropen Behandlung, vor allem hochdosierte standardisierte Crataegus-Extrakte sowie die Ammi-visnaga-Früchte, letztere auch bei leichter persistierender Stenokardie. Die Anschlußheilbehandlung kann durch balneo- und klimatherapeutische Anwendungen ergänzt werden und soll den Patienten unter fachgerechter ärztlicher Aufsicht zum eigenverantwortlichen Umgang mit seiner Krankheit anleiten.

Von grundlegender Bedeutung während der lebenslangen **Spätrehabilitation** (ambulante hausärztliche Betreuung) sind eine bewußte, gesunde Lebensweise, eine vollwertige Ernährung und regelmäßiges körperliches Training. Darüber hinaus wird nicht selten auch eine medikamentöse Langzeittherapie mit β-Rezeptorenblockern, Acetylsalicylsäure und Antikoagulanzien erforderlich. Als sinnvoll erweisen sich ferner eine begleitende atemtherapeutische Behandlung, die adjuvante Anwendung herzwirksamer Phytotherapeutika (Crataegus, Ammi visnaga) wie auch der gezielte Einsatz homöopathischer Arzneimittel, die in der Reinfarkt-Prophylaxe teilweise die stärker wirksamen Kardiaka ersetzen können. Im weiteren bieten sich zur unterstützenden Behandlung einzelne Verfahren der Hy-

drotherapie und der Massage an, in bestimmten Fällen auch Anwendungen der Akupunktur und Neuraltherapie.
In der Nachsorge ist eine umfassende kurmedizinische Behandlung einschließlich balneo- und klimatherapeutischer Methoden sinnvoll. Dringend zu empfehlen ist schließlich die Teilnahme an einer der zahlreichen Herzgruppen, die in der Langzeit-Rehabilitation des Herzinfarkts hervorragende Arbeit leisten.

Stadium	Akutphase Klinik	Stationäre Rehaphase AHB-Klinik	ambulante Rehaphase
allgemeine Maßnahmen	+	+	+
Ernährungstherapie	(+)	+	+
Atemtherapie	(+)	+	+
Bewegungstherapie	(+)	+	+
Hydrotherapie	–	(+)	(+)
Balneo- und Klimatherapie	–	(+)	+
Massage	(+)	(+)	(+)
Phytotherapie	–	(+)	+
Homöopathie	–	–	+
Akupunktur	–	–	(+)
Neuraltherapie	–	–	(+)
konventionelle medikamentöse Therapie	+	+	+
andere therapeutische Maßnahmen	(+)	–	–

+	indiziert
(+)	Indikation möglich, adjuvante Therapie
–	nicht indiziert

Abb. 5 Therapiekonzept bei Herzinfarkt

6.
Herzrhythmus-
störungen

6.1 Allgemeines

Definition. Herzrhythmusstörungen sind organisch oder vegetativ bedingte Abweichungen der zeitlichen Folge und/ oder Regelmäßigkeit der Herzaktion von der normalen Herzfrequenz.

Herzrhythmusstörungen werden unterteilt in Reizbildungsstörungen (RBS) und Reizleitungsstörungen (RLS) sowie in kombinierte Formen. Die Reizbildungsstörungen gliedern sich wiederum in *nomotope* Formen, zu denen
* Sinusarrhythmie,
* Sinusbradykardie (Hf < 60/min),
* Sinustachykardie (Hf > 100/min) und
* Sinusstillstand gehören

sowie *heterotope Formen*, die weiter in
* supraventrikuläre (Vorhof und AV-Knoten) und
* ventrikuläre (distal des His-Bündels) unterteilt werden.

Zu den *passiven Heterotopien* zählt der
* wandernde Schrittmacher,

zu den *aktiven Heterotopien* zählen
* Extrasystolen,
* paroxysmale Tachykardie,
* Vorhofflattern und -flimmern,
* Kammertachykardie sowie
* Kammerflattern und -flimmern.

Reizleitungsstörungen (RL) werden unterteilt in
* SA- und
* AV-Blockierungen (I. bis III. Grades) sowie

* Schenkelblöcke. Eine Sonderform stellen die
* Präexzitations-Syndrome dar.

Ätiologie und Pathophysiologie. Herzrhythmusstörungen treten häufig auch bei organisch gesunden Personen auf, sind meist jedoch Symptom einer kardialen (bzw. extrakardialen) Krankheit. Zur besseren Übersicht werden die einzelnen Ursachen und klinischen Erscheinungsbilder im Zusammenhang mit der jeweiligen Rhythmusstörung besprochen (S. 122).

Diagnostik. Die Symptome der Herzrhythmusstörungen sind außerordentlich vielfältig und reichen von Unruhe oder Unbehagen (bei Herzstolpern) über Herzinsuffizienz und Störungen der Organdurchblutung (mit Schock, Synkopen, Insult, Herzinfarkt u. a.) bis zu arteriellen Embolien. Die jeweilige Diagnose wird mit Hilfe von EKG bzw. Langzeit-EKG gestellt und ermöglicht im allgemeinen (zumindest) eine symptomatische Therapie.

6.2 Therapie

Da die klinischen Erscheinungsbilder von Herzrhythmusstörungen außerordentlich vielfältig sind, kann sich das Behandlungskonzept nur an der jeweils vorliegenden Symptomatik orientieren. Nach Möglichkeit sollte dabei eine Therapie des kardialen Grundleidens angestrebt werden, die gelegentlich auch die Anwendung klassischer Naturheilverfahren einschließt, vor allem bei vegetativ bedingten Rhythmusstörungen. Die Praxis zwingt jedoch meist zu einer symptomatischen Behandlung, die sich im wesentlichen auf den Einsatz konventionell medikamentöser Verfahren stützt und in einigen Fällen auch weiterführende Maßnahmen erforderlich macht (Schrittmacher-Therapie, Defibrillation).

6.2.1 Allgemeine Maßnahmen

Über allgemeine Maßnahmen kann nur im Einzelfall und nach Möglichkeit unter Berücksichtigung des jeweiligen kardialen Grundleidens entschieden werden. Patienten mit vegetativ bedingten Rhythmusstörungen müssen über die Harmlosigkeit ihrer Krankheit aufgeklärt und anschließend mit gezieltem Bewegungstraining behandelt werden (S. 58).

6.2.2 Klassische Naturheilverfahren

Die klassischen Naturheilverfahren sind bei organisch bedingten Herzrhythmusstörungen im allgemeinen nicht indiziert und erlauben nur in einem sehr begrenzten Umfang eine adjuvante Behandlung. So kann Patienten mit Vorhofflimmern, AV-Block I. Grades und Schenkelblöcken unter einer begleitenden antiarrhythmischen Therapie ein vorsichtig dosiertes Bewegungsprogramm verordnet werden. In Betracht kommen Atem- und Kreislaufgymnastik, mit einzelnen Spannungs- und Lockerungsübungen der Arm- und Beinmuskulatur und bei genügender Koronarreserve auch ein milde dosiertes Ausdauertraining. Denkbar erscheint darüber hinaus bei leichteren Rhythmusstörungen und/oder allgemeiner Unruhe auch der adjuvante Einsatz pflanzlicher Arzneimittel. Crataegus kann möglicherweise für eine direkte kardiotrope Behandlung sinnvoll sein; zur psychischen Stabilisierung kann beispielsweise Baldrian oder Melisse auch in Kombination mit einem Teilbad eingesetzt werden.

Phytotherapie

Pflanzliche Arzneimittel bieten je nach Ursache der Herzrhythmusstörungen neben einer Therapie, die das Vegetativum beeinflußt (S. 63), auch Möglichkeiten zur adjuvanten kardiotropen Behandlung. Bewährt haben sich vor allem das breit anwendbare Crataegus sowie Leonurus cardiaca. Leonurus wird häufig auch als Sedativum bei nervösen und funktionellen Herzbeschwerden eingesetzt.

Tab. 14 Adjuvante kardiotrope Behandlung

Droge	Anwendungsgebiet	Mono- und Kombinations-präparate ®
Crataegus (Weißdorn)	beginnende Herzinsuffizienz auch nach Infektionskrankheiten; Rhythmusstörungen	*Basticrat, Esbericard, Faros 300, Orthangin N*
Leonurus cardiaca (Herzgespann)	funktionelle Herzbeschwerden; Rhythmusstörungen	*Oxacant N*

6.2.3 Homöopathie

Homöopathika bieten sich – zumal bei unklarem Ursachengeschehen – lediglich zur adjuvanten Behandlung von Herzrhythmusstörungen an. Die Therapie sollte bevorzugt mit dem individuell gewählten Konstitutionsmittel durchgeführt werden. Funktionelle Herz-Kreislauferkrankungen S. 64.

Arzneimittel und Indikationen

○ *Adonis vernalis*
Unregelmäßiger Pulsschlag, Zeichen beginnender Herzinsuffizienz (auch mit unspezifischen Herzbeschwerden). Vorausgegangen ist oft eine fieberhafte Erkrankung.
Dosierung: D2, D3, 3mal tgl. 5 Tropfen.

○ *Leonurus cardiaca*
Unregelmäßiger Puls mit Herzbeschwerden wie Stechen und Druckgefühl. Begleitsymptom sind häufig Oberbauchbeschwerden mit Meteorismus.
Dosierung: D3, 3mal tgl. 5 Tropfen.

○ *Convallaria majalis*
Herzunruhe mit unregelmäßigem Pulsschlag; fadenförmiger, kleiner frequenter Puls.
Dosierung: D3, 3mal tgl. 5 Tropfen.

○ *Cytisus scoparius*
  (Spartium scoparium)
Ausgeprägte Extrasystolie (auch mit pektanginösen Beschwerden). Notwendig ist eine längerfristige Behandlung.
Dosierung: D2, 3mal tgl. 5 Tropfen.

6.2.4 Akupunktur

Bei organisch bedingten Herzrhythmusstörungen ist die Akupunktur prinzipiell kontraindiziert. Hingegen kann bei vegetativ bedingten Rhythmusstörungen eine Akupunkturbehandlung sinnvoll sein.
Ausgehend von der Diagnostik der traditionellen chinesischen Medizin wird das Therapiekonzept anhand der acht diagnostischen Leitprinzipien (Ba Gang, vgl. Tab. 1, S. 9) erstellt.

Punktauswahl

Es können folgende Akupunkturpunkte in Betracht kommen:
● bei Blässe, Schwindel, Ruhelosigkeit, Schlafstörungen, Blähungen, trockener Zunge, schwachem Puls (»Blutleere des Herzens« und »Yang-Leere des Milz-Pankreas«):

| MP 10 | Ma 36 | und 20 |
| MP 6 | Bl 17 | |

• bei Ängstlichkeit, Konzentrations-schwäche:

| Bl 15 | He 7 |
| KS 6 | |

• bei Wärmeunverträglichkeit, heißen Extremitäten, trockener roter Zunge, »Yin-Leere des Herzens« und »Nieren-Yin-Schwäche«, z. B. bei Streßüberlastung und im Klimakterium:

| He 7 | Bl 15 | KS 6 |
| He 8 | Bl 23 | Ni 3 |

• bei bradykarden Herzrhythmusstörungen:

| He 5 | LG 24 |

• bei tachykarden Herzrhythmusstörungen:

KS 6	MP 21
He 7	Ni 27
Ma 36	KG 14
Di 4	KG 17
	(evtl. ergänzt durch
	Zusatzpunkt 85)
Bl 60	Lu 7

• bei paroxysmaler Tachykardie:

Ni 7	KG 5
He 3	KG 14
Bl 15	KG 17

Es kann auch eine Kombinationstherapie von Körperakupunktur mit Ohrakupunktur durchgeführt werden (P 20, 21, 23, 51).

6.2.5 Neuraltherapie

Lediglich bei Herzrhythmusstörungen, die als Folge von vegetativen Fehlregulationen auftreten, kann an eine neuraltherapeutische (Mit-)Behandlung gedacht werden:
• Herd-Störfeldbehandlung von Kopfherden wie Tonsillen, Mastoid, Molaren; ferner Thyreoidea, Gonaden

• Blockade des rechten Ganglium stellatum
bei tachykarden Herzrhythmusstörungen
• Blockade des Ganglion coeliacum und des lumbalen Grenzstrangs
bei bradykarden Herzrhythmusstörungen (S. 12).

6.2.6 Konventionelle Therapie

Medikamentöse Therapie

Herzrhythmusstörungen sind in vielen Fällen für den Patienten lebensbedrohlich, so daß in der Praxis häufig eine sofortige symptomatische Therapie eingeleitet werden muß. Über die Dringlichkeit ist immer im Einzelfall zu entscheiden! Da nahezu alle einsetzbaren Antiarrhythmika ausgeprägte Nebenwirkungen zeigen, sollte der Arzt sich auf möglichst wenige, ihm vertraute Medikamente beschränken. Grundsätzlich empfiehlt sich vor Therapiebeginn, einen Kaliumspiegel im oberen Normbereich anzustreben, da Hypokaliämie die Rhythmusstörungen verstärken kann.

Vor einer genaueren Beschreibung der einzelnen Antiarrhythmika folgt zunächst eine Übersicht über die wichtigsten Krankheitsbilder.

Reizbildungsstörungen (RBS)

Nomotope Formen

Die Sinustachykardie (Hf > 100/min) wird häufig ausgelöst durch Fieber, Anämie, Hyperthyreose, Volumenmangel, Schock, Delir und Herzinsuffizienz. Sie verlangt durchweg eine Behandlung des Grundleidens. Nur in seltenen Fällen ist eine Digitalisierung bzw. Therapie mit β-Rezeptorenblockern sinnvoll.

Heterotope Formen: aktive Heterotopie

Extrarhythmen

Die Sinusbradykardie (Hf < 60/min) wird nicht selten bei Sportlern beobachtet, kann aber auch klinische Folge von Hypothyreose und Typhus sein und macht dann eine Kausaltherapie erforderlich. Bei sehr stark ausgeprägter Bradykardie kommt eine Gabe von Atropin oder Orciprenalin in Betracht.

Die paroxysmale supraventrikuläre Tachykardie (Hf 160 bis 200/min) geht in etwa einem Drittel aller Fälle auf ein organisches Leiden zurück (Hyperthyreose, koronare Herzkrankheit, Vitien, Präexzitations-Syndrom).

Den Anfall behandelt man zunächst durch Karotisdruck bzw. Vagusreizung und bei Erfolglosigkeit durch sehr langsame i.v. Injektion von 5 bis 10 mg Verapamil, möglichst unter Monitor/EKG-Kontrolle. Eine gleichzeitige Herzinsuffizienz erfordert die schnelle Sättigung mit Digitalis, das Präexzitations-Syndrom eine Therapie mit Ajmalin, Propafenon oder Amiodaron.

Vorhofflattern (Hf 200–350/min) und **Vorhofflimmern** (Hf 350–400/min) haben zur Ursache koronare Herzkrankheit, Myokarditis, Mitralvitium (Stenose), Hyperthyreose, Sick-sinus- und Präexzitations-Syndrome. Beide Rhythmusstörungen erfordern langfristig eine Behandlung des kardialen Grundleidens.

Der Akutanfall zwingt zu rascher Digitalisierung (Therapie nach Wahl!), um möglichst eine Konversion zum Sinusrhythmus zu erreichen. Das gelingt jedoch meist nur, wenn die Arrhythmie noch nicht sehr lange bestanden hat. Zusätzlich kommt die Gabe von Verapamil, β-Rezeptorenblockern und, besonders zur Regularisierung des Vorhofflimmerns, von Chinidin in Betracht. Bewährt hat sich hier Cordichin®, ein Kombinationspräparat aus Chinidin und Verapamil. Bleiben diese Maßnahmen wirkungslos, ist ggf. eine Elektro-Kardioversion durchzuführen.

Kammertachykardie (Hf 120–250/min) sowie **Kammerflattern** und **-flimmern** (Hf

200–300/min) sind fast immer Ausdruck einer schweren Herzkrankheit wie KHK, Herzinfarkt oder Myokarditis. Im EKG sind schenkelblockartige Verbreiterungen der Kammerkomplexe zu erkennen. Die Behandlung ist in der Klinik durchzuführen; sie beginnt immer mit einem initialen präkordialen Faustschlag. Führt dieser nicht zum Erfolg, ist eine umgehende Defibrillation notwendig. Zur medikamentösen Therapie bietet sich die i.v. Gabe von Lidocain an.

Extrasystolen

Die extrasystolischen Rhythmusstörungen lassen sich unterteilen in supraventrikuläre und ventrikuläre Extrasystolen.

Die supraventrikulären Extrasystolen (sVES) haben ihren Reizursprung oberhalb des His-Bündels und weisen daher keine QRS-Verbreiterung auf. Man unterscheidet zwischen einzelnen Sinus-, Vorhof- und AV-Knoten-Extrasystolen. Die sVES verlangen vorrangig eine Therapie des Grundleidens und werden symptomatisch meist durch Sedierung und Gabe von Verapamil oder β-Rezeptorenblockern behandelt. Wegen der Gefahr einer AV-Blockierung dürfen auf keinen Fall beide Medikamente gleichzeitig angewendet werden!

Die ventrikulären Extrasystolen (VES) haben ihren Ursprungsort unterhalb der His-Bündel-Bifurkation und zeigen im EKG einen schenkelblockartig deformierten Kammerkomplex. Je nach Lokalisation unterscheidet man nomotope und polytope VES. Ein Bigeminus liegt vor, wenn auf jede Normalaktion eine VES folgt, ein Trigeminus, wenn jeweils zwei VES folgen (häufig bei Digitalis-Überdosierung). Die Klassifikation der VES erfolgt nach *Lown* und gestattet eine Risikoabschätzung mit entsprechender Therapieindikation. Dabei sind die Grade I und II in der Regel als harmlos einzuschätzen, während die Grade IV und V meist der Behandlung bedürfen.

Lown-Klassifikation	
Grad 0	keine VES
Grad I	VES, weniger als 30/h
Grad II	VES, mehr als 30/h
Grad III a	polytope VES
Grad III b	Bigeminus
Grad IV a	Couplets
Grad IV b	Kammertachykardie, Salven
Grad V	»R- auf T-Phänomen« = frühzeitig einfallende VES

Als Ursachen der VES kommen neben vegetativer Labilität kardiale Erkrankungen (KHK, Herzinfarkt, Myokarditis, Herzinsuffizienz und Vitien) ebenso in Frage wie extrakardiale (Kaliummangel, Digitalis-Überdosierung, auch Nebenwirkungen einzelner Medikamente!).
Vorrangig ist auch hier die Behandlung der kardialen Grundkrankheit anzustreben. Für die oft erforderliche symptomatische Therapie der VES stehen Antiarrhythmika der Gruppe 1, die Natriumantagonisten, zur Verfügung, zu denen Chinidin bzw. Ajmalin sowie die einzelnen Lidocainderivate zählen.

Reizleitungsstörungen

Der sinuaurikuläre Block (SA-Block) wird nach drei Schweregraden unterschieden, wobei die Grade I und II im allgemeinen keiner Behandlung bedürfen. Als Ursache sind zu nennen koronare Herzkrankheit, Herzinfarkt, Herzinsuffizienz, Myokarditis und Sick-sinus-Syndrom. Der SA-Block III. Grades kann zum Adams-Stokes-Anfall führen und erfordert eine symptomatische Therapie mit Atropin bzw. Orciprenalin, langfristig die Behandlung der Grundleiden. Im Einzelfall kann auch die Versorgung mit einem Schrittmacher notwendig werden.

Die **AV-Blockierungen** werden ebenfalls je nach Schweregrad in drei Gruppen eingeteilt.
Der *AV-Block I. Grades* weist im EKG eine Verlängerung der PQ-Zeit über 0,2

sec auf. Beim *AV-Block II. Grades* vom Typ I (*Wenckebach*) verlängert sich die PQ-Zeit mit jeder Herzaktion so lange, bis eine Herzaktion ausfällt.

Der AV-Block II. Grades vom Typ 2 (*Mobitz*) zeigt dagegen ein fixiertes Blokkierungsverhältnis, bei dem eine einzelne Herzaktion kontinuierlich ausbleibt (beispielsweise 2 : 1- oder 3 : 1-Block).

Beim *AV-Block III. Grades* (totale Blokkierung) ist die atrioventrikuläre Überleitung unterbrochen, so daß Vorhof- und Kammeraktion unabhängig voneinander ablaufen. Die Kammererregung entspringt meist im unteren AV-Knoten oder His-Bündel (Kammerfrequenz um 40/min oder darunter).

Ursachen der AV-Blockierungen sind koronare Herzkrankheit, Herzinfarkt, Myokarditis oder auch Digitalis-Überdosierung. Nach Möglichkeit ist eine Behandlung des Grundleidens anzustreben. Die symptomatische Therapie stützt sich auf die Gabe von Atropin und Orciprenalin, gegebenenfalls kommt auch eine Versorgung mit einem Schrittmacher in Frage.

Schenkelblöcke werden je nach Lokalisation unterschieden in Rechtsschenkel- und Linksschenkelblock, der Linksschenkelblock weiter in linksanterioren und linksposterioren Hemiblock. Das EKG zeigt eine Verbreiterung des QRS-Komplexes über 0,12 sec. Vorrang hat wieder die Behandlung der kardialen Grundkrankheit, im Einzelfall kann eine Schrittmacher-Therapie erforderlich sein.

Das **Sick-sinus-Syndrom** beschreibt einen Komplex unterschiedlicher Störungen und umfaßt im einzelnen:
• persistierende Sinusbradykardie,
• das Bradykardie-Tachykardie-Syndrom,
• Sinusarrest (Stillstand) bzw. SA-Block,
• Asystolie und
• Kammerersatzrhythmus.

Diagnostisch wegweisend ist der hypersensible Karotissinus im Druckversuch. Die Patienten reagieren mit Schwindel, Synkopen, Adams-Stokes-Anfällen und Leistungsminderung. Die Diagnose wird gestellt mit Hilfe von EKG, 24-Stunden-Langzeit-EKG, Belastungs-EKG, Karotisdruckversuch sowie Bestimmung der Sinusknoten-Erholungszeit. Lassen sich die Symptome auch nach Absetzen von Digitalis nicht beseitigen, so wird eine Schrittmacher-Implantation notwendig.

Präexzitations-Syndrome

Die Präexzitations-Syndrome stellen eine Sonderform der Herzrhythmusstörungen dar und werden unterschieden in:
• WPW-Syndrom
mit PQ-Zeit-Verkürzung unter 0,12 sec und Deltawelle,
• LGL-Syndrom
mit PQ-Zeit-Verkürzung unter 0,12 sec ohne Deltawelle,
• *Mahaim*-Symdrom
mit normaler PQ-Zeit und Deltawellen.

Präexzitationssyndrome treten sowohl regelmäßig als auch intermittierend auf. Die Gefahr einer paroxysmalen Tachykardie macht eine medikamentöse Therapie mit Ajmalin, Propafenon und Amiodaron erforderlich.

Kreislaufstillstand

Der Kreislaufstillstand ist zu erkennen an Pulslosigkeit, Blässe, weiten Pupillen und Atemstillstand und zwingt zu raschen Wiederbelebungsversuchen nach der ABC(D)-Regel. Man setzt zunächst einige präkordiale Faustschläge, macht die Atemwege frei und beginnt dann mit Herzmassage und Mund-zu-Mund- oder Mund-zu-Nase-Beatmung. Das Verhältnis Herzmassage zu Beatmung beträgt bei einem Helfer 10 : 2, bei zwei Helfern 5 : 1. Anschließend ist ein zentraler Venenzugang zu legen, über den 200 ml Bicarbonat infundiert werden. Bei Asystolie wird Adrenalin injiziert (Suprarenin®, 1 ml auf 10 ml NaCl), bei Kammerflattern und -flimmern erfolgt eine Defibrillation mit 300 Wattsekunden, parallel dazu i.v. Gabe von 100 bis 200 mg Lidocain. Diese Maßnahmen sind gegebenenfalls mehrfach zu wiederholen. Notwendig kann hier auch eine temporäre Schrittmacherversorgung sein.

Antiarrhythmika

Die symptomatische Behandlung von Herzrhythmusstörungen verlangt in der Praxis eine sehr genaue Kenntnis der Wirkungsweise und Nebenwirkungen der einzelnen Antiarrhythmika. Der Haupteffekt der meisten Medikamente besteht in einer Unterdrückung der Automatie, wobei häufig als negativ inotrope Wirkung die myokardiale Kontraktilität herabgesetzt wird. Nahezu alle Mittel führen vor allem bei hoher Dosierung selbst zu Herzrhythmusstörungen und zeigen darüber hinaus vielfach unerwünschte Nebenwirkungen auf Leber und Blutbildung, häufig auch allergische Reaktionen.

Es folgt eine Auswahl einzelner Antiarrhythmika in tabellarischer Übersicht:

Antiarrhythmika

A Pflanzliche Antiarrhythmika

B Chemisch definierte
    Antiarrhythmika

I Natriumantagonisten

a) Antiarrhythmika vom Chinidintyp

| Chinidin | – *Chinidin-Duriles®* |
| Ajmalin | – *Gilurytmal®* |

b) Antiarrhythmika vom Lidocaintyp

Lidocain	– *Xylocain*
Mexiletin	– *Mexitil®*
Disopyramid	– *Rythmodul®*
Diphenylhydantoin	– *Phenhydan®*
c) Propafenon	– *Rytmonorm®*
Flecainid	– *Tambocor®*

II β-Rezeptorenblocker

Metoprolol	– *Beloc®*
Propranolol	– *Dociton®*
Pindolol	– *Visken®*

III Substanzen, welche die Dauer des Aktionspotentials verlängern

| Amiodaron | – *Cordarex* |

IV Kalziumantagonisten

Verapamil	– *Isoptin®*
Diltiazem	– *Dilzem®*
Gallopamil	– *Procorum®*

Kombinationspräparate

| Chinidin +
Verapamil | – *Cordichin®* |

weitere Medikamente

Digitalispräparate

I. Natriumantagonisten

Antiarrhythmika vom Chinidintyp

Chinidin

Wirkungsweise. Chinidin wirkt negativ auf alle Qualitäten der Herzfunktion, also negativ inotrop, bathmotrop, dromotrop und chronotrop.

Indikation. Indiziert ist Chinidin hauptsächlich zur Regularisierung von Vorhofflimmern und -flattern.

Nebenwirkungen. Besonders häufig treten allergische Reaktionen mit Exanthem, Urtikaria, Dermatitis und Asthma auf.
• deshalb zunächst **Test-Dosis** geben!
Ferner werden Synkopen und Blutdruckabfall beobachtet.
Bei QT-Verbreiterungen besteht die **Gefahr des Kammerflimmerns**; da Chinidin die renale Digoxinclearance reduziert, können überhöhte Digoxinspiegel resultieren. Weitere ernste Nebenwirkungen sind: Schwindel, Nystagmus, Störung des Farbensehens, Seh- und Hörstörungen, hämolytische Anämie, Leukopenie, Agranulozytose, cholestatische Hepatose, Übelkeit, Erbrechen, Durchfall, systemischer Lupus erythematodes.

Kontraindikationen. Dekompensierte Herzinsuffizienz, bradykarde Erregungsleitungsstörung, bakterielle Endokarditis und Digitalis-Überdosierung verbieten eine Anwendung von Chinidin.

○ *Chinidinum sulfuricum* »Buchler« (Tbl. zu 100 und 200 mg)
Dosierung: zunächst Testdosis mit 1 Tbl. zu 200 mg, Erhaltungsdosis 1–2mal 1 Tbl. tgl.

Ajmalin und Prajmalium

Indikation. Beide Substanzen werden zur Therapie und Prophylaxe der paroxysmalen Tachykardie bei Exzitationssyndromen eingesetzt.

Nebenwirkungen. Kammerflimmern und Asystolie, ferner cholestatischer Ikterus,

Eosinophilie, Atemdepression, Schwindel, Übelkeit, Erbrechen.

Kontraindikationen. Die Kontraindikationen bestehen in dekompensierter Herzinsuffizienz, Bradykardie, partiellem und totalem AV-Block.

○ *Gilurytmal®* (Drg. = 50 mg):
Ajmalin
Dosierung: initial 3–5mal 100 mg, Erhaltungsdosis 3mal tgl. 1 Drg.

○ *Neo-Gilurytmal®* (1 Tbl. = 20 mg):
Prajmalium
Dosierung: initial für 2–3 Tage 3–4mal 1 Tbl. gleichmäßig über 24 Stunden verteilt, dann nach Wirkungseintritt allmählich schrittweise reduzieren auf 2–4mal tgl. $^1/_2$ Tbl.

Antiarrhythmika vom Lidocaintyp

Lidocain

Indikationen. Mit Lidocain lassen sich hervorragend VES und ventrikuläre Tachykardien unterdrücken, insbesondere nach akutem Myokardinfarkt.

Nebenwirkungen treten relativ selten auf, zu nennen sind – dosisabhängig – Unruhe, Verwirrtheit und Krämpfe, Schwindel und Erbrechen, Bradykardie, Rhythmusstörungen und Schock.

Kontraindikationen. Höhergradige AV-Blockierungen und dekompensierte Herzinsuffizienz.

○ *Xylocain®* 2 %ig und 20 %ig (Zusatz für Infusionslösung)
Dosierung: z. B. in der Intensivtherapie initial 1 Amp. zu 100 mg 2 % langsam i.v., anschließend Erhaltungsdosis mit 2–4 mg/min. einer 0,2 %igen Lösung bzw. 100–200 mg/Std.

Mexiletin

Indikationen. Mexiletin wirkt ähnlich wie Lidocain und ist gut oral anwendbar. Einsatzgebiete sind VES und Tachykardien.

Nebenwirkungen. Dosisabhängig können Tremor, Nystagmus, Verwirrtheit, Exanthem und Erbrechen auftreten, bei starker Überdosierung Krämpfe und ein kompletter Herzblock.

Kontraindikationen: wie Lidocain.

○ *Mexitil*® (Kps. zu 100 und 200 mg) *Dosierung*: initial 400 mg, Erhaltungsdosis z. B. 3mal tgl. 200 mg.

Disopyramid

Indikation. Supraventrikuläre und ventrikuläre Herzrhythmusstörungen, vor allem bedrohliche tachykarde Herzrhythmusstörungen.

Nebenwirkungen. Die Liste der Nebenwirkungen ist lang, deshalb strenge Indikationsstellung!
Gastrointestinale Störungen, allergische Reaktionen einschließlich Agranulozytose, Mundtrockenheit, Akkommodationsstörungen, Miktionsstörungen, Schwindel, Kopfschmerz, Sedierung, psychotische Reaktionen, Blutdruckabfall, Blutzuckersenkung.

Kontraindikationen. Sie bestehen in dekompensierter Herzinsuffizienz, Leber- und Nierenfunktionsstörungen, Bradykardie, Sinusknotensyndromen, schweren Erregungsleitungsstörungen, Schenkelblöcken, Glaukom, Schock, Myasthenia gravis, Harnverhaltung bei Prostatahypertrophie.

○ *Rythmodul*®-200 (1 Kps. = 200 mg) *Dosierung*: initial 3–4mal 1 Kps., Erhaltungsdosis 2mal tgl. 1 Kps.

Diphenylhydantoin

Indikation. Die Substanz ist indiziert bei digitalisinduzierten Rhythmusstörungen, ventrikulären und supraventrikulären Extrasystolen.

Nebenwirkungen. Störungen der Hämatopoese, beispielsweise Leukopenien; Allgemeinsymptome wie Kopfschmerzen, Schwindel, Schlaflosigkeit sowie Ataxie, Tremor, Nystagmus, ferner Hypertrichose, Hirsutismus, Hautreaktionen und Gingivahyperplasie.

Kontraindikationen. AV-Blockierungen II. und III. Grades, Leukopenie.

○ *Phenhydan*® (1 Tbl. = 100 mg) Phenytoin
Dosierung: 2–3mal tgl. 1–2 Tbl.

Antiarrhythmika

Propafenon

Indikationen. Ventrikuläre und supraventrikuläre ES, Tachyarrhythmien und WPW-Syndrom.

Kontraindikationen und *Nebenwirkungen*: s.o. Antiarrhythmika vom Lidocaintyp.

○ *Rytmonorm*® (Tbl. zu 150 und 300 mg) *Dosierung*: 3mal tgl. 150 mg bis 2mal tgl. 300 mg.

Flecainid

Indikationen, Kontraindikationen und *Nebenwirkungen*: s. o. Antiarrhythmika vom Lidocaintyp.

○ *Tambocor*® (1 Tbl. = 100 mg) *Dosierung*: Während der Einstellungsphase Erhaltungsdosis unter EKG-Kontrolle und unter besonderer Beachtung der QRS-Dauer ermitteln.
Dauertherapie: 2mal tgl. 1–1$^1/_2$ Tbl. (morgens und abends).

Weitere Medikamente mit antiarrhythmischer Wirkung

Digitalis

Indikation: Vorhofflattern bzw. -flimmern mit absoluter Tachyarrhythmie S. 31.

Andere therapeutische Maßnahmen

Wie bereits in der Darstellung der einzelnen Rhythmusstörungen erwähnt, kann eine Schrittmacher-Therapie erforderlich werden bei SA- und AV-Blöcken III. Grades sowie bei Schenkelblöcken und dem Sick-sinus-Syndrom. Eine elektrische Kardioversion (Defibrillation) ist dringend indiziert bei Kammerflattern und -flimmern und im Rahmen der Reanimation bei Kreislaufstillstand.

6.3 Differentialtherapie

Ein differentialtherapeutisches Vorgehen ist nur möglich bei gleichzeitiger Behandlung des kardialen Grundleidens (s. entsprechende Kapitel). Da die Krankheit meist jedoch eine sofortige symptomatische Therapie verlangt, werden neben jeweils spezifischen allgemeinen Maßnahmen fast ausschließlich konventionell medikamentöse Verfahren, in einigen Fällen auch weiterführende Methoden erforderlich.

Eine Ausnahme bilden hier die vegetativ bedingten Rhythmusstörungen, die mit klassischen Naturheilverfahren und Homöopathie sowie auch adjuvant mit Akupunktur und Neuraltherapie behandelt werden können (Kap. 3, S. 64). Darüber hinaus ist bei Vorhofflimmern, AV-Block I. Grades und Schenkelblock an eine vorsichtig unterstützende Behandlung durch einzelne Verfahren der Bewegungs- und Phytotherapie zu denken (evtl. leichtes Ausdauertraining, Teilbäder).

Im übrigen dominiert bei den meisten Rhythmusstörungen eine konventionell antiarrhythmische Therapie bzw. bei einigen lebensbedrohlichen Krankheitsbildern (Kammerflattern und -flimmern) auch eine elektrische Kardioversion und/oder eine temporäre bzw. dauerhafte Schrittmachertherapie (SA- und AV-Block III. Grades, Sick-sinus-Syndrom). Der Kreislaufstillstand zwingt zur sofortigen Reanimation (nach der ABCD-Regel (A = Atemwege freimachen, B = Beatmung, C = Cardiale Massage, D = Drogen, Medikamente) und verlangt anschließend häufig den kombinierten Einsatz konventionell medikamentöser und weiterführender Methoden (Defibrillation, Schrittmacher-Versorgung).

Formen	funktionell bedingt	organisch bedingt
allgemeine Maßnahmen	+	+
Ernährungstherapie	–	–
Atemtherapie	(+)	–
Bewegungstherapie	(+)	–
Hydrotherapie	(+)	–
Balneo- und Klimatherapie	(+)	–
Massage	(+)	–
Phytotherapie	+	–
Homöopathie	+	–
Akupunktur	(+)	–
Neuraltherapie	(+)	–
konventionelle medikamentöse Therapie	(+)	+
andere therapeutische Maßnahmen	–	+

+	indiziert
(+)	Indikation möglich, adjuvante Therapie
–	nicht indiziert

Abb. 6 Therapiekonzept bei Herzrhythmusstörungen

7.
Kongenitale Vitien

7.1 Allgemeines

Definition. Kongenitale Vitien sind Mißbildungen am Herzen und/oder Gefäßsystem infolge intrauteriner Entwicklungsstörungen, die endogen oder exogen bedingt sein können.

Die angeborenen Herzfehler sind hier nur der Vollständigkeit halber in einer kurzen Übersicht aufgeführt, spielen jedoch im Rahmen der Grundthematik dieses Lehrbuches keine wesentliche Rolle, da Diagnose und konservative Behandlung von Spezialisten (Kinderkardiologen) geleistet wird, die auch die Indikation zur meist frühzeitigen chirurgischen Therapie stellen.

Ätiologie und Pathophysiologie. Über die Art der Mißbildung entscheidet die teratogenetische Determinationsphase, die beim Herzen in die 4. bis 6. Woche der Embryogenese fällt. Ätiologisch bedeutsam sind Viren (insbesondere Röteln), toxische Substanzen (Zytostatika, Immunsuppressiva sowie zahlreiche andere Medikamente und Alkohol), ferner Strahlenschäden, Sauerstoffmangel und genetische Defekte. Die Einteilung der angeborenen Vitien erfolgt nach klinischen und vor allem nach hämodynamischen Gesichtspunkten. Bei zyanotischen Vitien besteht ein Rechts-links-Shunt; ein Links-rechts-Shunt kann zur Shuntumkehr führen mit nachfolgender Entwicklung einer Spätzyanose. Vitien ohne Zyanose liegt entweder ein Links-rechts-Shunt oder kein Shunt zugrunde. Im einzelnen lassen sich unterscheiden:

1. Herzfehler ohne primäre Zyanose mit primärem Links-rechts-Shunt
   - Ventrikelseptumdefekt
   - Vorhofseptumdefekt
   - Ductus arteriosus apertus (Botalli) ohne Shunt
   - Aortenstenose
   - Aortenisthmusstenose
   - Pulmonalstenose

2. Herzfehler mit primärer Zyanose
   - Fallot-Trilogie
   - Fallot-Tetralogie
   - Fallot-Pentalogie
   - Transposition der großen Gefäße
   - Truncus arteriosus communis
   - Trikuspidalatresie
   - Pulmonalatresie
   - komplette Lungenvenentransposition

Zu einer genauen Darstellung der einzelnen Krankheitsbilder sei auf die einschlägige Literatur verwiesen.

Diagnostik. Die Diagnose kann mit risikofreien und nichtrisikofreien Methoden erfolgen. Mit Hilfe der risikofreien, nichtinvasiven Verfahren lassen sich etwa 80 % aller Herzfehler diagnostizieren.

Zu den nichtinvasiven Verfahren zählen

- Anamnese (Ernährungsstörungen, Gedeihstillstand)
- Inspektion (Zyanose, Dyspnoe)
- Palpation (Pulsationen, Herzspitzenstoß, Schwirren)
- Auskultation (Systolikum, Diastolikum, Herztöne)
- Puls
- Blutdruck
- EKG
- Phonokardiogramm
- Röntgen
- Echokardiographie

Zu den nicht risikofreien Verfahren zählen

- Herzkatheteruntersuchung
- Angiographie

7.2 Therapie

Da kongenitale Vitien durchweg operativ versorgt werden, besitzen andere Thera- pieverfahren allenfalls unterstützenden oder überbrückenden Charakter.

7.2.1 Allgemeine Maßnahmen

Bei Herzinsuffizienz ist auf Hochlagerung und ausreichende Sauerstoffzufuhr zu achten. Häufig ist auch begleitend eine sedierende Therapie erforderlich.

7.2.2 Klassische Naturheilverfahren

Die klassischen Naturheilverfahren kön- nen nur bei kleineren Links-rechts- Shuntvitien eine relative Indikation bean- spruchen. Im Einzelfall kann Atem- und Bewegungstherapie sinnvoll sein; je nach Belastbarkeit ist sogar ein gezieltes kör- perliches Training in Form von Ausdau- ersportarten möglich. Darüber hinaus können zur unterstützenden Behandlung kongenitaler Vitien auch herzwirksame Phytotherapeutika empfohlen werden (Crataegus, Miroton®).

7.2.3 Homöopathie

Homöopathika sind zur Therapie konge- nitaler Vitien nicht indiziert. Denkbar ist allenfalls je nach Symptomatik die adju- vante Verordnung homöopathischer Arz- neimittel im Rahmen der postoperativen Behandlung.

7.2.4 Akupunktur

Bei kongenitalen Vitien ist die Akupunk- tur nicht indiziert.

7.2.5 Neuraltherapie

Bei kongenitalen Vitien ist die Neuralthe- rapie nicht indiziert.

7.2.6 Konventionelle Therapie

Medikamentöse Therapie

Die konventionelle medikamentöse Therapie bietet sich in erster Linie zur Behandlung von Herzinsuffizienz an, die auch bei Säuglingen und Kleinkindern in der Anwendung von Digitalisglykosiden und Diuretika (z. B. Furosemid, evtl. zusätzlich Spironolacton) besteht. Ebenso müssen Störungen im Säure-Basen-Haushalt unbedingt ausgeglichen werden. Ein offener Ductus Botalli erlaubt möglicherweise eine konservative Therapie mit Prostaglandinsynthesehemmern wie Indometacin (Amuno®). Eine Endokarditisprophylaxe kann je nach Erreger und Antibiogramm – meist jedoch mit Penicillin – durchgeführt werden.

Andere therapeutische Maßnahmen

Kongenitale Vitien zwingen zu einem frühzeitigen operativen Eingriff, der meist schon im Säuglings- oder Kindesalter erfolgen muß.

7.3 Differentialtherapie

Allgemeine Maßnahmen und klassische Naturheilverfahren spielen in der Therapie der kongenitalen Vitien eine untergeordnete Rolle. – Als unterstützende Therapie können Atemtherapie, Bewegungstherapie und mit Einschränkungen Phytotherapie bei geringgradigen Vitien in Betracht gezogen werden. Auch die Homöopathie kann in diesem Fall nur eine Indikation zur adjuvanten Therapie beanspruchen. Ganz im Vordergrund steht die klare Indikation zur frühzeitigen Operation.

allgemeine Maßnahmen	(+)
Ernährungstherapie	–
Atemtherapie	(+)
Bewegungstherapie	(+)
Hydrotherapie	–
Balneo- und Klimatherapie	–
Massage	–
Phytotherapie	(+)
Homöopathie	–
Akupunktur	–
Neuraltherapie	–
konventionelle medikamentöse Therapie	(+)
andere therapeutische Maßnahmen	+

+	indiziert
(+)	Indikation möglich, adjuvante Therapie
–	nicht indiziert

Abb. 7 Therapiekonzept bei kongenitalen Vitien

8.
Erworbene Vitien

8.1 Allgemeines

Definition. Herzklappenfehler sind erworbene (oder angeborene) Defekte der Herzklappen, die zur Schlußunfähigkeit und/oder Verengung führen.

Man unterscheidet

1. die Herzklappeninsuffizienz
   mit unvollständigem Schluß der Klappen und Pendelblut
2. die Herzklappenstenose
   mit Verengung der Klappen, z. B. durch Verwachsung und meist vermehrtem Restvolumen
3. und eine kombinierte Form von Stenose und Insuffizienz

Häufigste Herzklappenfehler

- Mitralstenose (MS)
- Mitralinsuffizienz (MI)
- Mitralklappenprolaps
- Aortenklappenstenose (AS)
a) valvuläre Aortenstenose
b) subvalvuläre Aortenstenose (IHSS)
- Aorteninsuffizienz (AI)
- Trikuspidalstenose
- Trikuspidalinsuffizienz

Als kombinierte Formen treten auf

- AS + MS
- AS + MI
- MS + AI
- MI + AI

Stadieneinteilung der Herzklappenfehler

I   keine Beschwerden bei normaler Belastung (keine Operations-Indikation)
II   Leistungsschwankungen und Beschwerden bei stärkeren Belastungen
III Zeichen von Insuffizienz bereits bei geringer Belastung
IV   Beschwerden schon in Ruhe (Ruhedyspnoe, Bettlägerigkeit)

Ätiologie und Pathophysiologie. Häufigste Ursache der erworbenen Herzklappenfehler ist eine rheumatische Endokarditis, die im Einzelfall bis zu 2 Jahrzehnte zurückliegen kann. Betroffen sind in der großen Mehrzahl (95 % aller Krankheitsbilder) die Klappen des linken Ventrikels: die Mitralklappe allein in 50 %, kombiniert mit der Aortenklappe in 30 % und die Aortenklappe allein in 15 % aller Fälle.

Der bei weitem häufigste Fehler ist die Mitralstenose (meist rheumatischer Genese), der zweithäufigste die Aorteninsuffizienz (zu 65 % rheumatischer Genese, zu 5 % bedingt durch bakterielle Endokarditis, in den übrigen Fällen durch Lues oder andere Ursachen). Überwiegend rheumatischer Genese sind ebenso die Mitralinsuffizienz (zu 50 %) und fast immer auch die Aortenstenose (zu 5 % auch angeboren).

Insgesamt selten sind erworbene Fehler des rechten Herzens, die oft als Folge einer bakteriellen Endokarditis auftreten. Sie zeigen meist eine relative Insuffizienz der Pulmonal- und Trikuspidalklappe. Pathophysiologisch entsteht bei den Mitralvitien eine zunehmende Druckbelastung im linken Vorhof, die sich bei der Stenose wesentlich schneller entwickelt als bei der Insuffizienz. Die Folgen sind

1. Blutrückstau in den Lungenkreislauf, Vorhofflimmern mit absoluter Arrhythmie und Thrombenbildung im linken Vorhof (Emboliegefahr!)
2. anschließende Lungenstauung und pulmonale Hypertonie, erkennbar an Dyspnoe, Husten, Hämoptoe (Herzfehlerzellen) mit Steigerung bis zum Lungenödem. Unbehandelt entsteht schließlich

3. eine Druckbelastung des rechten Ventrikels mit relativer Trikuspidalinsuffizienz und Stauungserscheinungen im großen Kreislauf (Ödeme, Stauungsleber, Facies mitralis = rote Wangen mit ikterischem Grund)

Charakteristisch für die Aortenklappeninsuffizienz ist das große, durch Pendelblut vermehrte Schlagvolumen mit dem typischen Wasserhammerpuls, pulsus »celer et altus«. Daher bleibt auch die Leistungsfähigkeit des Herzens über relativ lange Zeit erhalten; nach der Dekompensation wird die Prognose jedoch sehr ernst. Allgemein ist eine Volumenbelastung günstiger einzuschätzen als eine Druckbelastung.

Die verschiedenen Formen der Aortenstenose führen je nach dem Grad der Stenosierung zu einer erheblichen Drucküberlastung des linken Ventrikels und damit zu Sauerstoffschuld, deutlich verminderter Koronarperfusion und niedrigem Blutdruck mit geringer Belastbarkeit des Patienten. Die prozentuale Überlebensrate ist bei Aortenstenose im Vergleich zu Aorteninsuffizienz und zu den Mitralvitien wesentlich geringer.

Diagnostik. Die Diagnose erfolgt in mehreren Schritten von nichtinvasiven Methoden bis zu invasiven Herzkatheteruntersuchungen einschließlich Ventrikulo- und Angiographie.

1. Klinik bzw. Symptomatik. Die Mitralfehler (Stenose und Insuffizienz) zeigen je nach Stadium (I bis IV) Dyspnoe, Hämoptoe, Lungenödem, Facies mitralis, später Symptome der Rechtsherzinsuffizienz mit Ödemen und Organstauungen. Klinische Zeichen der Aortenstenose sind Blässe, Angina-pectoris-Anfälle und Herzrhythmusstörungen. Charakteristisch für die Aorteninsuffizienz ist der Wasser-

hammerpuls; infolge des hohen Schlagvolumens bleiben die Patienten lange leistungsfähig.

2. Herzauskultation. Typisch für die Mitralstenose sind ein paukender erster Herzton, der Mitralöffnungston, ein protodiastolisches Decrescendo- und ein präsystolisches Crescendogeräusch. Dagegen erscheinen bei der Mitralinsuffizienz ein leiser erster Herzton, oft auch ein dritter Herzton, und ein systolisches Crescendo- bzw. Bandgeräusch. Bei Aortenstenose ist ein rauhes systolisches Spindelgeräusch (mit Fortleitung in die Karotiden) hörbar und ein gespaltener 2. Herzton. Die Aorteninsuffizienz ist erkennbar an einem hauchenden diastolischen Decrescendogeräusch, meist verbunden mit einem systolischen Austreibungsgeräusch (relative Aortenstenose).

3. EKG. Die Mitralstenose weist im EKG ein doppelgipfeliges p (p sinistroatriale) und Zeichen der Rechtshypertrophie auf, die Mitralinsuffizienz zunächst Zeichen der Linksherzbelastung, später auch der Rechtshypertrophie. Bei Aortenvitien (Stenose und Insuffizienz) finden sich Bilder der Linkshypertrophie, bei der Stenose zusätzlich auch negative T-Wellen.

4. Röntgenuntersuchung. Herzklappenfehler zeigen im Röntgenbild jeweils typische Konfigurationen: Die Mitralfehler sind erkennbar an der verstrichenen Herztaille (durch Vergrößerung des linken Vorhofs), die Aortenfehler am »Holzschuhherz«.

5. Weitere apparative Untersuchungen. Echokardiographie, Apexkardiogramm und Karotispulskurve liefern weitere Bausteine einer exakten Diagnostik, bevor als invasive Methode die Herzkatheteruntersuchung folgt.

8.2 Therapie

Unverzichtbare Grundlage der Gesamttherapie ist eine gezielte Allgemeinbehandlung einschließlich einer regelmäßigen Beobachtung des Krankheitsverlaufs. Klassische Naturheilverfahren und Homöopathie können zur adjuvanten Behandlung einer reaktiven Herzinsuffizienz, hauptsächlich im Frühstadium, eingesetzt werden. Vorrang besitzen ab Stadium II sowie postoperativ die konventionellen medikamentösen Verfahren. Erworbene Herzklappenfehler zwingen fast immer, meistens im Stadium III, zu einer Klappensprengung oder zum Klappenersatz.

8.2.1 Allgemeine Maßnahmen

Dringend erforderlich sind regelmäßige Untersuchungen im Abstand von 3 bis 12 Monaten, um möglichst frühzeitig eine Operations-Indikation zu erkennen.

Der Patient muß eingehend über das Krankheitsbild aufgeklärt und zu einer besonders schonenden Lebensweise angehalten werden. Wichtig sind vor allem die Beseitigung möglicher Streßfaktoren, eine angemessene, risikoentlastende Ernährung und der Verzicht auf exogene Reizstoffe wie Nikotin, Kaffee und Alkohol.

Da bei progredienter Symptomatik strenge körperliche Schonung notwendig wird, kann ein gezieltes Übungs- und Trainingsprogramm nur im Frühstadium, höchstens jedoch bis zum Stadium II der Krankheit empfohlen werden.

8.2.2 Klassische Naturheilverfahren

Die klassischen Naturheilverfahren dienen bei erworbenen Vitien, solange noch keine Operations-Indikation vorliegt, der adjuvanten Behandlung einer reaktiven Herzinsuffizienz (S. 14). Sie sind daher in den Frühstadien, bei vorsichtiger Dosierung eventuell auch noch im Stadium III indiziert.

Ernährungstherapie

Eine diätetische Behandlung kann gezielt zur Verbesserung des Stoffwechsels und der Regulationsfunktionen eingesetzt werden. Sie wird dringend erforderlich für übergewichtige Patienten, wobei in geeigneten Fällen eine Fasten- oder Teilfastenkur in Erwägung zu ziehen ist. Fastenperioden eignen sich mit fortschreitendem Krankheitsverlauf auch zum Ausschwemmen von Ödemen. Aus dem gleichen Grund ist ab Stadium II auf eine strikte Begrenzung des Kochsalzverzehrs zu achten.

Atemtherapie

Ergänzend kann mindestens bis zum Stadium II auch ein intensives Training der Tiefatmung durchgeführt werden. Solange nicht Dyspnoe oder Tachykardien auftreten, ist eine unterstützende Atemtherapie auch im Stadium III der Krankheit möglich.

Bewegungstherapie

In den meisten Fällen sind Patienten mit erworbenen Vitien auch für ein vorsichtiges Bewegungstraining geeignet. Eine Ausnahme bildet hier nur die Aortenstenose, bei der von aktiver Bewegungstherapie wegen einer möglichen Drucküberlastung des linken Ventrikels grundsätzlich abgeraten werden muß. Im übrigen

kommt ein leichtes Ausdauertraining mittlerer Intensität in den üblichen Sportarten Gymnastik, Wandern, Radfahren o. ä. in Betracht. Das Bewegungsprogramm erfolgt nach einer intensiven klinischen Funktionsdiagnostik und ist bei allen Vitien mit besonderer Sorgfalt zu gestalten. Nach zeitlichem Umfang sollte das Training 30 Minuten pro Tag nicht überschreiten, bei guter Belastungsfähigkeit sind bis zu 2mal 30 Minuten erlaubt. Im Stadium III kann, solange noch keine Operations-Indikation vorliegt, eine leichte Übungsbehandlung mit Atem- und Kreislaufgymnastik oder isometrischen Spannungsübungen der Arm- und Beinmuskulatur durchgeführt werden.

Hydrotherapie

Aus dem Bereich der Hydrotherapie bieten sich in erster Linie ansteigende Halb- bzw. Teilbäder und Kohlensäurebäder an. Temperaturansteigende Bäder ermöglichen ein intensives Gefäßtraining und bewirken vor allem bei längerer Anwendung ähnliche funktionelle Modifikationen wie körperliche Bewegung. CO_2-Bäder tragen in besonders schonender Form zur Entlastung der Herzarbeit bei und können je nach Verträglichkeit auch als Dreiviertel- oder Halbbad genommen werden. Im Stadium III sind zur Anregung der peripheren Blutzirkulation häufig noch wechselwarme oder warme Waschungen sowie ansteigende Teilbäder möglich.

Massage

Massage kann in den Frühstadien der Krankheit zur Verbesserung der Haut- und Gewebedurchblutung, zur lokalen Schmerzlinderung und zur allgemeinen Entspannung des Patienten eingesetzt werden.

In Betracht kommen hier vornehmlich die klassische Massage und eine regelmäßig durchgeführte Bindegewebsmassage. In milder Dosierung ist Massage auch noch bei progredienter Symptomatik im Stadium III denkbar, vor allem, um einen durch Immobilität oder Ödembildung verursachten Verlust der Gewebeelastizität zu kompensieren (Teilbürstungen, leichte Streichmassage). Darüber hinaus ist eine Periostbehandlung nach *Vogler* oft nützlich bei paroxysmaler Tachykardie und bei bestimmten Herzrhythmusstörungen. Bei Stauungsleber können Ausstreichungen an den Rippenbögen und Vibrationen über der Leber eine Erleichterung herbeiführen.

Phytotherapie

Der Einsatz von Phytotherapeutika beschränkt sich durchweg auf leichtere Formen von Herzinsuffizienz. Zur Unterstützung der kardialen Leistungsfähigkeit sind in erster Linie die Kardiaka Adonis, Scilla und Convallaria sowie Crataegus geeignet. Ergänzend zu diätetischen Maßnahmen lassen sich ferner pflanzliche Diuretika einsetzen, um Ödeme auszuschwemmen. Bei nervösen Erregungszuständen bzw. allgemeiner Unruhe verabreicht man sedierend wirkende Drogen wie Melisse oder Baldrian, die in Form von Badeextrakten auch mit Bädern kombiniert werden können.

8.2.3 Homöopathie

Homöopathische Arzneimittel können im Einzelfall je nach Ursache der Krankheit und individueller Symptomatik eingesetzt werden. Dabei kommt den Konstitutionsmitteln eine besondere Bedeutung zu, da sie möglicherweise individuelle Krankheitsdispositionen beeinflussen können. Insofern können keine allgemein verbindlichen Therapieempfehlungen ausgesprochen werden.

8.2.4 Akupunktur

Bei erworbenen Vitien ist die Akupunktur nicht indiziert.

8.2.5 Neuraltherapie

Bei erworbenen Vitien ist die Neuraltherapie nicht indiziert.

8.2.6 Konventionelle Therapie

Medikamentöse Therapie

Die konservative Therapie besitzt Vorrang im Stadium I, meist auch II der erworbenen Herzklappenfehler und deckt sich im wesentlichen mit den Behandlungskonzepten der Herzinsuffizienz (S. 31). So verlangen Mitral- und Aorteninsuffizienz den Einsatz von Glykosiden, Diuretika und arteriellen Vasodilatatoren. Zur Therapie eines begleitenden Hypertonus bei Aorteninsuffizienz S. 199. Die Behandlung der **Mitralstenose** stützt sich im allgemeinen auf β-Rezeptorenblocker oder Verapamil (*Isoptin®*, S. 90), Diuretika (S. 34) und bei Lungenstauung auch auf Nitrate (S. 36). Dagegen sollten Glykoside nur zur Therapie des Vorhofflimmerns verwendet werden, dann auch Chinidin, S. 126. Zusätzlich ist bei Mitralstenose eine Thromboembolieprophylaxe mit Cumarinderivaten (*Marcumar®*, S. 113) erforderlich.

Bei der **Aortenstenose** genügt der Einsatz von Diuretika; Nitrate oder arterielle Vasodilatatoren sind nicht indiziert. Die relativ seltene subvalvuläre Aortenstenose (IHSS) wird mit β-Rezeptorenblockern oder Verapamil (*Isoptin®*) behandelt.

Der **Mitralklappenprolaps** bedarf in etwa 85 % aller Fälle keiner Therapie und muß nur bei gelegentlich auftretenden Angina-pectoris-Anfällen oder bei Kammertachykardie bzw. Kammerflimmern mit β-Rezeptorenblockern behandelt werden (S. 90). Sehr selten sind durch Mikroembolien ausgelöste Synkopen bzw. transitorische ischämische Attacken (TIA), die eine Anwendung von Thrombozytenaggregationshemmern (ASS) verlangen (S. 113).

Postoperativ ist nach Klappensprengung (Kommissurotomie) oder Klappenersatz eine Endokarditisprophylaxe erforderlich (S. 162), bei Kunstklappen zusätzlich eine lebenslange Therapie mit Cumarinderivaten (*Marcumar®*, s. o.). Bei Bioklappenersatz reicht nach neueren Erfahrungen eine Antikoagulation über einen Zeitraum von drei Monaten aus. Rhythmusstörungen und Herzinsuffizienz, die auch im Anschluß an eine Herzklappenoperation auftreten können, werden nach den unter S. 125 bzw. S. 31 dargestellten Richtlinien behandelt.

Andere therapeutische Maßnahmen

Erworbene Herzklappenfehler verlangen oft einen operativen Eingriff. Durch Klappenersatz werden versorgt

• die Mitralstenose ab Stadium III
(bei gut beweglicher Klappe auch durch Klappensprengung)
• die Aortenklappeninsuffizienz ab Stadium II
(im Einzelfall auch früher: der günstigste Zeitpunkt ist vor der Entwicklung einer Linksherzinsuffizienz)
• die Aortenstenose ab Stadium III
(bei klinischen Beschwerden wie Synkopen oder Angina pectoris bereits im Stadium II)
• die Mitralinsuffizienz nur im Stadium III

8.3 Differentialtherapie

Da erworbene Herzklappenfehler bei progredienter Symptomatik meist operativ versorgt werden müssen, kommen die konservativen Verfahren überwiegend nur für eine unterstützende bzw. symptomatische Behandlung in Betracht.

Als allgemeine Maßnahmen sind eine gezielte Aufklärung des Patienten sowie regelmäßige Verlaufsbeobachtungen im Abstand von drei bis zwölf Monaten dringend notwendig. Die Krankheit zwingt zu einer besonders schonenden Lebensweise und verlangt mit fortschreitendem Verlauf auch eine intensive psychische Betreuung des Patienten.

Der Einsatz klassischer Naturheilverfahren ebenso wie der Homöopathie beschränkt sich weitgehend auf die frühen Stadien der erworbenen Vitien, ist aber, sofern keine Operations-Indikation vorliegt, auch noch im Stadium III denkbar. Die einzelnen Verfahren dienen hauptsächlich der adjuvanten Behandlung einer sich reaktiv entwickelnden Herzinsuffizienz und bieten hier unterschiedliche Möglichkeiten zur Entlastung der Herz-Kreislauf-Funktionen (gezielte Ernährungs-, Atem- und Bewegungstherapie, Kohlensäurebäder u. a.). Konventionelle medikamentöse Verfahren werden vorrangig ab Stadium II, ebenfalls zur symptomatischen Therapie der Herzinsuffizienz eingesetzt (Herzglykoside, Diuretika, Vasodilatatoren). Darüber hinaus sind in einigen Fällen auch β-Rezeptorenblocker indiziert (Mitralstenose, IHSS, Mitralklappenprolaps bei Angina-pectoris-Anfall oder Kammertachykardie und Kammerflimmern) und zur Thromboembolieprophylaxe bei der Mitralstenose zusätzlich Cumarinderivate. Unverzichtbar bleibt die konventionell medikamentöse Therapie auch in der postoperativen Behandlung der erworbenen Herzklappenfehler. So wird neben einer Endokarditisprophylaxe bei Bioklappenersatz eine mindestens dreimonatige, bei Kunstklappenersatz eine lebenslange Antikoagulation mit Cumarinderivaten erforderlich. Ebenfalls medikamentös werden postoperativ auftretende Rhythmusstörungen sowie rezidivierende Symptome der Herzinsuffizienz behandelt.

Der chirurgische Eingriff durch Klappenersatz oder Klappensprengung wird meist im Stadium III der Krankheit vorgenommen.

Stadium	I	II	III	IV
allgemeine Maßnahmen	+	+	+	+
Ernährungstherapie	+	+	+	+
Atemtherapie	+	+	+	(+)
Bewegungstherapie	+	+	(+)	–
Hydrotherapie	+	+	(+)	–
Balneo- und Klimatherapie	+	+	–	–
Massage	+	+	(+)	–
Phytotherapie	+	+	(+)	–
Homöopathie	+	+	(+)	–
Akupunktur	–	–	–	–
Neuraltherapie	–	–	–	–
konventionelle medikamentöse Therapie	+	+	+	+
andere therapeutische Maßnahmen	–	–	+	+

+	indiziert
(+)	Indikation möglich, adjuvante Therapie
–	nicht indiziert

Abb. 8 Therapiekonzept bei erworbenen Vitien

9.
Rheumatische Endokarditis

9.1 Allgemeines

Definition. Das rheumatische Fieber ist eine Streptokokken-allergische entzündliche Systemerkrankung, die sich an Herz, Gelenken, zentralem Nervensystem und der Haut manifestieren kann.

Ätiologie und Pathophysiologie. Im Anschluß an einen Infekt der oberen Luftwege mit β-hämolysierenden Streptokokken der Gruppe A kann sich nach einem Intervall von ein bis vier Wochen das rheumatische Fieber als Zweiterkrankung entwickeln. Ursächlich ist nicht der Infekt selbst, sondern eine allergische Reaktion gegen Streptokokkenantigene. Bevorzugt betroffen sind Kinder im Alter von 5 bis 15 Jahren; die Krankheit tritt jedoch heute seltener auf als früher.

Diagnostik. Für die Diagnose wird zwischen Haupt- und Nebensymptomen unterschieden. Rheumatisches Fieber liegt (mit großer Wahrscheinlichkeit) dann vor, wenn sich entweder zwei Haupt- und ein Nebensymptom oder zwei Neben- und ein Hauptsymptom nachweisen lassen.

Hauptsymptome

- Karditis
- Polyarthritis
- Chorea minor
- Erythema nodosum
- Erythema anulare marginatum

Nebensymptome

- Fieber
- beschleunigte BSG, erhöhter Serumspiegel des C-reaktiven Proteins (CRP)
- Arthralgien
- verlängerte QT-Zeit im EKG
- rheumatische Anamnese

Karditis: Befallen sind Endo-, Myo- oder Perikard bzw. alle Schichten der Herzwand (Pankarditis). Prognostisch bedeutsam ist die Endokarditis, da sie zu Klappenfehlern führen kann. Oft findet sich ein (leises) systolisches Geräusch, gelegentlich auch Perikardreiben; im EKG können ST-Strecken-Veränderungen und Extrasystolen auftreten.

Polyarthritis betrifft meist die großen Gelenke, es kommt zu Schwellung, Überwärmung und starken Schmerzen.

Chorea minor tritt besonders bei jungen Mädchen auf. Sie äußert sich vor allem in ungeschickten Bewegungen der Kinder.

Erythema nodosum. Charakteristisch sind rötlich-blaue druckschmerzhafte Knötchen an den Streckseiten der Unterschenkel, die differentialdiagnostisch abzugrenzen sind gegen M. Boeck, Yersiniose, Colitis ulcerosa und M. Crohn.

Erythema anulare marginatum. Typisch sind rosarote anuläre Flecken, die bevorzugt am Stamm und periumbilikal lokalisiert sind.

Labormedizinisch finden sich neben beschleunigter BSG und erhöhtem CRP-Spiegel häufig eine leichte Leukozytose, eine Infektanämie sowie ein positiver Antistreptolysin-(ASL-) und Antistreptokinase-(ASK-)Titer.

Für die Prognose entscheidend ist der Befall der Herzklappen. Durch warzenförmige Auflagerungen (Endocarditis verrucosa), die später wieder schrumpfen, entstehen Klappenstenose und -insuffizienz oder auch Mischformen. In der Hälfte aller Fälle ist die Mitralklappe allein, in 20 % der Fälle nur die Aortenklappe und in den übrigen Fällen (30 %) sind beide Klappen gemeinsam betroffen.

9.2 Therapie

Die rheumatische Endokarditis wird wie fast alle entzündlichen Herzkrankheiten durchgängig konventionell therapiert. Zusätzlich ist als weiterführende Maßnahme gelegentlich auch eine Herdsanierung in Erwägung zu ziehen.

Im Verlauf der Rekonvaleszenz kann mit dem Einsatz einzelner Naturheilverfahren und homöopathischer Arzneimittel versucht werden, die Rezidivprophylaxe zu unterstützen.

9.2.1 Allgemeine Maßnahmen

Wegen einer möglichen kardialen Dekompensation unter Belastung ist strengste körperliche Schonung (Bettruhe) über mehrere Wochen geboten. Da entzündliche Herzerkrankungen immer eine lebensbedrohliche Situation darstellen, wird begleitend eine intensive psychische Betreuung des Patienten erforderlich.

9.2.2 Klassische Naturheilverfahren

Die klassischen Naturheilverfahren sind in der Akutphase der rheumatischen Endokarditis ohne Bedeutung, können jedoch während der Nachbehandlung in begrenztem Umfang zur Rezidivprophylaxe eingesetzt werden.

Ernährungstherapie. Für eine diätetische Behandlung orientiert man sich zweckmäßigerweise an dem Grunddiät-Vollwertsystem nach *Anemueller.*

Bewegungstherapie. Mit einer vorsichtigen körperlichen Belastung darf frühestens 8 bis 12 Wochen nach Abklingen der akuten Symptome begonnen werden, zu Beginn mit isometrischen Spannungsübungen der Arme und Beine.

Aus der **Hydrotherapie** kommen zunächst milde Reize wie warme oder wechselwarme Waschungen oder Teilbäder in Betracht.
Unter Beachtung der Reaktionsfähigkeit können Bewegungs- und Hydrotherapie in Umfang und Intensität allmählich gesteigert und durch weitere Methoden ergänzt werden.

Phytotherapie

Die Möglichkeiten einer phytotherapeutischen Behandlung entzündlicher Herzerkrankungen sind für Endokarditis, Myokarditis und Perikarditis gleich.

Immunstimulanzien. Als Begleittherapie erscheint auch eine Kombination von Immunstimulanzien und Antibiotika möglich. Die Dosis ist dabei präparateabhängig, das Dosierungsintervall individuell festzulegen. Immunmodulierend wirkende Arzneipflanzen (s. Tabelle) werden überwiegend in Form von Kombinationspräparaten angeboten. Echinacea als Prototyp dieser Drogen steht sowohl als Monopräparat wie auch als Partner zahlreicher Kombinationspräparate zur Verfügung. Die Anwendung von Immunstimulanzien bedarf im Hinblick auf Wirksamkeit und mögliche Risiken einer kritischen Prüfung.

Je nach klinischem Erscheinungsbild kann parallel dazu eine *tonisierend-roborierende Therapie* begonnen werden. In Betracht kommen dafür die Adaptogene Ginseng und Eleukokk sowie – als Badezusatz in Verbindung mit hydrotherapeutischen Maßnahmen – die Drogen Rosmarin und Kalmus.

Erfahrungsgemäß muß dieses Therapiekonzept längerfristig und mit individueller Modifikation durchgeführt werden, um auch konstitutionell bedingte Dispositionen erfassen zu können. In besonderer Weise eignen sich dazu auch homöopathische Konstitutionsmittel (vgl. Homöopathie).

Immunmodulierend wirkende Arzneipflanzen (Auswahl)

Droge	Präparat®
Bryoniae radix	*Toxi-loges*
Baptisiae radix	*Esberitox N*
Chamomillae flos	*Tonsilgon*
Echinaceae herba	*Echinacin, Immunopret, Pascotox 100; Esberitox N, Toxi-loges*
Thujae herba	*Esberitox N*

Hinweis: Die meisten Immunstimulanzien enthalten homöopathisch deklarierte Inhaltsstoffe (Urtinktur bis 6. Dezimalpotenz).

9.2.3 Homöopathie

Die Behandlungsstrategie mit Homöopathika ist unabhängig von der kardialen Lokalisation (Endo-, Myo- und Perikard) und gilt bei Beachtung der Individualsymptomatik für alle entzündlichen Herzerkrankungen. Ähnlich wie bei der Infarkt-Therapie eignet sich die Homöopathie vor allem zur (längerfristigen) Nachbehandlung der entzündlichen Herzerkrankungen.

Arzneimittel und Indikationen

○ *Lachesis muta*
Akut entzündliches Geschehen; Herzbeschwerden; Gefühl,»daß sich die Brust zusammenschnürt«; nächtliches Aufwachen mit Erstickungsgefühlen; Wallungen, Angst.
Dosierung: D12, 1- bis 2mal tgl. 1 Amp. i.v. oder i.m. während der ersten Tage, danach 2mal tgl. 5 Tropfen.

○ *Acidum arsenicosum (Arsenicum album)*
Unruhe und Angst; Schreckhaftigkeit mit deutlicher nächtlicher Verschlimmerung; unregelmäßiger, schwacher Puls; Neigung zu Kollaps (mit Diarrhö); Gesicht blaß, Haut kalt.
Dosierung: D12, 2mal tgl. 5 Tropfen.

○ *Kalium carbonicum*
Pulsieren im Brustkorb, Herzschmerzen bis in den Rücken ausstrahlend; allgemeine Schwäche, (Kreuz-)Schmerzen; Neigung zu Schweißen, Ödembildung.
Dosierung: D6, D12, 2mal tgl. 1 Tbl.

○ *Kalmia latifolia*
Heftiges Herzklopfen bei unregelmäßigem Puls; Herzbeklemmung, auch stechende Herzschmerzen (häufig in den linken Arm ausstrahlend); Zusammenhang mit rheumatischen Beschwerden.
Dosierung: D4, D6, 2–3mal tgl. 5 Tropfen.

○ *Spigelia anthelmia*
Stechende Herzschmerzen mit stenokardischen Beschwerden, die in den linken Arm ausstrahlen; dabei starke Erregung

und Angstgefühle. Typisch ist die Verschlimmerung beim Liegen auf der linken Körperseite.

Dosierung: D6, D12, 2–3mal tgl. 5 Tropfen.

9.2.4 Akupunktur

Im akuten Stadium der rheumatischen Endokarditis ist die Akupunktur nicht indiziert.

9.2.5 Neuraltherapie

Im akuten Stadium der rheumatischen Endokarditis ist die Neuraltherapie nicht indiziert.

Eine systematische Störfelddiagnostik kann in der Rekonvaleszenzphase durchgeführt werden.

9.2.6 Konventionelle Therapie

Medikamentöse Therapie

Die konservative Behandlung unterscheidet eine gegen den Erreger gerichtete antibiotische und eine anti-inflammatorische Therapie. Antibiotika sind Medikamente mit hemmender oder abtötender Wirkung, insbesondere gegenüber Bakterien. Bakteriostatisch wirken beispielsweise Sulfonamide, Tetracycline und Makrolide, bakterizid Penicilline (auch bakteriostatisch), Cephalosporine und Aminoglykoside. Die antibiotische Behandlung erfolgt gewöhnlich mit Penicillin G, bei Penicillinallergie mit Cephalosporinen oder Erythromycin.

Antibiotika

Penicilline

Wirkungsweise: Penicilline hemmen die Synthese der Bakterienzellwand, besitzen eine große therapeutische Breite und sind in der Regel gut verträglich; nur selten tritt eine Resistenzentwicklung auf. Als Nachteile müssen gelten das teilweise begrenzte Wirkungsspektrum und insbesondere eine recht große Sensibilisierungsgefahr.

Indikationen: Infekte durch penicillinempfindliche Erreger, vor allem Streptokokkeninfekte.

Kontraindikation: Penicillin-Allergie.

Nebenwirkungen: Eine wichtige Nebenwirkung ist die Penicillin-Allergie. Die Allergie gegen ein einzelnes Penicillin richtet sich meist gegen die gesamte Penicillin-Gruppe und gelegentlich, in 5 bis 10 % der Fälle, auch gegen die Cephalosporine. Man unterscheidet verschiedene Typen der allergischen Reaktion:

Typ 1:
anaphylaktischer Schock, allergisches Asthma, allergische Rhinitis, Urtikaria und angioneurotisches Ödem
Typ 2:
hämolytische Anämie, Agranulozytose, Leukopenie und Thrombozytopenie
Typ 3:
Serumkrankheit, Arzneimittelfieber, allergische Vaskulitis, Arthus-Phänomen
Typ 4:
allergische Dermatitis
Darüber hinaus können weitere Reaktionen auftreten wie Hepatitis, Nephropathie, Panzytopenie, Koagulopathie, vaskuläre Purpura, Lyell-Syndrom (Epidermolysis acuta toxica) und Erythema multiforme. Am häufigsten sind allergische Hautreaktionen mit einer Frequenz von 5 bis 10 %.
Eine zweite Gruppe der Nebenwirkungen bilden die gastrointestinalen Störungen, zu der die pseudomembranöse Kolitis mit anhaltenden Durchfällen und Koliken zählt. Bei den Penicillin-Depotpräparaten müssen zusätzlich die Nebenwirkungen der Lokalanästhetika berücksichtigt werden: Schwindel, Erbrechen, Bradykardie und andere Rhythmusstörungen, Benommenheit, Krämpfe und Schock.
Bei hoher Dosierung ist eine mögliche Beeinflussung des Natrium- und Kaliumspiegels zu beachten.
Präparate und Dosierung.
• Die Behandlung beginnt mit einer einmaligen intramuskulären Injektion von Penicillin G (1,2 Mega *Tardocillin® 1200*), bei Kindern unter 6 Jahren mit 0,6 Mega.
• An den folgenden 10 Tagen gibt man entweder
Penicillin G, täglich 0,6 Mega bis 1,2 Mega i.m., oder
Oral-Penicillin (*Baycillin®*), täglich 4mal 400 000 I.E. oral.
• Im Anschluß an die Akuttherapie ist eine Dauerprophylaxe über mindestens 5 Jahre bzw. bis zum 25. (–30.) Lebensjahr erforderlich mit
• 1,2 Mega Penicillin G i.m. alle 4 Wochen.

Erythromycin

Bei Penicillin-Allergie erfolgt ein Wechsel auf Erythromycin.
Allgemeines, Wirkungsweise. Erythromycin gehört zur Gruppe der Makrolid-Antibiotika und wirkt bakteriostatisch.
Indikationen: Infektionen durch Erythromycin-empfindliche Erreger.
Kontraindikation: Stillzeit.
Nebenwirkungen: gastrointestinale Störungen, z.B. Diarrhöen, pseudomembranöse Kolitis, Hautallergien.
○ *Erythromycin* (Tbl. zu 250 und 500 mg) *Dosierung*: 4mal tgl. 250 mg oral über 10 Tage.

Antiphlogistische Therapie

Die Antibiotika-Therapie ist durch eine symptomatisch-palliative Behandlung zu ergänzen, in erster Linie mit Acetylsalicylsäure (ASS), nur in Ausnahmefällen auch mit Kortikosteroiden.

Acetylsalicylsäure (ASS) (S. 113)

Allgemeines, Wirkungsweise. Acetylsalicylsäure gehört in die Gruppe der schwachen Analgetika, besitzt eine antiphlogistische und auch fiebersenkende Wirkung und hemmt ferner die Thrombozytenaggregation.

Indikationen: Schmerzen, Rheuma, Entzündungen, Fieber.

Kontraindikationen: hämorrhagische Diathese und Magen-Darm-Ulkus.

Nebenwirkungen:

• allergische Reaktionen, Bronchospasmen, Hautreaktionen, Urtikaria, Erytheme u. a.
• gastrointestinale Störungen, okkulte gastrointestinale Blutungen, Magenblutung, Anämie
• Thrombozytopenien
• Leberzellschädigung (nach hohen täglichen Dosen)
• Tinnitus, Schwindel, Taubheit
• Nierenschädigung

Überdosierungen (Plasmasalicylatspiegel über 200 mg/l) führen zum Salicylismus mit ernsten Komplikationen (Erregung, Verwirrtheit, Delir, Fieber, Krämpfe, Koma) und möglicher Todesfolge!

○ *Aspirin junior*® (1 Tbl. = 0,1 g)
○ *Aspirin*® (1 Tbl. = 0,5 g)
Dosierung: 80 bis 120 mg/kg KG in 4 bis 6 Einzeldosen tgl. über 6–8 Wochen

Kortikosteroide

Allgemeines, Wirkungsweise. Kortikosteroide sind nur bei schweren Krankheitsbildern indiziert. Sie besitzen sehr vielfältige Wirkungen.

Indikationen, Kontraindikationen und Nebenwirkungen ergeben sich (überwiegend) aus den beschriebenen Wirkungsweisen der Kortikosteroide.

Indikationen. Therapeutisch wird vor allem die antiallergische, antiphlogistische,

Tab. 15 Wirkungen der Kortikosteroide

Glukokortikoide Wirkungen

● Umbau von Fetten und Eiweiß zu Kohlenhydraten (Glukoneogenese)
Folge: Muskelatrophie und Osteoporose, Förderung einer diabetischen Stoffwechsellage
● Wirkungen auf den Fettstoffwechsel, gesteigerter Fettabbau
Folge: Hyperlipidämie, Leberverfettung, Stammfettsucht
● Wirkungen auf das hämatopoetische System: Verminderung der Eosinophilen, Lymphozyten und des lymphatischen Gewebes
Folge: Infektanfälligkeit
Vermehrung der Erythrozyten und Thrombozyten
Folge: Thromboseneigung

Immunsuppressive und antiallergische Wirkungen

● mineralokortikoide Wirkungen:
Natriumretention und Kaliumausscheidung
Folge: Ödembildung, Förderung der Hypertonie
● Hemmung der Proliferation von Bindegewebe, Epithelien und Mesenchym
Folge: antiphlogistische Wirkungen
Hemmung der Prostaglandinsynthese
● antirheumatische Wirkung
● ulzerogene Wirkung
● verzögerte Wundheilung

antirheumatische und immunsuppressive Wirkung der Kortikoide genutzt.

Kontraindikationen:

● Magen-Darm-Ulkus;   Steroidulzera neigen vermehrt zu Penetration und Perforation!
● Osteoporose
● psychiatrische Erkrankungen
● virale Infekte: Herpes simplex, Herpes zoster, Varizellen, Poliomyelitis
● bakterielle Infekte
● Systemmykosen
● Amöbeninfektionen
● Zustand nach Pockenschutzimpfungen
● Lymphome
● Glaukom
● schwere Formen der Hypertonie

Nebenwirkungen: Die Liste der Nebenwirkungen, die vermehrt bei Behandlung mit unphysiologisch hohen Dosen auftreten, ist sehr lang. Bekannt sind: Vollmondgesicht, Stammfettsucht, Muskelschwäche, Hypertonie, Osteoporose, Diabetes mellitus, Amenorrhö, Hirsutismus, Impotenz, Striae, Petechien, Ekchymosen, Steroidakne, Ödeme, Kaliumverlust, Atrophie der Nebennierenrinde, Behinderung der Immunvorgänge, verzögerte Wundheilung, Wachstumsstörungen bei Kindern, aseptische Knochennekrose, Glaukom, Katarakt, erhöhtes Thromboserisiko, Pankreatitis, psychische Störungen (Euphorie). Dazu kommen zahlreiche Wechselwirkungen bei gleichzeitiger Behandlung mit anderen Medikamenten.

○ *Decortin*® (Tbl. zu 5 und 50 mg): Prednison
○ *Decortin*® H (Tbl. zu 1, 5, 20, 50 mg): Prednisolon
Dosierung: 1 mg Prednison/Prednisolon/kg KG. Dosisreduktion um 10 mg alle 5–7 Tage.

Andere therapeutische Maßnahmen

Häufig wird eine Herdsanierung notwendig, beispielsweise eine Extraktion beherdeter Zähne oder Tonsillektomie.

9.3 Differentialtherapie

Die rheumatische Endokarditis zwingt zu mehrwöchiger strenger Bettruhe und verlangt angesichts des oft lebensbedrohlichen Krankheitsbildes durchgängig eine intensive psychische Betreuung der Patienten.

Akutstadium. Die Behandlung erfolgt im akuten Stadium durch eine gezielte Antibiotikatherapie, in der Regel mit Penicillin, bzw. bei Penicillin-Allergie mit Cephalosporinen oder Erythromycin. Parallel dazu wird eine antiphlogistische Therapie mit Acetylsalicylsäure und nur in Ausnahmefällen mit Kortikoiden durchgeführt.

Rekonvaleszenz. Im Anschluß an die Akuttherapie ist eine mehrjährige Dauerprophylaxe mit Penicillin G erforderlich.

Klassische Naturheilverfahren sowie Homöopathie, Akupunktur und Neuralverfahren sind in der Akutphase ohne Bedeutung.

Sie können lediglich in der Rekonvaleszenzphase in begrenztem Umfang verordnet werden, vorwiegend, um die antibiotische Therapie zu unterstützen. Neben einer vollwertigen Ernährung und Atemtherapie empfiehlt sich eine vorsichtige Bewegungstherapie, beginnend mit isometrischen Spannungsübungen der Arme und Beine und ganz vorsichtiger Steigerung der Belastung. Aus dem Gebiet der Hydrotherapie kommen lediglich milde Reize in Form von warmen und wechselwarmen Waschungen und Teilbädern in Betracht.

Bei allen entzündlichen Herzerkrankungen können in der Rekonvaleszenzphase unterstützend pflanzliche Immunstimulanzien wie Echinacea, ferner Bryonia, Baptisia, Chamomilla und Thuja eingesetzt werden. Zusätzlich ist eine tonisierend-roborierende Behandlung mit den Adaptogenen Ginseng, Eleukokk und Rosmarin (als Badezusatz) möglich.

Darüber hinaus können auch weiterführende Maßnahmen wie Tonsillektomie oder Extraktionen beherdeter Zähne erforderlich werden.

Stadium	Akut-phase	Rekonva-leszenz
allgemeine Maßnahmen	+	+
Ernährungstherapie	–	(+)
Atemtherapie	(+)	+
Bewegungstherapie	(+)	+
Hydrotherapie	(+)	+
Balneo- und Klimatherapie	–	–
Massage	–	–
Phytotherapie	–	(+)
Homöopathie	–	(+)
Akupunktur	–	–
Neuraltherapie	–	–
konventionelle medikamentöse Therapie	+	+
andere therapeutische Maßnahmen	–	–

+	indiziert
(+)	Indikation möglich, adjuvante Therapie
–	nicht indiziert

Abb. 9 Therapiekonzept bei rheumatischer Endokarditis

10.
Infektiöse
(bakterielle)
Endokarditis

10.1 Allgemeines

Definition. Die bakterielle Endokarditis ist eine septische Erkrankung, bei der es durch einen infektiösen Streuherd zu einer Entzündung des Endokards bzw. einer oder mehrerer (vorgeschädigter) Herzklappen kommt.

Ätiologie und Pathophysiologie. Die Krankheit entsteht durch bakterielle Erreger, die in die Blutbahn geschwemmt werden und Herzklappen befallen, die beispielsweise durch rheumatische Endokarditis oder kongenitale Vitien vorgeschädigt sind. Grundsätzlich können die meisten bekannten Bakterien zu einer Endokarditis führen. Am häufigsten sind jedoch Streptococcus viridans (35–65 %) und andere Streptokokken (15–20 %), ferner Enterokokken (5–15 %), Staphylokokken (15–20 %) sowie gramnegative Erreger (1–10 %). In den letzten Jahren nahmen die Streptokokkenendokarditiden ab, die Infektionen durch Entero-und Staphylokokken sowie gramnegative Erreger zeigten eine steigende Tendenz.

Von der insgesamt häufiger werdenden Erkrankung werden überwiegend Mitralklappe, seltener Aortenklappe bzw. beide Klappen betroffen. Nicht selten entsteht bei Patienten mit vorgeschädigten Herzklappen auch eine bakterielle Endokarditis durch invasive diagnostische und therapeutische Eingriffe, wie zahnärztliche Behandlungen, Tonsillektomien, gastroenterologische und urologische Eingriffe, Schwangerschaftsabbrüche u. a.

Diagnostik

Die wichtigsten Symptome sind:

Fieber	(94 %)
Inappetenz	(71 %)
Schweißausbruch	(63 %)
Blässe	(49 %)
Schüttelfrost	(49 %)
Arthralgien	(41 %)
Palpitationen	(31 %)

Die häufigsten klinischen Befunde sind:

Herzgeräusche	(91 %)
BSG-Beschleunigung	(91 %)
Leukozytose	(63 %)
Proteinurie	(45 %)
Anämie	(44 %)
Erythrozyturie	(41 %)

Als klassische Trias einer infektiösen Endokarditis gelten:

- Fieber,
- Herzgeräusche,
- Anämie.

Die durch Streptococcus viridans verursachte Endocarditis lenta verläuft schleichend.

Bakterielle Mikroembolien können »Osler splits« (Knötchen) an Fingern und Zehen hervorrufen. Hämaturie und Proteinurie deuten auf Mitbeteiligung der Nieren hin (glomeruläre Herdnephritis, *Löhlein*). Die Diagnose muß durch wiederholte Blutkulturen in kurzen Abständen (über 2 bis 3 Tage/alle 4 bis 6 Stunden) aerob und anaerob, venös und gegebenenfalls arteriell erzwungen werden.

Die höchste Ausbeute positiver Kulturen wird im Knochenmarksblut erzielt. Die Gewinnung von Knochenmark ist daher besonders indiziert bei Verdacht auf mykotische Endokarditis, bei allen Risikopatienten, besonders bei i.v.-Drogen-Abhängigen.

Zur Diagnosesicherung ist eine enge Kooperation zwischen Klinikern und Mikrobiologen (Bakteriologen) erforderlich.

Die infektiöse bakterielle Endokarditis ist auch heute noch eine sehr ernste Erkrankung, die nur 70 bis 90 % der Patienten überleben.

10.2 Therapie

Die Therapie der bakteriellen Endokarditis muß grundsätzlich in der Klinik durchgeführt werden und verfolgt drei Ziele:

1. totale Eliminierung der infizierenden Keime
2. Verhinderung von Komplikationen
3. rechtzeitige Operation

Die Behandlung der akuten und subakuten bakteriellen Endokarditis besteht ausschließlich in konventionell medikamentöser (Antibiotika) bzw. chirurgischer Therapie. Dabei muß die möglichst gezielte antibiotische Therapie so schnell wie möglich begonnen werden; anderenfalls verschlechtert sich die Prognose rapide.

Im Rahmen der Nachbehandlung ist neben der unverzichtbaren antibiotischen Rezidivprophylaxe auch der Einsatz von Naturheilverfahren und Homöopathika im Sinne einer adjuvanten Therapie möglich.

10.2.1 Allgemeine Maßnahmen

Wegen der Gefahr einer kardialen Dekompensation unter Belastung muß strengste körperliche Schonung (Bettruhe) über mehrere Wochen eingehalten werden. Da entzündliche Herzerkrankungen immer lebensbedrohlich sind, ist eine begleitende intensive psychische Betreuung der Patienten unerläßlich.

10.2.2 Klassische Naturheilverfahren

Die klassischen Naturheilverfahren sind in der Akutphase der bakteriellen Endokarditis ohne Bedeutung, können jedoch mit Beginn der Rekonvaleszenz in begrenztem Umfang zur unterstützenden Behandlung eingesetzt werden. Für eine Ernährungstherapie orientiert man sich dabei zweckmäßigerweise an dem Grunddiät-Vollwertsystem nach *Anemueller*.

Bewegungstherapie. Vorsichtige körperliche Belastung darf frühestens 8 bis 12 Wochen nach Abklingen der Akutsymptome erfolgen; zu Beginn stehen isometrische Spannungsübungen der Arme und Beine.

Hydrotherapeutisch kommen zunächst milde Reize wie warme oder wechselwarme Waschungen und Teilbäder in Betracht. Unter Beachtung des Reaktionsvermögens können Hydro- und Bewegungstherapie nach Umfang und Intensität allmählich gesteigert und durch weitere Methoden ergänzt werden.

Der Stellenwert der **Phytotherapie** ist vergleichsweise gering. Im Prinzip kommen die auf S. 149 genannten Phytotherapeutika zur adjuvanten Therapie in der Rekonvaleszenzphase in Betracht (Echinacea, Ginseng, Eleutherococcus, ferner Bryonia, Baptisia, Chamomilla, Thuja).

10.2.3 Homöopathie

Auch die Homöopathie besitzt in der Therapie der akuten und subakuten bakteriellen Endokarditis nur eine relative Indikation. Im Rahmen einer adjuvanten Therapie in der Rekonvaleszenzphase können Lachesis muta, Acidum arsenicosum, Kalium carbonicum, Kalmia latifolia und Spigelia anthelmia verordnet werden (S. 150).

10.2.4 Akupunktur

Im akuten Stadium der bakteriellen Endokarditis ist die Akupunktur nicht indiziert.

10.2.5 Neuraltherapie

Im akuten Stadium der bakteriellen Endokarditis ist die Neuraltherapie nicht indiziert.

Eine systematische Störfelddiagnostik kann in der Rekonvaleszenzphase durchgeführt werden.

10.2.6 Konventionelle Therapie

Medikamentöse Therapie

> Grundsätzlich sollten nur bakterizide Antibiotika intravenös eingesetzt werden; Verweilkatheter sind kontraindiziert.

Wenn möglich, ist eine gezielte Chemotherapie nach Antibiogramm durchzuführen, das gilt insbesondere für die subakuten Verlaufsformen.

Die minimale Hemmkonzentration (MHK) und minimale bakterizide Konzentration (MBK) der betreffenden Antibiotika sollten bekannt sein.

Eine Antikoagulanzientherapie gilt im allgemeinen als kontraindiziert (Ausnahme: Marcumar®-Therapie bei Kunstklappen-Endokarditis). Corticosteroide sind nur ausnahmsweise bei gravierenden allergischen Reaktionen indiziert.

Je nach Erreger gelten folgende Therapieempfehlungen:

1. Streptococcus viridans (Endocarditis lenta)

Kombinationstherapie mit Penicillin G und Streptomycin; bei Penicillin-Allergie alternativ Vancomycin oder Cefalotin
Penicillin G 4mal tgl. 2 (–4) Mega I.E. i.v. (4 Wochen)
oder Vancomycin 4mal tgl. 7,5 mg/kg KG i.v. (4 Wochen)
oder Cefalotin 6mal tgl. 2 g i.v. (4 Wochen)
+ Streptomycin 2mal tgl. 500 mg i.m. (2 Wochen)

2. Streptokokken der Gruppen A, B, C, F, H, S

Penicillin G bzw. Kombinationstherapie mit Penicillin G und Streptomycin (s. 1).

3. Enterokokken

Kombinationstherapie mit Penicillin G und Streptomycin (MHK < 2000 µg/ml),

Penicillin G und Gentamicin (MHK > 2000 µg/ml) bzw. Imipenem und Gentamicin).
Penicillin G 4mal tgl. 5 (–10) Mega I.E. i.v. (4 Wochen)
+ Gentamicin 3mal tgl. 80 mg i.v. (4 Wochen)
Imipenem 4mal tgl. 1 g i.v. (4 Wochen)

4. Staphylokokken

Kombinationstherapie mit Oxacillin und Gentamicin (MHK > 0,1 µg/ml) bzw. Penicillin G (MHK < 0,1 µg/ml).
Oxacillin 6mal tgl. 2 g i.v. (4–6 Wochen)
+ Gentamicin 3mal tgl. 80 mg i.v. (4–6 Wochen)

5. Staphylococcus epidermidis

Kombinationstherapie mit Vancomycin, Rifampicin und Gentamicin.
Vancomycin 4mal tgl. 7,5 mg/kg KG i.v. (4–6 Wochen)
+ Rifampicin 1mal tgl. 600 mg p.o. (4–6 Wochen)
+ Gentamicin 3mal tgl. 80 mg i.v. (4–6 Wochen)

6. Gramnegative Bakterien

(Haemophilus, Pseudomonas, Proteus, E. coli u. a.)
Kombinationstherapie mit Gentamicin und Mezlocillin.
Gentamicin 3mal tgl. 80 mg i.v. (6 Wochen)
+ Mezlocillin 3mal tgl. 5 g i.v. (6 Wochen)

7. Pilz-Endokarditis

Sie wird behandelt mit Amphotericin B und Flucytosin.
Amphotericin B 1 mg/kg KG i.v. (6–8 Wochen)
+ Flucytosin 150 mg/kg KG p.o. (6–8 Wochen)

8. Endokarditis ohne Erregernachweis

Inzidenz 3–41 %. Therapie wie bei Enterokokken-Endokarditis mit zusätzlicher Gabe von Oxacillin.
Penicillin G 4mal tgl. 5 (–10) Mega I.E. i.v. (4 Wochen)
+ Gentamicin 3mal tgl. 80 mg i.v. (4 Wochen)
+ Oxacillin 6mal tgl. 2 g i.v. (4–6 Wochen)

Im Anschluß an die Therapie der akuten Endokarditis ist eine Rezidivprophylaxe mit Penicillin über mehrere Jahre notwendig.

Endokarditis-Prophylaxe

Zu beachten ist, daß die besonders gefährdeten Patienten mit erworbenen oder angeborenen Vitien und Kunstklappenträger bei folgenden Eingriffen einer Endokarditis-Prophylaxe bedürfen:

- zahnärztliche Eingriffe
- Tonsillektomien
- Bauchoperationen (gastrointestinal, Gallenwege)
- Eingriffe an Urethra, Prostata, Blasenkatheterisierung
- Bronchoskopien
- septischer Abort
- Abszeßinzisionen und Wundrevisionen

Es wird empfohlen, bei den genannten Eingriffen oberhalb des Zwerchfells
- 2 Mega I.E. Penicillin G (bei Unverträglichkeit 600 mg Clindamycin)
und bei Eingriffen unterhalb des Zwerchfells
- 2 (–3) g Amoxicillin (bzw. 400 mg Ofloxacin)
jeweils eine Stunde vor dem geplanten Eingriff zu geben.

Penicillin G
(S. 151)

Dosierung: 4mal tgl. 2–4 Mega I.E. i.v. über 4 Wochen.

Streptomycin

Streptomycin ist ein Aminoglykosid, Antibiotikum und Tuberkulostatikum.

Indikationen: Tuberkulose und Infektionen mit Streptomycin-empfindlichen Keimen, Streptokokken- bzw. Enterokokken-Endokarditis.

Kontraindikationen:Vorschädigungen des Hör- und Gleichgewichtsorgans, terminale Niereninsuffizienz, Gravidität.

Nebenwirkungen: (wie Gentamicin): Muskelschmerzen, neurovaskuläre Blockade, Parästhesien, Hör- und Gleichgewichtsschäden, Nierenschäden.

○ *Streptomycin »Grünenthal«*
(1 Amp. = 1 g)
Dosierung: 2mal tgl. 500 mg i.m. über 2 Wochen.

Vancomycin

Vancomycin ist ein Polypeptid-Antibiotikum.

Indikationen: Infektionen mit Vancomycin-empfindlichen Keimen, bei Penicillin-Allergie, Endokarditis durch Staphylokokken und Streptococcus viridans.

Kontraindikationen: Vorschädigung des Hör- und Gleichgewichtsorgans, Gravidität.

Nebenwirkungen:
- anaphylaktische Reaktionen mit Blutdruckabfall, Atemnot, Urtikaria, Juckreiz, selten **Herzstillstand!**
- Nierenversagen, interstitielle Nephritis
- Hörverlust, Schwindel, Ohrensausen
- Neutropenie, Thrombozytopenie, Eosinophilie
- Übelkeit, Schüttelfrost
- exfoliative Dermatitis, Vaskulitis
- pseudomembranöse Enterokolitis

○ *Vancomycin CP Lilly*
(1 Inj.-Fl. = 500 mg)
Dosierung: 4mal tgl. 7,5 µg/kg KG i.v. über 4–6 Wochen.

Cefalotin

Wirkungsweise: Cephalosporine hemmen die Zellwandsynthese der Bakterien und wirken nur während der Wachstumsperiode der Bakterien auch keimtötend.

Indikationen: Das Wirkungsspektrum entspricht im wesentlichen bei den gramnegativen Keimen dem Ampicillin, bei den grampositiven Erregern dem Penicillin G und den Staphylokokken-Penicillinen (Oxacillin).

Kontraindikationen: Cephalosporin-Allergie, Magen-Darm-Erkrankungen bei Penicillin-Überempfindlichkeit; in 5 bis 10 % aller Fälle ist eine Kreuzallergie möglich.

Nebenwirkungen:
* allergische Erscheinungen bis zum Schock
* Hautreaktionen
* Blutbildveränderungen
* Arzneimittelfieber
* Thrombophlebitis
* gastrointestinale Störungen
* Nierenschädigung

Als wichtige Wechselwirkung beachte man die Verstärkung der Nephrotoxizität bei zusätzlicher Anwendung von Aminoglykosiden und Schleifendiuretika.

○ *Cepovenin*® (1 Amp. = 1 und 2 g)
Dosierung: 6mal tgl. 2 g i.v. über 4 Wochen

Aminoglykosidantibiotika, Gentamicin

Gentamicin ist ein bakterizides Aminoglykosid-Antibiotikum.

Indikationen: Infektionen mit Gentamicin-empfindlichen Keimen.

Kontraindikationen: Schwere kardiogene und nephrogene Ausscheidungsstörungen, Schwangerschaft, Vorschädigung des Gehör- und Gleichgewichtsorgans.

Nebenwirkungen: Hör- und Gleichgewichtsschäden, Nierenschäden, neuromuskuläre Blockaden, Parästhesien und Muskelschmerzen.

○ *Refobacin*® (Amp. zu 10, 40, 80 und 120 mg):
Gentamicin
Dosierung: 3mal tgl. 80 mg i.v. über 4–6 Wochen.

Imipenem

Imipenem ist ein β-Lactam-Antibiotikum mit bakterizider Wirkung.

Indikationen: Infektionen mit Imipenem-empfindlichen Keimen, Sepsis.

Kontraindikationen: Meningitis, Gravidität, Stillzeit, Säuglinge jünger als 3 Monate.

Nebenwirkungen:
* allergische Reaktionen, Schock, Lyell-Syndrom
* Diarrhöen, pseudomembranöse Kolitis
* Blutbildveränderungen: Leukopenie, Neutropenie, Agranulozytose, Thrombozytopenie, Eosinophilie, Hb-Abfall
* Leberfunktionsstörungen, Hepatitis
* Nierenfunktionsstörungen, Kreatininerhöhung, Oligurie, Polyurie, akutes Nierenversagen
* Schädigung des ZNS, Myoklonien, Verwirrtheit, Krampfanfälle, psychische Störungen

○ *Zienam*® (Amp. zu 250 und 500 mg)
Dosierung: 4mal tgl. 1 g i.v. über 4 Wochen.

Oxacillin

Oxacillin gehört zu den bakteriziden penicillinasefesten Penicillinen.

Indikationen: Infektion durch Penicillin-G-resistente Staphylokokken.

Kontraindikationen und Nebenwirkungen: S. 151, »Penicillin-Allergie«.

○ *Stapenor*® (Inj.-Fl. zu 0,5 und 1 g)
Dosierung: 6mal tgl. 2 g i.v. über 4–6 Wochen

Rifampicin

Rifampicin ist ein chemisch definiertes Tuberkulostatikum.

Indikationen: Tuberkulose, Kombinationstherapie bei Endokarditis infolge Staphylococcus-epidermis-Infektion.

Kontraindikationen: Schwere Leberfunktionsstörungen, Gravidität und Stillzeit.

Nebenwirkungen:
- Hautreaktionen
- Kopfschmerzen, Schwindel
- gastrointestinale Beschwerden
- Leberschäden
- Leukopenie, Thrombopenie, hämolytische Anämie
- interstitielle Nephritis
- allergische Reaktionen

○ Rifampicin-Hefa (Drg. = 600 mg)
Dosierung: 1mal tgl. 1 Drg. über 4–6 Wochen.

Mezlocillin

Mezlocillin ist ein Breitbandantibiotikum aus der Gruppe der bakterizid wirkenden Penicilline mit besonderer Wirksamkeit gegen gramnegative Problemkeime (ebenso aber auch gegen viele grampositive Erreger).

Indikationen: Mezlocillin-empfindliche Erreger.

○ *Baypen®* (Inj.-Fl. zu 0,5, 1, 2, 3, 4 und 5 g)
Dosierung: 3mal tgl. 5 g.

Ampicillin

Ampicillin ist ein halbsynthetisches bakterizides Penicillinderivat mit breitem Wirkungsspektrum, hauptsächlich gegen gramnegative Keime.

Indikationen: Infektionen durch Ampicillin-empfindliche Keime.

Kontraindikationen und Nebenwirkungen: S. 151, »Penicillin-Therapie«.

○ *Binotal®* (Inj.-Fl. zu 0,5, 2 und 5 g)
Dosierung: 4mal tgl. 5 g i.v. über 6–8 Wochen.

Antimykotika

Zur Behandlung der seltenen Pilz-Endokarditis mit den Antimykotika Amphotericin B und Flucytosin ist entsprechende Fachliteratur zu Rate zu ziehen.

Andere therapeutische Maßnahmen

Trotz einer relativ hohen Letalität wird die Indikation zum operativen Vorgehen inzwischen deutlich häufiger gestellt als früher. Eine dringende Indikation zum raschen Klappenersatz ist gegeben bei

- persistierender oder progredienter Herzinsuffizienz
- paravalvulären Abszessen oder Aneurysmen
- Auftreten septischer Embolien
- Fortbestehen einer Sepsis (nach 72 h) trotz adäquater antibiotischer Therapie (häufig bei Pilz- und Pseudomonas-Endokarditis)
- Eintreten eines Nierenversagens.

10.3 Differentialtherapie

Die Behandlung der akuten und subakuten infektiösen Endokarditis ist grundsätzlich in der Klinik durchzuführen. Neben mehrwöchiger strenger Bettruhe und intensiver psychischer Betreuung wird die Therapie ausschließlich konventionell medikamentös (mit Antibiotika) bzw. chirurgisch durchgeführt.

Klassische Naturheilverfahren, Homöopathie, Akupunktur und Neuraltherapie sind hier ohne Bedeutung.

Lediglich in der **Rekonvaleszenzphase** können sie in Form von Ernährungstherapie (Vollwerternährung), Atemtherapie (Vollatmung), Bewegungstraining (isometrische Spannungsübungen, vorsichtige Mobilisationstherapie), Hydrotherapie (Waschungen, Teilbäder) und Phytotherapie (adjuvante Verordnung von Echinacin, Thuja, Ginseng, Eleutherococcus u. a.), neben der unbedingt erforderlichen Langzeitrezidivprophylaxe mit Penicillin verordnet werden. Den gleichen Stellenwert besitzen hier homöopathische Arzneimittel.

Die Therapie der akuten und subakuten Endokarditis verfolgt das Ziel der totalen Keimeliminierung, Verhinderung von Komplikationen und Indikationsstellung zur rechtzeitigen Operation.

Nach Möglichkeit ist eine gezielte **Antibiotikatherapie** mit Nachweis von Erreger, Bestimmung von minimaler Hemmkonzentration und minimaler bakterizider Konzentration nach bewährten Schemata mit hochdosierten intravenösen Gaben über 4–6 bzw. 8 Wochen durchzuführen, je nach Erreger in verschiedenen Kombinationsbehandlungen (S. 162).

Bei Endokarditis ohne Erregernachweis besteht die empirische Therapie in der Kombination aus Penicillin G, Gentamicin und Oxacillin.

Besonders gefährdete Patienten, bei denen ein invasiver diagnostischer bzw. therapeutischer Eingriff vorgesehen ist, bedürfen einer *Rezidivprophylaxe*.

Ein Eingriff oberhalb des Zwerchfells erfordert 2 Mega Penicillin (bzw. 600 mg Clindamycin), ein Eingriff unterhalb des Zwerchfells 2 g Amoxycillin (bzw. 400 mg Ofloxacin) jeweils eine Stunde vor Operationsbeginn.

Operation. Die Indikation zum operativen Vorgehen mit Klappenexzision und -ersatz ist gegeben bei persistierender bzw. progredienter Herzinsuffizienz, paravalvulären Abszessen und Aneurysmen, septischen Embolien, Fortbestehen der Sepsis nach 3 Tagen trotz adäquater Therapie und bei Nierenversagen. Relativ häufig läßt sich bei einer Endokarditis, die durch Pilze oder Problemkeime (Pseudomonas) hervorgerufen wurde, ein chirurgisches Vorgehen nicht vermeiden.

Stadium	Akut-phase	Rekonva-leszenz
allgemeine Maßnahmen	+	+
Ernährungstherapie	–	(+)
Atemtherapie	(+)	+
Bewegungstherapie	(+)	+
Hydrotherapie	(+)	+
Balneo- und Klimatherapie	–	–
Massage	–	–
Phytotherapie	–	(+)
Homöopathie	–	(+)
Akupunktur	–	–
Neuraltherapie	–	–
konventionelle medikamentöse Therapie	+	+
andere therapeutische Maßnahmen	+	–

+	indiziert
(+)	Indikation möglich, adjuvante Therapie
–	nicht indiziert

Abb. 10 Therapiekonzept bei infektiöser (bakterieller) Endokarditis

11.
Myokarditis

11.1 Allgemeines

Definition. Die Myokarditis ist eine um-schriebene oder diffuse entzündliche Erkrankung des Herzmuskels.

Ätiologie und Pathophysiologie. Als Ur-sachen kommen in Frage: Viren (in erster Linie Coxsackie-Viren der Gruppe A und B), septische Prozesse nach bakteriellen Infekten, einzelne Infektionskrankheiten (Scharlach, Typhus, Diphtherie), ferner Toxoplasmose und Fleckfieber sowie das rheumatische Fieber.

Schließlich können auch allergische Pro-zesse, chronische Polyarthritis und Kolla-genosen die Krankheit hervorrufen.

Pathologisch-anatomisch wird eine vor-wiegend exsudative von einer überwie-gend proliferativen Form der Myokarditis unterschieden.

Diagnostik. Klinisch wird meist eine Ta-chykardie beobachtet, die mit Rhythmus-störungen (Extrasystolen) einhergehen kann. Häufig treten auch Symptome der Herzinsuffizienz auf (röntgenologisch Herzvergrößerung). Im EKG sind ST-Streckensenkungen und terminal negative T-Wellen nachweisbar. Im Blut treten meist Entzündungszeichen (Leukozytose, Linksverschiebung, BSG- und CRP-Er-höhung) auf sowie eine Erhöhung der Kreatinkinase einschließlich des Isoen-zyms CK-MB. Zudem fällt auch eine ge-zielte bakteriologische bzw. serologische Diagnostik in der Regel positiv aus.

11.2 Therapie

Da bei Myokarditiden eine Behandlung des Grundleidens angestrebt werden sollte, ist lediglich in begrenztem Umfang auch an den adjuvanten Einsatz klassischer Naturheilverfahren zu denken. Die konventionell medikamentöse Therapie ist Methode der Wahl bei bakterieller Genese der Myokarditis sowie bei den Begleitsymptomen Herzinsuffizienz und Rhythmusstörungen. Sie kann darüber hinaus zur symptomatischen Behandlung der Virus-Myokarditis eingesetzt werden. Als weiterführende Maßnahme ist in bestimmten Fällen eine Herdsanierung in Erwägung zu ziehen.

Im Verlauf der Rekonvaleszenz kann mit dem Einsatz klassischer Naturheilverfahren und homöopathischer Arzneimittel der Versuch einer Rezidivprophylaxe unternommen werden.

11.2.1 Allgemeine Maßnahmen

Wegen der Gefahr einer kardialen Dekompensation unter Belastung ist strengste körperliche Schonung (Bettruhe) über mehrere Wochen geboten.

Da entzündliche Herzerkrankungen immer eine lebensbedrohliche Situation darstellen, muß der Patient intensiv psychisch betreut werden.

11.2.2 Klassische Naturheilverfahren

Die klassischen Naturheilverfahren sind in der Akutphase der Myokarditis ohne Bedeutung, können jedoch mit Beginn der Rekonvaleszenz zur unterstützenden Behandlung eingesetzt werden.

Die diätetische Behandlung orientiert sich am Grunddiät-Vollwertsystem nach *Anemueller* bzw. dessen krankheitsspezifischen Ableitungen.

Eine vorsichtige körperliche Belastung darf frühestens 8 bis 12 Wochen nach Abklingen der akuten Symptome erfolgen, zu Beginn stehen isometrische Spannungsübungen der Arme und Beine.

Hydrotherapeutisch kommen zunächst milde Reize wie warme oder wechselwarme Waschungen und Teilbäder in Betracht. Unter Beachtung der Reaktionsfähigkeit können Hydro- und Bewegungstherapie nach Umfang und Intensität allmählich gesteigert und durch weitere Methoden ergänzt werden.

Eine phytotherapeutische Behandlung kommt selbstverständlich nur als unterstützende Maßnahme während der Rekonvaleszenzphase in Betracht. Sinnvoll sind Arzneipflanzen mit immunmodulierender Wirkung (Echinacea, Bryonia, Baptisia, Chamomilla, Thuja). Zusätzlich können die Adaptogene Ginseng, Eleukokk, ferner Rosmarin und Kalmus (als Badezusatz) verordnet werden (S. 149).

11.2.3 Homöopathie

Auch die Homöopathie kann nur im Rahmen der Nachbehandlung der Myokarditis eingesetzt werden. Analog zu allen entzündlichen Herzerkrankungen können wiederum folgende Homöopathika verordnet werden: Lachesis muta, Acidum arsenicosum, Kalium carbonicum, Kalmia latifolia und Spigelia anthelmia (S. 150).

11.2.4 Akupunktur

Im akuten Stadium der Myokarditis ist die Akupunktur nicht indiziert.

11.2.5 Neuraltherapie

Im akuten Stadium der Myokarditis ist die Neuraltherapie nicht indiziert.

11.2.6 Konventionelle Therapie

Medikamentöse Therapie

Bei bakterieller Genese der Myokarditis wird je nach Antibiogramm eine frühzeitige und gezielte antibiotische Therapie vorgenommen. Eine begleitende Herzinsuffizienz ist nach den unter S. 31 dargestellten Richtlinien zu behandeln.

> Herzglykoside sind allerdings besonders vorsichtig einzusetzen, da sie die elektrische Instabilität des Herzens verstärken können.

Bei gleichzeitig auftretenden Rhythmusstörungen richtet sich die Therapie in der Regel nach den auf S. 125 gegebenen Empfehlungen.

Virus-Myokarditiden heilen zwar meistens spontan aus, können aber auch symptomatisch mit Salizylaten (ASS) und Indometacin behandelt werden; Kortikosteroide sind nicht indiziert.

Acetylsalicylsäure

Zu Wirkungsweise, Indikation, Kontraindikationen und Nebenwirkungen S. 152 »Therapie des akuten rheumatischen Fiebers«.

Indometacin

Wirkungsweise. Indometacin ist ein nichtsteroidales Antirheumatikum und wirkt über eine Hemmung der Prostaglandinsynthese entzündungshemmend und schmerzstillend.

Indikationen: chronische Polyarthritis, Arthrosis deformans, M. Bechterew, Weichteilrheumatismus, akuter Gichtanfall, Lumboischialgien, Virusmyokarditis.

Kontraindikationen: Schwangerschaft, Stillzeit. Strenge Indikationen bei Kindern und älteren Patienten! Blutbildungsstörungen, Magen-Darm-Ulzera, Porphyrie, Asthma bronchiale, chronische Atemwegserkrankungen, Herz-, Nieren- und Leberinsuffizienz, Hypertonie.

Zentralnervöse Störungen (Kopfschmerz, Müdigkeit, Schwindel), Hautreaktionen, Ödeme, Blutbildungsstörungen, Hyperkaliämie, Hörstörungen, Sehstörungen. Zudem sind viele Wechselwirkungen bekannt.

Nebenwirkungen sind sehr zahlreich, daher strenge Indikationsstellung! Gastrointestinale Störungen (Durchfall, Übelkeit), okkulte gastrointestinale Blutungen, Anämie, Magen- und Darm-Ulzera, zentralnervöse Störungen (Kopfschmerz, Müdigkeit, Schwindel), Bronchospasmen, Hautreaktionen, Ödeme, Störungen der Blutbildung, der Leberfunktionen sowie der Nierenfunktionen (nephrotisches Syndrom, akutes Nierenversagen!), Hyperkaliämie, Hör- und Sehstörungen.

Zudem sind zahlreiche Wechselwirkungen bekannt.

○ *Amuno*® M (Kps. zu 25 und 50 mg)
Dosierung: 3mal tgl. 25 mg p.o.

Andere therapeutische Maßnahmen

In geeigneten Fällen kann eine Herdsanierung durchgeführt werden.

11.3 Differentialtherapie

Die Myokarditis sollte stationär mit körperlicher Schonung (Bettruhe) über mehrere Wochen behandelt werden. Anschließend erfolgt eine vorsichtige und stufenweise Belastung, bevor zu Übungs- und Therapieverfahren übergegangen werden kann. Klassische Naturheilverfahren können nur unterstützend eingesetzt werden. Eine besondere Diät ist nicht erforderlich. Atemtherapie, Bewegungstherapie sowie Hydrotherapie sind als unterstützende Verfahren in der Rekonvaleszenzphase sinnvoll. Auch können immunmodulierende Phytopharmaka wie Echinacea adjuvant eingesetzt werden. In der Rekonvaleszenzphase kommen homöopathische Arzneimittel ebenfalls in Betracht.

Bei *bakterieller Myokarditis* ist gezielt mit Antibiotika entsprechend dem Erregernachweis zu behandeln. Wenn sich eine Herzinsuffizienz entwickelt, so ist diese konventionell medikamentös zu therapieren (S. 162). Herzglykoside sind jedoch zurückhaltend einzusetzen. Begleitend auftretende Herzrhythmusstörungen sind oft medikamentös behandlungsbedürftig (S. 125).

Eine *Virusmyokarditis* heilt oft spontan aus, hier kann jedoch eine symptomatische Therapie mit ASS oder Indometacin sinnvoll sein; Kortikosteroide sind nicht indiziert. In geeigneten Fällen ist eine Herdsanierung durchzuführen.

Stadium	Akut-phase	Rekonva-leszenz
allgemeine Maßnahmen	+	+
Ernährungstherapie	–	(+)
Atemtherapie	(+)	+
Bewegungstherapie	(+)	+
Hydrotherapie	(+)	+
Balneo- und Klimatherapie	–	–
Massage	–	–
Phytotherapie	–	(+)
Homöopathie	–	(+)
Akupunktur	–	–
Neuraltherapie	–	–
konventionelle medikamentöse Therapie	+	+
andere therapeutische Maßnahmen	–	–

+	indiziert
(+)	Indikation möglich, adjuvante Therapie
–	nicht indiziert

Abb. 11 Therapiekonzept bei Myokarditis

12.
Perikarditis

12.1 Allgemeines

Definition. Die Perikarditis ist eine durch verschiedene Erreger verursachte Entzündung des Herzbeutels. Eine genaue Trennung zwischen Myokarditis und Perikarditis ist oft weder sinnvoll noch möglich.

Ätiologie und Pathophysiologie. Folgende Ursachen können der Perikarditis zugrunde liegen:

- infektiös: durch Viren (besonders Coxsackie- und ECHO-Viren), Bakterien (Tuberkelbakterien führen oft zur konstriktiven Perikarditis), seltener Bakterien im Rahmen einer septischen Pankarditis, Pilze, Rickettsien, Protozoen
- allergisch-hyperergisch: rheumatisches Fieber, Kollagenosen, medikamentös, Postmyokardinfarkt (*Dressler*-Syndrom), Postkardiotomiesyndrom, posttraumatisch
- neoplastisch: primär und durch Metastasen bedingt)
- urämisch (u. a. Stoffwechselstörungen)
- Infarktperikarditis (Pericarditis epistenocardica)

Ein Perikarderguß ohne Entzündung kann hervorgerufen werden durch Trauma bzw. Ruptur (Hämoperikard), durch Stauungsherzinsuffizienz oder bei Myxödem.

Diagnostik. Diagnostisch sind zwei Formen der Perikarditis abzugrenzen: die trockene (fibrinöse), die am Beginn oder am Ende einer akuten Perikarditis steht, und die feuchte (exsudative) Perikarditis. Die trockene Perikarditis verursacht einen stechenden, meist atemabhängigen retrosternalen Schmerz. Auskultatorisch erscheint häufig ein systolisches oder systolisch-diastolisches Reibegeräusch. Beim Übergang von der trockenen zur feuchten Perikarditis werden die Herztöne meist leiser, Reibegeräusch und Schmerzen verschwinden in der Regel. Durch große Exsudatmengen kann sich bei der feuchten Perikarditis eine Einflußstauung entwickeln mit Gefahr des kardiogenen Schocks.

EKG. Als Folge der begleitenden Myokarditis zeigt das EKG Zeichen des Außenschichtschadens mit ST-Streckenüberhöhung, später terminal negative T-Wellen, im Unterschied zum Herzinfarkt jedoch keinen R-Verlust. Im Röntgenbild des Thorax ist die typische dreiecksförmige Herzvergrößerung zu erkennen. Zur Diagnosesicherung trägt schließlich auch die Echokardiographie bei, die bereits kleinste Ergußmengen sehr gut nachweisen kann.

12.2 Therapie

Die Therapie der Perikarditis stützt sich vorwiegend auf eine konventionell medikamentöse Versorgung. Weiterführende Maßnahmen werden erforderlich bei urämisch bedingter Perikarditis (Dialyse) und bei konstriktiver Perikarditis (Dekortikation, Perikardektomie).

Klassische Naturheilverfahren und homöopathische Arzneimittel bieten in der Rekonvaleszenz bestimmte Möglichkeiten einer unterstützenden Behandlung.

12.2.1 Allgemeine Maßnahmen

Wegen der Gefahr einer kardialen Dekompensation unter Belastung ist strengste körperliche Schonung (Bettruhe) mehrere Wochen geboten. Da entzündliche Herzerkrankungen immer lebensbedrohlich sind, ist begleitend eine intensive psychische Betreuung des Patienten erforderlich.

12.2.2 Klassische Naturheilverfahren

Die klassischen Naturheilverfahren sind in der Akutphase der Perikarditis ohne Bedeutung, können jedoch mit Beginn der Rekonvaleszenz begrenzt zur Rezidivprophylaxe eingesetzt werden.
Eine Diät orientiert sich am Grunddiät-Vollwertsystem nach *Anemueller*.
Eine vorsichtige körperliche Belastung darf frühestens 8 bis 12 Wochen nach Abklingen der akuten Symptome einsetzen, zunächst mit isometrischen Spannungsübungen der Arme und Beine.

Milde hydrotherapeutische Reize wie warme oder wechselwarme Waschungen und Teilbäder können unter Beachtung der Reaktionsfähigkeit nach Umfang und Intensität allmählich gesteigert und durch weitere Methoden ergänzt werden.
Phytotherapeutisch kommen als adjuvante Therapie in der Rekonvaleszenzphase die immunmodulierenden Phytopharmaka wie z.B. Echinacea in Betracht (S. 149).

12.2.3 Homöopathie

Auch homöopathische Arzneimittel können nur in der Nachbehandlung einer Perikarditis eingesetzt werden (Lachesis muta, Acidum arsenicosum, Kalium carbonicum, Kalmia latifolia und Spigelia anthelmia (S. 150).

12.2.4 Akupunktur

Im akuten Stadium der Perikarditis ist die Akupunktur nicht indiziert.

12.2.5 Neuraltherapie

Im akuten Stadium der Perikarditis ist die Neuraltherapie nicht indiziert.

12.2.6 Konventionelle Therapie

Medikamentöse Therapie

Die medikamentöse Therapie richtet sich im Einzelfall nach dem jeweiligen Typ der Perikarditis.

Die relativ häufige und gutartige akute **Virusperikarditis** wird stationär symptomatisch antiphlogistisch behandelt mit

○ *Aspirin®* (Tbl. zu 0,1 g, 0,3 g, 0,5 g): Acetylsalicylsäure
Dosierung: 0,5–1,5 g tgl.

○ *Amuno®* M (Kps. zu 25 und 50 mg): Indometacin
Dosierung: 75–150 mg tgl. über 7–10 Tage (S. 173, Myokarditistherapie).

Bei ausgeprägter Ergußbildung und persistierenden Schmerzen sind Steroide angezeigt.

○ *Decortin®* (Tbl. zu 5 und 50 mg): Prednison
Dosierung: 50 mg tgl.

Die seltene **eitrige Perikarditis** bedarf einer gezielten antibiotischen Therapie nach entsprechendem Erregernachweis im Blut oder Perikardpunktat (S. 162, bakterielle Endokarditis).

Auch bei Verdacht auf tuberkulöse Genese sollte unbedingt ein Erregernachweis versucht werden (Perikardpunktat).

Die akute **tuberkulöse Perikarditis** erfordert eine mindestens 12monatige Behandlung mit einer tuberkulostatischen Dreifachkombination, beispielsweise Isonicotinsäurehydrazid (INH)/Ethambutol (EMB)/Rifampicin (RMP).

Rheumatische Perikarditis. Bei rheumatischer Genese besteht die Therapie in Penicillin und Steroiden (S. 153, rheumatisches Fieber).

Die **Infarktperikarditis** ist symptomatisch mit Antiphlogistika zu behandeln (z.B. mit Indometacin, Amuno® M), ebenso die Perikarditis bei Postmyokardinfarkt- und Postkardiotomiesyndrom (mit Indometacin und ASS, in refraktären Fällen auch mit Steroiden).

Therapie der Wahl bei **urämischer Perikarditis** ist die Dialyse; bei Persistenz lassen sich ebenfalls Indometacin und Steroide einsetzen.

Andere therapeutische Maßnahmen

Die konstriktive Perikarditis zwingt meist zur Dekortikation des Herzens bzw. zur Perikardektomie, die urämische Perikarditis zur Dialyse-Behandlung.

12.3 Differentialtherapie

Akutphase. Die Perikarditis wird ganz überwiegend konventionell medikamentös und unter Klinikbedingungen behandelt, beginnend mit körperlicher Schonung (Bettruhe) und begleitender psychischer Betreuung. Klassische Naturheilverfahren und Homöopathie haben in der akuten Therapiephase keinen Platz. Je nach Ätiologie und Perikarditis ist unterschiedlich zu behandeln:

● Die Virusperikarditis wird symptomatisch mit Acetylsalicylsäure und/oder Indometacin therapiert. Schlägt die Therapie nicht an, so können Steroide versucht werden.
● Die bakterielle bzw. eitrige Perikarditis erfordert eine konsequente Antibiotikagabe, möglichst gemäß Erregernachweis und Antibiogramm.
● Bei der durch Tuberkulose verursachten Perikarditis ist eine mindestens 12monatige tuberkulostatische Behandlung (beispielsweise mit INH, EMB und RMP) erforderlich.
● Bei der rheumatischen Perikarditis sind ebenso wie bei Endokarditis Penicillin, Antiphlogistika und eventuell Kortikosteroide indiziert.
● Eine Infekt-Perikarditis kann symptomatisch mit Indometacin therapiert werden.
● Die Postmyokard- und Postkardiotomie-Perikarditis läßt sich meist symptomatisch mit ASS und Indometacin behandeln. Bei Erfolglosigkeit können Steroide versucht werden.
● Die urämische Perikarditis erfordert eine Dialysetherapie; zusätzlich können Indometacin und Steroide eingesetzt werden.

Rekonvaleszenzphase. Nach Abklingen der akuten Symptome gewinnt in der Rekonvaleszenzphase die adjuvante Behandlung mit klassischen Naturheilverfahren im Sinne einer Steigerung der körpereigenen Abwehr an Bedeutung. In Betracht kommen hier Ernährungstherapie (Vollwerternährung), Atem- und Bewegungstherapie (Beginn mit isometrischen Spannungsübungen, allmähliche Belastung), Hydrotherapie (milde Reize in Form von Waschungen und wechselwarmen Teil- und Halbbädern) und insbesondere Phytotherapie (immunmodulierende Phytotherapeutika wie Echinacea). Außerdem können homöopathische Arzneimittel unterstützend in der Nachbehandlungsphase eingesetzt werden.
Darüber hinaus werden in einigen Fällen auch weiterführende Maßnahmen erforderlich. So ist bei der urämischen Perikarditis eine Dialysebehandlung indiziert. Eine konstriktive Perikarditis nach Tuberkulose kann operativ mit Dekortikation bzw. Perikardektomie versorgt werden.

Stadium	Akut-phase	Rekonva-leszenz
allgemeine Maßnahmen	+	+
Ernährungstherapie	–	(+)
Atemtherapie	(+)	+
Bewegungstherapie	(+)	+
Hydrotherapie	(+)	+
Balneo- und Klimatherapie	–	–
Massage	–	–
Phytotherapie	–	(+)
Homöopathie	–	(+)
Akupunktur	–	–
Neuraltherapie	–	–
konventionelle medikamentöse Therapie	+	+
andere therapeutische Maßnahmen	–	–

+	indiziert
(+)	Indikation möglich, adjuvante Therapie
–	nicht indiziert

Abb. 12 Therapiekonzept bei Perikarditis

13.
Hypertonie

13.1 Allgemeines

Definition. Nach den Richtlinien der WHO liegt eine Hypertonie dann vor, wenn Mehrfachmessungen unter Ruhe Blutdruckwerte über 160/95 mmHg ergeben. Als normal gelten Werte unter 140/90 mmHg.

Man unterscheidet im einzelnen:

• die Grenzwert-Hypertonie (*borderline hypertension*): systolischer Blutdruck zwischen 140 mmHg und 160 mmHg, diastolischer zwischen 90 mmHg und 95 mmHg
• die labile Hypertonie: mit zeitweise normalen Blutdruckwerten
• die fixierte Hypertonie: mit ständig erhöhten Blutdruckwerten
• Blutdruckkrisen: beispielsweise bei Phäochromozytom

Stadieneinteilung

I   ohne nachweisbare organische Schäden
II Schäden an Herz, Niere, Gehirn und Augenhintergrund
III Schädigungen an den genannten Organen mit deutlicher Beeinträchtigung eines der Organe
IV rasch progrediente Funktionsbeeinträchtigungen der gesamten Organe

Ätiologie und Pathophysiologie. In mehr als 80 % aller Fälle wird eine eindeutige Ätiologie nicht gefunden. Die Krankheit gilt dann als multifaktoriell bedingte Störung der Blutregulation mit genetischen, konstitutionellen, ernährungsabhängigen sowie endokrinen und anderen Ursachen (»essentielle Hypertonie«). Die Hypertonien mit bekannter Ursache (»sekundäre Hypertonie«) machen weniger als 20 % aus.

Sekundäre Hypertonien

• renale Hypertonie (etwa 15 % aller sekundären H.) mit
a) parenchymatösen und
b) vaskulären Ursachen (z. B. Nierenarterienstenose)
• endokrine Hypertonie (u. a. Phäochromozytom, Conn-Syndrom, Cushing-Syndrom und adrenogenitales Syndrom [AGS])
• kardiovaskuläre Hypertonie (z. B. Aortenisthmusstenose)
• durch Schwangerschaft ausgelöste Hypertonie
EPH-Gestose (edema, proteinuria, hypertension)
• durch Medikamente ausgelöste Hypertonie (z. B. durch Ovulationshemmer)
• neurogene Hypertonie (selten, bei Hirnaffektionen)

Pathophysiologisch entsteht ein Hochdruck, wenn entweder das Herzzeitvolumen (HZV) oder der periphere arterielle Widerstand oder beide gleichzeitig erhöht sind.

Ursachen des
• erhöhten Herzzeitvolumens: Aorteninsuffizienz, Hyperthyreose, hyperkinetisches Syndrom
• des erhöhten peripheren Widerstands:
a) Widerstandshochdruck (Widerstandserhöhung der Arteriolen bei essentieller, renaler und endokriner Hypertonie)
b) Windkesselhochdruck (mit Sklerose der großen Arterien)
c) Viskositätssteigerungen (bei Polyglobulie und Polyzythämie)

Diagnostik. Grundsätzlich sollte der Umfang der Diagnostik vom Alter des Patienten und dem Schweregrad der Krankheit abhängig gemacht werden. Die Diagnose ist zunächst durch mehrfache Blutdruckmessungen zu sichern. Anschließend folgt eine genaue körperliche Untersuchung, durch die Herzfehler und eine Aortenisthmusstenose ausgeschlossen werden können.

Zur Basisdiagnostik gehören Laboruntersuchungen mit Urinstatus, Blutbild, Kreatinin und Elektrolytbestimmung sowie eine sonographische Darstellung beider Nieren, ergänzend Augenhintergrundsbefund, Röntgenbild des Thorax und EKG-Beurteilung. Notwendig sind in besonderen Fällen auch eine digitale Subtraktionsangiographie (DSA), ein Urogramm (i.v.-Pyelographie) sowie Hormonuntersuchungen (beispielsweise Katecholamine, Vanillinmandelsäure im 24-Stunden-Harn) und abdominelles Computertomogramm (AcT).

13.2 Therapie

Neben einer gezielten Aufklärung sind als allgemeine Maßnahmen eine zweckmäßige Lebensweise, Streßabbau und Rauchverbot wesentliche Grundlagen der Gesamttherapie. Da die Hypertonie meist lebenslang behandelt werden muß, ist der Patient unbedingt für eine aktive Mitarbeit zu gewinnen (Compliance).

Klassische Naturheilverfahren und Homöopathie bilden weitgehend die Basistherapie der Grenzwerthypertonie und des labilen Hochdrucks (Stadium I und II) und bieten sich in bestimmtem Umfang auch zur unterstützenden Behandlung der fixierten Hypertonie an (Stadium III).

Die Akupunktur ist mit Einschränkungen bis zum Stadium II der Krankheit zu empfehlen.

Die konventionell medikamentöse Therapie wird vielfach bereits bei der Grenzwert-Hypertonie eingesetzt, sollte hier jedoch zunächst hinter den klassischen Naturheilverfahren und der Homöopathie zurückstehen. Sie ist hauptsächlich indiziert ab Stadium II und Methode der Wahl bei der fixierten Hypertonie (Stadium III) sowie bei der Blutdruckkrise (Stadium IV).

Während die primäre/essentielle Hypertonie grundsätzlich konservativ behandelt wird, machen einige seltene Fälle der sekundären Hypertonie auch ein operatives Vorgehen erforderlich (Conn-Syndrom-Nebennierenrindentumor, Phäochromozytom, einseitige Schrumpfniere und Nierenaortenstenose, solange der Hochdruck noch nicht fixiert ist).

13.2.1 Allgemeine Maßnahmen

Der Patient muß zunächst nachdrücklich über mögliche Ursachen und den Verlauf der Krankheit aufgeklärt werden. Eine Behandlung des Bluthochdrucks wird meist lebenslang notwendig und zwingt in vielen Fällen zu einer eingreifenden Umstellung der allgemeinen Lebensgewohnheiten. Die aktive, verantwortungsbewußte Mitarbeit des Patienten gehört daher zu den wesentlichen Voraussetzungen für einen dauerhaften Therapieerfolg.

Unter Berücksichtigung ausreichender Ruhemöglichkeiten ist bis zum Stadium II der Krankheit auch ein gezieltes Übungs- und Trainingsprogramm durchzuführen. In jedem Fall sollten die allgemeinen Maßnahmen – in Verbindung mit dem Einsatz klassischer Naturheilverfahren – bei leichten Formen des Bluthoch-

Grundlagen der Therapie

- ein zweckmäßig geregelter Tagesablauf (regelmäßige Mittagspausen, ausreichende Ruhezeiten, acht Stunden ungestörter Nachtschlaf)
- Abbau bestehender Konflikt-und Streßsituationen
- Rauchverbot
- eine sinnvolle, risikoentlastende Ernährung (Einschränkung des Kochsalzverzehrs, Gewichtsreduktion bei Übergewicht)
- weitgehender Verzicht auf Alkohol
- eine entspannende und befriedigende Freizeitgestaltung
- Blutdruckselbstkontrolle (Patientenpaß)

drucks (labile und Grenzwert-Hypertonie) zunächst Vorrang haben vor einer medikamentösen Behandlung. Der Patient ist ferner darüber aufzuklären, daß bei der Anwendung konventioneller Medikamente häufig Beschwerden auftreten können, entweder erstmalig oder zusätzlich zu den bestehenden, beispielsweise Müdigkeit oder zu starker Blutdruckabfall.

13.2.2 Klassische Naturheilverfahren

Ernährungstherapie

Natriumrestriktion. Zu den wichtigsten ernährungsbedingten Risikofaktoren der Hypertonie zählen Übergewicht, Alkoholmißbrauch und vor allem ein zu hoher Kochsalzverzehr. Der gegenwärtige Durchschnittsverbrauch liegt bei 10–15 g, die empfohlene Menge beträgt dagegen nur 7,5 g pro Tag.

> Durch weitgehenden Verzicht auf Salz könnte die Medikamentöse Therapie bei fast einem Drittel aller Hochdruckkranken in Westdeutschland überflüssig, in rund 50 % der Fälle zumindest reduziert werden.

Da eine solche Diät meist jedoch lebenslang durchgeführt werden muß, stellt sie hohe Anforderungen an Willenskraft und Durchhaltevermögen des Patienten. Je nach Schwere der Erkrankung kommen verschiedene Möglichkeiten der Natriumrestriktion in Betracht:

• streng kochsalzarm (bis 1 g Kochsalz pro Tag)
eine schwer herstellbare Diät, die nur zur kurzfristigen stationären Behandlung geeignet ist.
• kochsalzarm (bis 3 g Kochsalz pro Tag)
eine mäßig aufwendige Diät, bei der einige Nahrungsmittel (Brot, Käse, Wurst o. ä.) durch diätetische natriumarme Produkte ersetzt werden. Statt Kochsalz verwendet man ein kaliumhaltiges Kochsalz-Ersatzmittel. Wegen des deutlichen Beigeschmacks dieser Ersatzmittel ist auf eine genaue Dosierung zu achten.
• gelockert kochsalzarm (bis 6 g Kochsalz pro Tag)
eine recht praktikable Diät, bei der lediglich auf besonders natriumhaltige Lebensmittel verzichtet werden muß (gesalzenes und gepökeltes Fleisch, Salzheringe, bestimmte Mineralwässer u. a.). Statt Salz verwendet man Frischkräuter oder Trockengewürze.

Erhöhte Kaliumzufuhr. Neben der Einschränkung des Kochsalzverzehrs ist gleichzeitig ein erhöhter Verbrauch kaliumhaltiger Nahrungsmittel geboten. Durchschnittlich sollten 3 bis 4 g Kalium pro Tag zugeführt werden. Kalium trägt nachweislich zur Senkung des Bluthochdrucks bei und ist zu hohen Anteilen enthalten in Obst, Gemüse und Rohkost, in Hülsenfrüchten, Vollkorngetreide u. a.

Gewichtsreduktion. Bei Übergewicht muß in erster Linie der Genuß von Fetten, Zucker und Süßwaren sowie besonders auch von alkoholischen Getränken eingeschränkt werden. Alkohol gehört ebenso wie Zucker zu den leeren Kalorienträgern und erhöht bei regelmäßigem Konsum den Blutdruck. Die Nahrungsmittel sollten Kohlenhydrate und zugleich ausreichend Vitamine sowie Mineral- und Ballaststoffe enthalten. Die Kalorienmenge aus Fetten soll auf ein Drittel des Gesamtenergiebedarfs begrenzt werden. Außerdem sind essentielle, mehrfach ungesättigte Fettsäuren zu bevorzugen, da sie über ihren Einfluß auf den Prostaglandinstoffwechsel möglicherweise ebenfalls blutdrucksenkend wirken. Zur Gewichtsabnahme führt ein hoher Anteil vegetabiler Frischkost auf dem täglichen Speiseplan (Obst, Gemüse, frisch gepreßte Säfte u. a.).

Besonders sinnvoll sind auch einzelne *Fasten- oder Teilfastentage*, da sie gleichzeitig den Salzverbrauch auf ein Minimum reduzieren.

Teilfastentage

- Obsttage
(500–600 kcal/2100–2500 kJ)
mit 1200 g frischem Obst (beispielsweise Äpfel, Birnen, Orangen), verteilt auf 5 Mahlzeiten
- Safttage (700 kcal/2900 kJ)
mit 1 l frischen Obst- oder Gemüsesäften, dazu mindestens 2 l Tee oder natriumarmes Mineralwasser
- Reistage (ca. 1000 kcal/4200 kJ)
mit 150 g Vollkornreis und zusätzlich 750–1000 g Obst

Fastentage oder -perioden führen häufig zu einer auffälligen Senkung, gelegentlich bis zur Normalisierung der Blutdruckwerte. Da der Blutdruck unter Umständen jedoch sehr stark abfallen kann, ist er – vor allem bei längeren Fastenzeiten – regelmäßig zu kontrollieren. Außerdem bieten Fastenperioden einen sinnvollen Einstieg zur Umstellung der allgemeinen Ernährungsgewohnheiten. Für eine langfristige diätetische Behandlung ist eine kalorisch ausgewogene, salzarme und kaliumreiche Vollwert-Ernährung anzustreben, beispielsweise *Anemuellers* Grunddiät-Variante für Hypertonie.

Praktische Empfehlungen für Hypertoniker

- keine Nahrungsmittel mit Kochsalz, Meersalz oder natriumhaltigen Würzmitteln verwenden
- zum Würzen statt Salz nur Frischkräuter oder Trockengewürze bzw. ein kaliumhaltiges Kochsalz-Ersatzmittel benutzen
- Garmethoden bevorzugen, die zur Geschmacksverbesserung nur wenig Salz benötigen: Grillen, Überbacken, Garen im Römertopf oder in Folie
- Kartoffeln immer als Pellkartoffeln zubereiten oder in der Schale backen
- zum Anrichten von Salaten kaltgepreßte Pflanzenöle mit kräftigem Eigengeschmack verwenden, z. B. Oliven- oder Leinöl
- vermehrt pflanzliche Nahrungsmittel verzehren: Obst, Frischgemüse, Rohkost u. a.
- kräftig schmeckende Getreidesorten bevorzugen: Hafer, Grünkern u. a.
- den Genuß von alkoholischen Getränken und coffeinhaltigem Kaffee auf kleine Mengen beschränken
- bei Mineralwässern auf geringen Natriumgehalt achten (natriumarm: < 20 mg Na/l)

Atemtherapie

Im Vordergrund der Behandlung steht zunächst die Beruhigung des Atemablaufs, die zur vegetativen Entlastung beitragen und als mögliche Folge davon eine leichte Senkung des Blutdrucks bewirken kann. Durch ein intensives Training der Tiefatmung lassen sich bei der labilen Hypertonie gelegentlich gute Behandlungserfolge erzielen. Eine wirkungsvolle Atemtherapie ist jedoch meist von diätetischen Begleitmaßnahmen abhängig, da viele Patienten unter Übergewicht leiden und ihr Zwerchfell infolgedessen mehr oder weniger unbeweglich ist.

Je nach Belastbarkeit soll das Training der Tiefatmung (S. 20) mehrmals am Tag bis zu 10 Minuten durchgeführt werden.

Die Übungen sind von besonderem Wert in den Stadien I und II der Krankheit, da sie hier gleichzeitig für eine effektive Atem- und Kreislaufgymnastik und einzelne Bewegungsprogramme genutzt werden können. Ab Stadium III darf eine Behandlung nur nach vom Arzt verordneter Dosierung und unter Anleitung eines erfahrenen Physiotherapeuten erfolgen.

Bewegungstherapie

Der gezielte Einsatz körperlichen Trainings ist wesentlicher Teil der Gesamtbehandlung in den frühen Stadien des Bluthochdrucks (Grenzwert-Hypertonie, labile Hypertonie) und kann hier zur Dosisreduzierung oder sogar zum Absetzen der Medikamente beitragen. Im Stadium III der Krankheit (fixierter Hypertonus) ist dagegen nur eine leichte Übungsbehandlung bzw. eine spezielle Krankengymnastik zu verordnen. Kontraindiziert ist Bewegungstherapie natürlich im Stadium IV (Blutdruckkrise) und ebenso bei sekundärer Hypertonie, die zunächst kausal behandelt werden muß.

Kontraindikationen. Im einzelnen bestehen für ein kontinuierliches körperliches Training folgende Gegenanzeigen:

- Blutdruck in Ruhe über 180 mmHg systolisch und 120 mmHg diastolisch
- Belastungsbluthochdruck über 200 mmHg systolisch in unteren Belastungsstufen (75 Watt)
- maximale Leistungsfähigkeit unter 75 Watt
- maximaler Druckanstieg des PAEDP (pulmonalarterieller enddiastolischer Druck) unter Belastung über 35 mmHg
- schwere Koronarinsuffizienz
- ausgeprägte Herzrhythmusstörungen

Günstigste Trainingsmethode für Patienten mit Hypertonie ist das Ausdauertraining, da hierbei eine gleichmäßige Belastung des Herz-Kreislauf-Systems unter vorwiegend aeroben Stoffwechselbedingungen erfolgt.

- Streng zu vermeiden sind alle Sportarten, die eine kurzfristige Streßbelastung und damit eine plötzliche Erhöhung des Blutdrucks auslösen können.

Als kontraindiziert gelten deshalb Kraft- und Kampfsportart, Sportarten mit Leistungscharakter sowie Methoden des Intervalltrainings. Bei sorgfältiger Dosierung des Bewegungsprogramms werden verschiedene physiologische Effekte erzielt, die die Normalisierung der Blutdruckregulation begünstigen können.

Wirkungsweise

- Ökonomisierung der Herzarbeit durch Senkung des peripheren Widerstands, Reduzierung des myokardialen Sauerstoffbedarfs und gleichzeitig Erhöhung des Sauerstoffangebots
- Rückgang der Katecholaminsekretion
- Verbesserung des Kohlehydrat- und Fettstoffwechsels
- Kochsalzverlust durch Schweißabsonderung
- Gewichtsabnahme
- Senkung des Ruheblutdrucks

Mit Zunahme der körperlichen Leistungsfähigkeit geht in der Regel auch eine

Verbesserung des Allgemeinbefindens einher, die im Sinne einer neurovegetativen Gesamtumschaltung ebenfalls positiv auf das Blutdruckverhalten zurückwirkt. Aktive Bewegungstherapie fördert außerdem die Bereitschaft zu einer gesunden Lebensführung und kann damit zu einer größeren Selbstverantwortung des Patienten beitragen. Von besonderem Nutzen ist auch hier das regelmäßige Training in Gruppen, das die Motivation der Betroffenen deutlich verstärkt.

Jedes Bewegungsprogramm setzt eine genaue Bestimmung der individuellen Belastbarkeit voraus (Spiroergometrie mit EKG, komplexe kardiopulmonale Funktionsdiagnostik), bei der die Abbruchkriterien beachtet werden müssen. Maßgebend für Intensität und Umfang des Trainings sind neben dem Schweregrad der Erkrankung auch das Alter des Patienten sowie seine Medikamenteneinstellung. So gilt bei einem Training unter β-Rezeptorenblocker-Therapie zu berücksichtigen, daß die Belastungs-Pulsfrequenz hier keinen sicheren Aufschluß über die tatsächliche Leistungsfähigkeit des Kranken ermöglicht.

Vor dem Training führt eine entspannende Übungsbehandlung den Patienten vorsichtig an ein höheres Belastungsniveau heran. Atem- und Kreislaufgymnastik sowie spezielle Lockerungsübungen der Arme und Beine können bei ausreichender Herz-Kreislauf-Stabilität – auch in Verbindung mit warmen/wechselwarmen Güssen oder Waschungen – zur täglichen Selbstbehandlung genutzt werden. Da Überforderungen während des Trainings unbedingt vermieden werden müssen, sollen bei ungenügender Reaktion des Patienten wiederholt Ruhepausen eingelegt werden.

> Tolerierbar ist eine maximale Herzfrequenz von 200 − Alter/min bei 100 Watt Mindestleistung und von 170 − Alter/min bei 75 Watt Mindestleistung für alle Bewegungsprogramme.

Am Beginn steht das Ergometertraining.

> • Ergometertraining
> 2mal bis zu 30 min täglich, mindestens 3mal 30 min wöchentlich, als Ausdauertraining mit langsamer Belastungssteigerung.
> • Gymnastik
> 2mal 10 bis 20 min täglich, langsam steigernd. Anzustreben ist eine intensive sportliche Gymnastik mit einzelnen Entspannungspausen (auch zur Selbstbehandlung).
> • Wandern
> 1 Stunde täglich, am Wochenende auch 2 bis 3 h
> • Waldlauf oder Skilanglauf
> bis zu 45 min täglich, mindestens 3mal wöchentlich 30 min
> • Radfahren
> möglichst 45 min täglich, Geschwindigkeit 15 bis 25 km/h (mit niedriger Übersetzung!)
> • Schwimmen
> nur Langstreckenschwimmen. Kalte Wassertemperaturen und kurzzeitige Überlastungen sind zu vermeiden.
> • Spiele
> 1mal 60 min pro Woche. Geeignet sind alle Ballspiele ohne Wettkampfcharakter, auch zur Ergänzung der anderen Trainingsmethoden.

Hydrotherapie

> Hydrotherapie ist zur unterstützenden Behandlung hauptsächlich in den Stadien I und II des Bluthochdrucks indiziert. Bei fixierter Hypertonie darf eine Behandlung nur aufgrund einer intensiven klinischen Diagnostik und nach sorgfältiger Prüfung der individuellen Belastbarkeit vorgenommen werden.

Bevorzugt eingesetzt werden ansteigende Halb- und Teilbäder sowie Kohlensäurebäder, in geeigneten Fällen auch Saunabäder und Luftsprudelbäder. Sofern eine mildere Dosierung angeraten ist, können außerdem wechselwarme Teilbäder oder wechselwarme Waschungen verordnet werden.

Wirkungsweise

- Detonisierung der Gefäße in Haut und Muskulatur
- als Folge davon Herabsetzung des peripheren Kreislaufwiderstands und damit Verbesserung der Blutdruckregulation
- funktionelle Modifikationen (»Trainingseffekt«)
- allgemeine Entspannung und psychovegetative Stabilisierung

Ansteigende Halb- und Teilbäder verbessern die periphere Blutzirkulation und wirken gleichzeitig anregend auf den allgemeinen/lokalen Stoffwechsel. Dieser intensive Einfluß auf die Herz-Kreislauf-Regulation hat vor allem bei regelmäßiger Anwendung eine merkliche Senkung der erhöhten Blutdruckwerte zur Folge. Außerdem kommt es bei diesen Bädern zu verschiedenen funktionellen Modifikationen, so daß sie in bestimmtem Umfang sogar ein körperliches Training ersetzen können. Da ansteigende Arm- und Fußbäder nur einen geringen apparativen Aufwand erfordern, sind sie für Patienten mit leichtem Bluthochdruck auch zur Selbstbehandlung geeignet (S. 23). Die Anwendungen können bei ungenügender Reaktion jederzeit durch Zulauf von Kaltwasser reguliert werden.

Bei besonders empfindlichen Patienten beginnt man mit **wechselwarmen Teilbädern oder Waschungen**. Diese relativ milden Reize führen zu einer leichten Entlastung des Kreislaufs und wirken gleichzeitig beruhigend. Um den therapeutischen Effekt zu verstärken, sollen die Anwendungen nach Möglichkeit mit anschließenden einfachen Bewegungsübungen kombiniert werden. Unter Beachtung des individuellen Reaktionsvermögens sind wechselwarme Waschungen oder Teilbäder häufig auch noch im Stadium III des Bluthochdrucks einsetzbar.

Kohlensäurebäder. Bei ausreichender Verträglichkeit kommen in erster Linie CO_2-Vollbäder in Betracht, die serienmäßig verabreicht eine schonende und anhaltende Senkung des erhöhten Blutdrucks bewirken (S. 23). Kohlensäurebäder bewirken durch periphere Gefäßdilatation eine merkliche Verschiebung des Blutvolumens und damit eine günstigere Arbeitsweise des Herzens. Auffällig sind auch die sedierenden Effekte dieser Bäder, die zusätzlich entlastend auf die Herz-Kreislauf-Funktionen zurückwirken. CO_2-Bäder können vor allem die Grenzwert-Hypertonie günstig beeinflussen, deren Blutdruckwerte bei regelmäßiger Anwendung über mindestens 3 bis 4 Wochen (3mal wöchentlich) meist in den Normbereich abgesenkt werden. Nützlich sind die Bäder auch für Patienten mit essentieller und sekundärer Hypertonie, bei denen sich die Behandlung trotz Medikamenteneinstellung häufig als sehr schwierig erweist. Durch zusätzliche Kohlensäurebäder lassen sich die Blutdruckspitzen teilweise abfangen und dadurch auch die Medikamente reduzieren. Eine Kohlensäurebehandlung ist im Gegensatz zur konventionell medikamentösen Therapie völlig frei von Nebenwirkungen. Bei ungenügender Reaktion kann man zunächst auch CO_2-Halb- oder Dreiviertelbäder verordnen und versucht dann einen vorsichtigen Übergang zum CO_2-Vollbad. Gute Erfolge werden bei leichter Hypertonie auch mit **Luftsprudelbädern** erzielt. Die Bäder wirken über taktile Reizung der Körperoberfläche dämpfend auf das vegetative Nervensystem und führen bei serienmäßiger Verabreichung zu einer Umstellung der Kreislaufregulation. Der sedierende Effekt kann durch den Zusatz pflanzlicher Extrakte von Baldrian, Melisse o. ä. noch intensiviert werden, da die eingeatmete Luft eine bis zu 50mal höhere Konzentration an ätherischen Ölen als bei einem normalen Wasserbad aufweist. Luftsprudelbäder werden bei etwa körperwarmer Temperatur (36°C) genommen und sollten nicht länger als 15–20 Minuten dauern.

Sauna. Ergänzend ist bis zum Stadium II des Bluthochdrucks regelmäßig 1–2mal pro Woche ein Saunagang zu empfehlen. Bei individuell angemessener Dosierung wirken diese Bäder außerordentlich günstig auf eine gestörte Kreislaufregulation und fördern in besonderem Maße die körperlich-geistige Entspannung. Wegen der möglichen Gefahr einer akuten Linksherzdekompensation darf das Saunabad jedoch nicht mit kalten Güssen oder einem kalten Tauchbad abgeschlossen werden.

> Kaltanwendungen erhöhen den Widerstand im peripheren Kreislaufsystem und sind deshalb bei hohem Blutdruck grundsätzlich zu vermeiden!

Balneo- und Klimatherapie

> Eine Kur ist vorwiegend in den Frühstadien des Bluthochdrucks (Stadium I und II) als sinnvolle Ergänzung der Gesamttherapie angezeigt. Im Stadium III der Krankheit (fixierte Hypertonie) soll ein Kuraufenthalt nur nach sorgfältiger Beurteilung der klinischen Untersuchungsergebnisse und unter einer gezielten Medikation verordnet werden.

Wahl des Kurortes. Üblicherweise empfiehlt man Hochdruck-Patienten ein Schonklima in Mittelgebirgslage, obwohl in der Praxis wiederholt auch gute Erfahrungen mit einer Höhen-Klimatherapie (800 bis 2000 m) gemacht wurden. Die Höhenakklimatisation führt nach einer bestimmten Zeit der funktionellen Adaptation zu einer natürlichen Blutdrucksenkung, die häufig noch viele Monate im Anschluß an eine solche Kur konstant bestehen bleibt (Jungmann). Darüber hinaus kann bei einer Hochgebirgstherapie auf physikalische Anwendungen weitgehend verzichtet werden, so daß man gewöhnlich nur Liegekuren und bei ausreichender Leistungsreserve des Patienten ein milde dosiertes Bewegungsprogramm einsetzt.

Ziele der Kur. Neben den besonderen klimatischen Verhältnissen gehört der Wechsel des Alltagsmilieus zu den wirkungsvollsten Kurfaktoren. Die äußere Ruhe und ein zweckmäßig geregelter Tagesablauf tragen rasch zur spürbaren psychischen Entlastung des Kranken bei und bieten so einen hervorragenden Rahmen für eine intensive Gesamtbehandlung. Im Vordergrund steht dabei gezielte Bewegungstherapie, u.a. in Form einer Terrainkur in naturgegebener Landschaft. Sie verbessert das Allgemeinbefinden und fördert nachhaltig die Bereitschaft des Patienten zu einer bewußten Lebensführung. Wichtige Komponenten der Kur sind balneologische Verfahren sowie eine sachkundig geleitete Klimaexposition.

Luftbäder und Freiluftliegekuren regulieren den Wärmehaushalt und wirken beruhigend auf das Herz-Kreislauf-System. Der sedierende Effekt tritt vor allem bei längerer Anwendung dieser Bäder hervor und läßt dann einen intensiven normalisierenden Einfluß auf das Blutdruckverhalten erwarten.

Von den balneologischen Möglichkeiten sind in erster Linie die blutdrucksenkenden Kohlensäurebäder zu nennen, daneben auch Bäder mit schwefel- oder jodhaltigen Wässern, die über eine gesteigerte Peripheriedurchblutung ebenfalls die hypertone Symptomatik verbessern können. Weiter kommen warme Teilbäder in Betracht. Die sinnvolle Koordination der unterschiedlichen Therapieangebote einschließlich einer eventuell notwendigen medikamentösen Behandlung bewirken meist eine gute Einstellung der Blutdruckwerte beim Hypertoniker.

Massage

Massage kann zur unterstützenden Behandlung hauptsächlich in den Stadien I und II des Bluthochdrucks eingesetzt werden (Grenzwert-Hypertonie, labile Hypertonie). Im Stadium III darf eine Behandlung nur nach sorgfältiger Prüfung des Belastungsvermögens und ausschließlich in milder Dosierung erfolgen. Im Stadium IV ist Massage kontraindiziert!

Da sich ein anhaltender Therapieeffekt erst nach einer bestimmten Zeit einstellt, sollten Massagen als Serie verordnet werden. Im Anschluß an die Einzelbehandlung ist eine ausreichende Nachruhe einzuhalten, die bei Teilmassagen mindestens 15 min und bei Ganzkörpermassagen mindestens 30 min betragen sollte. Intensität und Umfang müssen im Einzelfall dem Reaktionsvermögen und Alter des Patienten entsprechend dosiert werden.

Wirkungsweise

- Senkung des peripheren Widerstands durch erhöhte Durchblutung in Haut, Bindegewebe und Muskulatur
- Verbesserung der Stoffwechselbedingungen
- Entlastung der Herzarbeit
- Schmerzlinderung, Beseitigung muskulärer Verspannungen
- psychovegetative Entlastung

Eingesetzt werden in erster Linie klassische Massage, Bindegewebsmassage und auch Reflexzonenbehandlung.

Die **klassische Massage** beeinflußt durch Senkung des Widerstands im peripheren Kreislaufsystem die gestörte Blutdruckregulation günstig. Großflächige Griffe, Streichungen und vorsichtige Knetungen haben eine besonders entspannende Wirkung und können dadurch auch Kopfschmerzen oder Schwindelgefühl beseitigen, die auf erhöhten Blutdruck zurückzuführen sind. Klassische Massage dient ferner der lokalen Schmerzlinderung, vor allem bei den häufig auftretenden Verspannungen im Schulter/Nackenbereich, und ergänzt außerdem ideal das Bewegungsprogramm.

Bindegewebsmassage wirkt über die kutiviszeralen Reflexe auf innere Organe bzw. Organsysteme (Herz, Bronchien u. a.). Durch segmentalreflektorische Wirkungen wird das Vegetativum intensiv beeinflußt, erkennbar an der meist deutlichen Ermüdung des Patienten im Anschluß an die Behandlung. Als Folge dieser Umstimmung ist gerade bei leichten Formen der Hypertonie eine günstige Wirkung auf das Blutdruckverhalten zu erwarten.

Patienten mit leichtem Bluthochdruck ist außerdem als geeignete Selbsthilfemaßnahme das Trockenbürsten der Haut zu empfehlen. Die **Bürstenmassage** bietet in Technik und gefordertem praktischen Aufwand eine einfache Möglichkeit, um die Hautreaktion zu verbessern und den peripheren Blutkreislauf anzuregen (S. 62). Sie kann täglich durchgeführt und auch mit kleineren Güssen oder warmen bzw. wechselwarmen Waschungen verbunden werden. Bei leichten hochdruckbedingten Herzbeschwerden ist mit Streichmassagen (Herzreibungen) häufig rasch eine beruhigende Wirkung zu erzielen.

Phytotherapie

Bei pflanzlichen Antihypertonika handelt es sich meist um Kombinationspräparate, die kardiotrope und diuretisch wirkende Drogen enthalten (S. 27). In der Praxis bietet sich der Einsatz von Phytotherapeutika hauptsächlich bei labiler und Grenzwert-Hypertonie an; der fixierte Hochdruck stellt dagegen keine Indikation für die Phytotherapie dar.

Sedativa

Zur Behandlung der Grenzwert-Hypertonie bewähren sich vor allem sedierend wirkende Arzneidrogen wie Melissenblätter (Melissae folium) und Lavendelblüten (Lavendulae flos), beide auch als Badezusätze, sowie Baldrianwurzel (Valerianae radix) und Rauschpfeffer (Piper-methysticum Rhizoma bzw. Kava-kava Rhizoma).

Rauwolfiae radix

Vor allem bei gleichzeitiger Sinustachykardie sowie Angst- und Spannungszuständen kann adjuvant die alkaloidhaltige Rauwolfia (Rauwolfiae radix, Schlangenwurzel) verwendet werden. Die Droge eignet sich auch zur unterstützenden Behandlung des labilen Hochdrucks.
Einzelne Rauwolfia-Alkaloide stehen als Monosubstanzen im Sinne chemisch-synthetischer Präparate zur Verfügung.

Gegenanzeigen: Depression, Ulkus-Krankheit, Phäochromozytom, Schwangerschaft und Laktation.

Nebenwirkungen: Verstopfte Nase, depressive Verstimmung, Müdigkeit, Potenzstörungen.

Wechselwirkungen:
● Digitalisglykoside → Bradykardie;
● Neuroleptika und Barbiturate → gegenseitige Wechselwirkungen;
● Levodopa → Wirkungsabschwächung, aber Verstärkung unerwünschter extrapyramidal-motorischer Symptome;
● Sympathikomimetika → initial starker Blutdruckanstieg.

Blutdrucksenkende Drogen

Neuere, auch pharmakologisch nachgewiesene Erkenntnisse über eine mild antihypertensive Wirkung liegen zu Knoblauch (Allium sativum) vor; der auch günstig auf Blutgerinnung und Blutfette wirkt, was im Hinblick auf die multifaktorielle Ätiologie der Hypertonie therapeutisch sinnvoll ist. Zumindest empirisch bekannt sind die blutdrucksenkenden Eigenschaften von Arnika (Arnicae radix), Mistel (Visci albi herba) und Ölbaum (Oleae folium). Diese Arzneidrogen sind Bestandteil von Kombinationspräparaten. Es ist jedoch darauf hinzuweisen, daß sie von der zuständigen Arzneimittelkommission E negativ monographiert wurden (d. h. Wirksamkeit nicht ausreichend belegt).

Tab. 16 Rauwolfia-Präparate®

Raufuncton N
Rauwoplant

13.2.3 Homöopathie

Homöopathische Arzneimittel erzielen vor allem bei labilem Hochdruck befriedigende Effekte, sind aber zur Behandlung der fixierten Hypertonie wenig geeignet. Auffallend ist, daß sich der Patient unter einer homöopathischen Therapie subjektiv wohlfühlt, ohne daß die Blutdruck-Werte entscheidende Änderungen zeigen. Die Therapie sollte bevorzugt mit Konstitutionsmitteln durchgeführt werden.

Arzneimittel und Indikationen

o *Aurum metallicum*
Pykniker mit rotem Hochdruck und dem typischen Bild des Habitus apoplecticus (gerötetes Gesicht, Vollblütigkeit); auffällige Stimmungsschwankungen zwischen Angst, Depression, Gereiztheit und Jähzorn.
Dosierung: D12, 1–2mal tgl. 1 Tbl.
D30, 1–2mal wöchentl. 5 Glob.

o *Barium carbonicum*
Arteriosklerotisch bedingte Hypertonie; typische Zeichen des Alterungsprozesses und der Involution, Vergeßlichkeit und seniles Verhalten; Schwindelgefühl.
Dosierung: D12, 1–2mal tgl. 1 Tbl.
D30, 1–2mal wöchentl. 5 Glob.

o *Plumbum metallicum*
Blasser Hochdruck, Schwindelgefühl, Gedächtnisschwäche, Angstzustände. Hagerer Typ, sehr kälteempfindlich, Gefäßspasmen.
Dosierung: D12, 1–2mal tgl. 1 Tbl.
D30, 1–2mal wöchentl. 5 Glob.

o *Arnica montana*
Hochrotes, gedunsenes Gesicht; gehäuftes Nasenbluten; Ohrensausen, Schwindelgefühl und Benommenheit. Muskulöser, kräftiger plethorischer Typ.
Dosierung: D12, 1–2mal tgl. 5 Tropfen
D30, 1–2mal wöchentl. 5 Glob.

o *Viscum album*
Hochdruck mit Schwindelgefühl, Kopfschmerz und Schlaflosigkeit; auch Schwäche und Apathie. Typische Begleitsymptome sind pektanginöse und asthmoide Beschwerden sowie arthrotisch bedingte Gelenkschmerzen.
Dosierung: D4, 3mal tgl. 5 Tropfen.

13.2.4 Akupunktur

Die Akupunktur ist bei der Hypertonie in den Stadien I und II als adjuvante Methode indiziert, in den Stadien III und IV ist sie nicht indiziert.

Punktauswahl

Unter Zugrundelegung der TCM-Diagnostik kommen folgende Akupunktur-Punkte in Betracht:
● nach der *»Oben-unten-Regel«*

Ma 8	MP 2
Gb 8	MP 3
Gb 20	LG 4
LG 20	KG 6

● bei gleichzeitiger *»Leere-Schwäche-Symptomatik«* im Unterkörper (Kälte, Ödeme)

Mitbehandlung gemäß Syndromdiagnostik erforderlich (vgl. Tab. 1 und 3, Akupunktur-Einführung) (S. 9 und 10)
- bei *»Milz-Pankreas-Schwäche«* (Müdigkeit, Flüssigkeitsretention, Schwindel, Kopfschweregefühl, blasse Zunge, gleitender, schneller Puls)

MP 6	Bl 20
MP 9	BL 21
Ma 36	KG 12

- bei *»Nieren-Yin-Schwäche«* (Unruhe, Schlaflosigkeit, trockene Haut und Schleimhaut, Hitzegefühl)

Bl 23	He 7
Ni 3	He 8
Ni 6	MP 6
Ni 7	

- bei Füllesymptomen im Oberkörper (*»Leber-Yang-Stärke«*) mit klopfendem Kopfschmerz, Sehstörungen, Gesichtsröte, geröteter Zunge, schnellem, gespannten Puls

»Leber-Yin« – nähren und »Leber-Yang« – sedieren:

Le 2	Bl 37
Le 3	Ni 3
Le 8	Dü 20
	(sedieren)
Bl 18	Gb 41
Gb 20 + 23	

- bei *hypertensiver Krise* empfiehlt die TCM Sedierung (Blutenlassen)

Gb 20	LG 14
Le 3	LG 16

- als Notfallmaßnahme kraftvolles Stechen von Ni 1

Eine Verstärkung der Sedierung kann durch Blutenlassen mit einer gleichzeitigen Ohrakupunktur erzielt werden. Bewährt sind die Punkte 19, 59, 78 und 51.
In Betracht kommt auch das Schröpfen im kaudalen Teil des Lenkergefäßes.

13.2.5 Neuraltherapie

Das diagnostische und therapeutische Vorgehen der Neuraltherapie kommt nur bei der Hypertonie in den Stadien I und II in Betracht und entspricht dem bei funktionellen Herz- und Kreislaufbeschwerden (S. 65).

13.2.6 Konventionelle Therapie

Medikamentöse Therapie

Nach den Empfehlungen der »Deutschen Liga zur Bekämpfung des Blutdrucks« besteht eine Indikation zur medikamentösen Therapie, wenn trotz allgemeiner Maßnahmen wiederholte Messungen Blutdruckwerte von mehr als 160/95 mmHg ergeben, bzw. im Fall der Grenzwerthypertonie, wenn ein zusätzlicher Risikofaktor wie Übergewicht, Diabetes mellitus, Hyperlipidämie oder Nikotinabusus nicht abgestellt werden kann.

> • Die Empfehlung ist insoweit einzuschränken, als die Grenzwerthypertonie schwerpunktmäßig mit den Methoden der klassischen Naturheilverfahren behandelt werden sollte.

Ab 60 Jahren ist eine medikamentöse Therapie erst indiziert bei Blutdruckwerten über 180/100 mmHg, insbesondere bei gleichzeitig vorliegender koronarer Krankheit und/oder Herzinsuffizienz. Bei jungen Menschen sind häufig wiederholte Messungen erforderlich, um nach verläßlichem Befund eine entsprechende Therapie einzuleiten.

Seit über 30 Jahren ist eine medikamentöse Hochdrucktherapie möglich, die das Ziel verfolgt, den Blutdruck dauerhaft im Normbereich zu halten. Die Empfehlungen müssen möglichst einfach sein und sollten eine hohe Anforderung an die Arzneimittelsicherheit (Wirksamkeit und Verträglichkeit) stellen. Im Handel sind derzeit über 50 verschiedene Wirkstoffe mit mehr als 200 Medikamenten und zusätzlich zahlreiche Kombinationspräparate, von denen allenfalls ein Drittel als therapeutisch sinnvoll angesehen werden kann.

Die anerkannte und bewährte moderne Hochdrucktherapie geht nach einem **Stufenplan** vor, der in Stufe 1 eine Monotherapie mit einem Saluretikum oder einem β-Rezeptorenblocker oder einem Kalziumantagonisten vorsieht. Stufe 2 kombiniert zwei Medikamente aus unterschiedlichen Gruppen: z. B. ein Saluretikum mit einem β-Rezeptorenblocker oder einen β-Rezeptorenblocker mit einem Kalziumantagonisten. In Stufe 3 folgt dann eine Dreierkombination von Saluretikum, β-Rezeptorenblocker und Kalziumantagonisten. Im einzelnen verfügt der Arzt über folgende Kombinationsmöglichkeiten:

Stufe 1 Saluretikum
oder
β-Rezeptorenblocker
oder
Kalziumantagonist

Stufe 2 Saluretikum
+
β-Rezeptorenblocker
oder
Kalziumantagonist
oder
ACE-Hemmer
oder
Prazosin
oder
Reserpin
oder
α-Methyldopa
oder
Clonidin
oder
β-Rezeptorenblocker
+
Kalziumantagonist

Stufe 3 Saluretikum
+
β-Rezeptorenblocker
oder
Methyldopa/Clonidin
+
Kalziumantagonist
oder
ACE-Hemmer
oder
Dihydralazin
oder
Prazosin

Die verschiedenen Antihypertensiva lassen sich in folgende Gruppen unterteilen:
1. Diuretika (Saluretika)
2. β-Rezeptorenblocker
3. Vasodilatatoren (mit folgenden Untergruppen):
   a. Kalziumantagonisten
   b. ACE-Hemmer
   c. periphere α-Rezeptorenantagonisten
   d. andere (Hydralazin/Dihydralazin)
4. Antisympathikotonika (Reserpin)
5. zentrale α-Rezeptorenantagonisten (Clonidin/Methyldopa)

Diuretika

Sie werden bevorzugt eingesetzt bei älteren Patienten und insbesondere bei Patienten mit zusätzlicher Herzinsuffizienz. Besonders geeignet sind Diuretika mit einer langen Wirkungsdauer, in erster Linie die Thiazide.

Wirkungsweise, Indikationen, Kontraindikationen und Nebenwirkungen: S. 34, Herzinsuffizienz.

○ *Esidrix®* (1 Tbl. = 25 mg):
Hydrochlorothiazid
Dosierung: 1–2 Tbl. tgl. (morgens und mittags).

Schleifendiuretika werden notwendig bei eingeschränkter Nierenfunktion (Kreatininspiegel höher als 2 mg/dl).

○ *Lasix®* (1 Tbl. = 40 mg):
Furosemid
Dosierung: 1–2 Tbl. morgens.

β-Rezeptorenblocker

Sie sollten bevorzugt bei jüngeren Patienten und solchen mit zusätzlicher koronarer Herzkrankheit bzw. hyperkinetischem Herzsyndrom verordnet werden. Die Dosis liegt im allgemeinen höher als bei Patienten mit Angina pectoris.

Wirkungsweise, Indikationen, Kontraindikationen und Nebenwirkungen: S. 90

○ *Beloc®* (1 Tbl. = 100 mg)
○ *Beloc® mite* (1 Tbl. = 50 mg):

Metoprolol
Dosierung: 1–2mal tgl. 100 mg.

○*Dociton®* (Tbl. zu 10, 40 und 80 mg):
Propranolol
Dosierung: 2mal tgl. 80 mg, evtl. Steigerung bis auf 160 mg tgl.

Vasodilatatoren

Wirkungsweise, Indikationen, Kontraindikationen und Nebenwirkungen: S. 36

Kalziumantagonisten

Sie nehmen in der Therapie des Bluthochdrucks einen zentralen Platz ein, sowohl in der Mono- als auch in der Kombinationstherapie. Darüber hinaus erlauben sie die rasche und wirksame Behandlung einer hypertensiven Krise.

○ *Adalat®* (Kps. zu 5, 10 und 20 mg):
Nifedipin
Dosierung: 3mal tgl. 10–20 mg.
Notfalltherapie: 10–20 mg sublingual

ACE-Hemmer

Sie erfreuen sich in der Behandlung der Hypertonie immer größerer Beliebtheit, neuerdings auch in der Monotherapie.

○ *Lopirin®* (Tbl. zu 25 und 50 mg):
Captopril
Dosierung: Tagesdosis 50 mg, in 1 oder 2 Dosen zu nehmen.

Periphere α-Rezeptorenantagonisten

Prazosin

Der periphere α-Rezeptorenantagonist Prazosin eignet sich zur Kombinationstherapie.

○ *Minipress®* (Tbl. zu 1, 2 und 5 mg)
Dosierung: Therapiebeginn mit 0,5 mg, Dosissteigerung auf durchschnittlich 2mal 2 mg tgl., maximale Dosis 20 mg.

Urapidil

○ *Ebrantil®* (1 Amp. = 5 ml, 10 ml)
Urapidil ist besonders geeignet bei hypertensiven Notfällen schwerer und therapieresistenter Hypertonie.
Dosierung: initial 1- bis 2mal 10 bis 50 mg i.v., anschließend ggf. Perfusor mit 250 mg Urapidil unter ständiger Blutdruckkontrolle (in der Klinik).

Dihydralazin

Dihydralazin ist ein arterieller Vasodilatator, der gleichfalls in der Kombinationstherapie Anwendung findet.

Wirkungsweise und Indikationen: Dihydralazin wirkt erschlaffend auf die Muskulatur der Arteriolen und senkt dadurch den peripheren Gefäßwiderstand (Nachlast). Es wird deshalb besonders empfohlen zur Behandlung des chronischen Vorwärtsversagens (vor allem bei Mitralinsuffizienz); weitere Indikationen sind Hypertonie (auch maligne Formen) und Eklampsie.

Kontraindikationen: hochgradige Koronarsklerose, Herzklappenstenosen, Aortenaneurysma, HOCM.

Nebenwirkungen: Die Therapie wird nur von etwa 60 % aller Patienten ausreichend vertragen. In 10 bis 20 % kommt es zu schweren Nebenwirkungen, die einen Abbruch der Behandlung erzwingen.

Hinweis: Die Liste der Nebenwirkungen ist lang!

> Besonders gravierend ist der medikamentös erzeugte Lupus erythematodes (LE), der bei einer täglichen Dosis > 200 mg auftreten kann.

Weitere Nebenwirkungen sind: Tachykardie, Parästhesien, Angina-pectoris-Anfälle mit erhöhtem Infarktrisiko (!), Orthostase, gastrointestinale Störungen, sekundärer Aldosteronismus mit Ödembildung, pleuritische Beschwerden, granulomatöse Hepatitis, Retroperitonealfibro-

se, Störungen der Leukopoese, Lymphdrüsenschwellungen, Kopfschmerzen, Migräne, Schwindel, selten auch verstopfte Nase.

○ *®Nepresol forte* (Tbl. zu 50 mg)
Dosierung: von 3mal tgl. 25 mg langsam steigern auf maximal 4mal tgl. 100 mg.

Reserpin

Wirkungsweise: Reserpin ist ein Rauwolfia-Alkaloid mit blockierender Wirkung auf adrenerge Neurone. Reserpin wirkt antihypertensiv und sedierend.

Indikationen: Hypertonie, auch vegetative Dystonie, Tachykardie.

Kontraindikationen: Depressionen, Ulzera, Kolitis, Gastroenteritis, Asthma bronchiale, Alkohol- und Barbituratintoxikationen, schwere Nierenfunktionsstörungen.

> *Nebenwirkungen*: sind relativ häufig, daher strenge Indikationsstellung!

Sie bestehen in Blutdruckabfall und Schock, auch Herzinsuffizienz; ferner verstopfter Nase durch Schwellung der Nasenschleimhaut sowie häufig auch Mundtrockenheit. Reserpin kann Alpträume und Depressionen hervorrufen und bei hoher Dosis (1,5 mg) zur Somnolenz führen. Da das Medikament die Magensäureresektion steigert, besteht zudem die Gefahr der Ulkusbildung. Außerdem kann es zu Übelkeit, Erbrechen, Koliken und Durchfällen kommen. Weitere mögliche Nebenwirkungen sind: Gynäkomastie, Abnahme der Libido, Potenzstörungen, in seltenen Fällen auch Sehstörungen.

○ *Reserpin Saar* (1 Tbl. zu 0,1 und 0,25 mg)
Dosierung: individuelle Dosierung erforderlich; Dosissteigerung von 0,125 bis max. 1,5 mg tgl. möglich.

Zentrale α-Rezeptorenblocker

Clonidin

Wirkungsweise: Clonidin wirkt im Bereich des Hirnstamms durch Verringerung des zentralen Sympathikotonus, führt also zur Abnahme von Herzfrequenz und peripherem Widerstand.

Indikationen: leichte und schwere Hypertonie; besonders geeignet zur Akuttherapie, um eine schnelle Blutdrucksenkung zu erzielen.

Kontraindikation: Sinusknotensyndrom.

Nebenwirkungen: häufig Sedierung, Müdigkeit, Kopfschmerzen, orthostatische Dysregulation und Mundtrockenheit; seltener Obstipation, Bradykardie, Potenzstörungen, allergische Hautreaktionen, Halluzinationen, Parästhesien und depressive Verstimmung. Nach höherer Dosierung und plötzlichem Absetzen kann es zu einem Rebound-Effekt kommen.

○ Catapresan® (Tbl. zu 75, 150 und 300 μg, 1 Amp. = 150 μg)
Dosierung: von 2mal tgl. $^1/_2$ Tbl. zu 75 μg bis zu 3mal tgl. 1 Tbl. zu 300 μg; einschleichende Dosierung erforderlich.

Methyldopa

Wirkungsweise: α-Methyldopa ist ein präsynaptischer α-2-Rezeptorenagonist und

senkt daher ebenfalls Herzfrequenz und peripheren Widerstand.

Indikation: Hypertonie (meist in Verbindung mit anderen Medikamenten).

Kontraindikationen: relativ häufig treten Sedierung, Schwellung der Nasenschleimhaut und Mundtrockenheit auf. Seltener, aber wesentlich ernster sind Hepatitis, hämolytische Anämie und drug fever. Ferner kommen vor: gastrointestinale Störungen, Ödeme, Potenzstörungen, Gynäkomastie, Halluzinationen, Depressionen und Bradykardie.

○ Sembrina® (Drg. zu 250 und 500 mg)
Dosierung: 1–2mal tgl. 1 Drg. zu 250 mg bis maximal 3mal tgl. 1 Drg. zu 500 mg.

○ Presinol® (Tbl. zu 250 und 500 mg)
○ Presinol® mite (1 Tbl. = 125 mg)
Dosierung: 2–3mal tgl. 250 mg.

Andere therapeutische Maßnahmen

Eine chirurgische Therapie kommt in Betracht bei einzelnen, jedoch seltenen Erkrankungen wie Conn-Syndrom (Nebennierenrindentumor), Phäochromozytom, Nierenarterienstenose, sofern noch keine fixierte Hypertonie vorliegt, und bei einseitiger Schrumpfniere.

13.3 Differentialtherapie

Allgemeine Maßnahmen. Nachdem die Diagnose Hypertonie gesichert wurde, kommt es darauf an, durch ein ärztliches Gespräch auf weitere mögliche Risikofaktoren für das Entstehen einer Atherosklerose wie Nikotinabusus, Fettstoffwechselstörung, Diabetes mellitus, Übergewicht und Streßfaktoren hinzuweisen und diese abzubauen. Der Patient muß verstehen, daß eine Besserung oder Beseitigung der Hypertonie durch gesunde Lebensweise nur ganz allmählich erreicht werden kann. Neben einem strikten Rauchverbot ist eine gesunde Ernährung und eine möglichst streßarme Lebensweise einzuhalten.

Erst wenn diese Maßnahmen nicht ausreichen, müssen zusätzliche Medikamente zur Einstellung der Hypertonie gegeben werden. Dabei sollte der Arzt bedenken, daß es den Patienten meist schwerfällt, lebenslang Medikamente einzunehmen, ohne Beschwerden zu haben, nicht selten treten Beschwerden sogar erst durch die Medikamenteneinnahme auf. Die Complianceprobleme müssen regelmäßig besprochen werden. Ruhe und Schonung sind als Therapieprinzip nicht sinnvoll; jedoch ist auf eine ausreichend lange Nachtruhe von etwa 8 Stunden und regelmäßige Ruhezeiten im Sinne eines Streßausgleichs zu achten. Übungs- und Trainingsprogramme sollen mit dem Ziel der Leistungserhaltung bzw. -steigerung, nicht aber unter Wettkampfbedingungen durchgeführt werden.

Die Hypertonie in den Stadien I und II sowie die labile und die Grenzwerthypertonie sollten zunächst mit klassischen Naturheilverfahren behandelt werden.

Auch für die Hypertonieformen I bis III bilden die Naturheilverfahren die notwendige Basistherapie. Im Stadium IV sind sie mit Ausnahme der Ernährungs- und Atemtherapie nicht mehr indiziert. Patienten im Alter über 65 Jahren, deren Blutdruck nicht über 180/100 mmHg liegt, sollten ebenfalls überwiegend oder sogar ausschließlich mit Naturheilverfahren behandelt werden. In den Stadien I und II lassen sich adjuvant homöopathische Arzneimittel und mit Einschränkungen Akupunktur und (seltener) Neuraltherapie einsetzen. Die konventionelle Therapie kann bereits im Stadium I erfolgen, unerläßlich ist sie jedoch in den Stadien III und IV.

Ernährungstherapie. Bei Übergewicht empfiehlt sich eine energiereduzierte Grunddiät von 1000–1500 kcal täglich. Dabei wird die Nährstoffrelation so verschoben, daß der Kohlenhydrat-Energieanteil von 50 % auf 40 % gesenkt und der Eiweiß-Energieanteil von 15 % auf 25 % angehoben wird. Zu empfehlen ist eine Kochsalz-Reduktion nach den Regeln der natriumarmen Grunddiät-Variante nach Anemueller. Dabei sollte die tägliche Kochsalz-Zufuhr nicht mehr als 7,5 g täglich betragen. Hingegen sollte die Kalium-Zufuhr durch Frischobst, Gemüse, Getreide und Salate auf 3–4 g täglich gesteigert werden. Eine Flüssigkeitsbeschränkung ist nicht erforderlich. Alkohol, Koffein und Tee sind nur in kleinen Mengen erlaubt.

Atemtherapie ist in den Stadien I bis III sinnvoll und zielt auf eine Verbesserung der Tiefatmung.

Bewegungstherapie kommt in den Hypertoniestadien I und II, mit Einschränkung auch im Stadium III in Betracht. Besonders geeignet sind leichte Ausdauersportarten wie Radfahren, Wandern, Waldlauf, Schwimmen und Skilanglauf. Wettkampfcharakter ist zu vermeiden.

Hydrotherapie wirkt entspannend auf Gefäße und Kreislauf; zudem wird ein Trainingseffekt erzielt.

In den Stadien I und II (und III) sollten ansteigende Halbbäder, Fuß- und Armbäder sowie CO_2-Bäder, gegebenenfalls mit sedierenden Badezusätzen, verordnet werden. Bei leichten Formen der Hypertonie kommen auch Luftsprudelbäder und Sauna in Betracht. Kaltanwendungen sind wegen ihrer blutdrucksteigernden Wirkung zu vermeiden.

Balneo- und Klimatherapie haben eine günstige Wirkung auf das vegetative Nervensystem; auch die Entfernung vom Alltagsstreß am Kurort ist vorteilhaft. Oft wird allein schon dadurch der Blutdruck gesenkt. Während einer Kur kann das in den natürlichen Heilquellen enthaltene CO_2 genutzt werden, das den Kreislauf tonisiert.

Massage in Form von klassischer Massage, Bindegewebs- und Reflexzonen-Massage kommt bis zum Stadium III in Betracht. Sie bewirkt eine Zirkulationsförderung in den peripheren Gefäßen. Eine besonders günstige Form der Selbstanwendung bietet die Bürstenmassage.

Phytotherapie. Die Behandlung der leichten Hypertonieformen (Stadium I bis II) mit Phytotherapeutika erfolgt abgestuft, beispielsweise mit Baldrian, Lavendel und Rauschpfeffer. Zusätzlich kann Rauwolfia als wirksamstes pflanzliches Antihypertonikum, auch in Kombination mit Viscum album (Mistel), Knoblauch und Arnika sowie Melisse eingesetzt werden.

Homöopathika sind üblicherweise nur bei labiler Hypertonie indiziert. Zur Therapie sollte möglichst ein individuelles Konstitutionsmittel gewählt werden.

Konventionell medikamentöse Therapie. Die anerkannte und bewährte Hochdrucktherapie mit chemisch definierten Medikamenten orientiert sich an einem Stufenplan. In der 1. Stufe wird eine Monotherapie durchgeführt. Bei älteren Patienten und solchen mit zusätzlicher Herzinsuffizienz sind Saluretika zu bevorzugen. Hingegen sind bei jüngeren Patienten und solchen mit zusätzlicher Koronarinsuffizienz (KHK) bzw. hyperkinetischem Herzsyndrom eher β-Rezeptorenblocker indiziert.

Nach neueren Empfehlungen kann eine Monotherapie auch mit Kalziumantagonisten bzw. ACE-Hemmern durchgeführt werden.

In der 2. Stufe erfolgt eine Kombinationstherapie aus zwei Medikamentengruppen. Hier wird dann ein Saluretikum kombiniert mit einem β-Rezeptorenblocker bzw. Kalziumantagonisten, ACE-Hemmer, Prazosin, Reserpin, α-Methyldopa oder Clonidin. Eine sinnvolle Kombinationstherapie kann auch mit einem β-Rezeptorenblocker und einem Kalziumantagonisten durchgeführt werden.

Schließlich erfolgt in der 3. Stufe eine Dreierkombinationstherapie. Als Basis wird ein Saluretikum eingesetzt. Hinzu kommt als zweites Medikament ein β-Rezeptorenblocker oder α-Methyldopa bzw. Clonidin. Als drittes Medikament kommen Kalziumantagonisten, ACE-Hemmer, Dihydralazin oder Prazosin hinzu.

Die hypertensive Krise kann mit Nifedipin, Clonidin oder Urapidil i.v. beherrscht werden.

Andere therapeutische Maßnahmen. Bei bestimmten seltenen Erkrankungen wie Conn-Syndrom (Nebennierenrindentumor), Phäochromozytom, Nierenarterienstenose (vor Auftreten einer fixierten Hypertonie) und einseitiger Schrumpfniere muß eine chirurgische Therapie erwogen werden.

Stadium	I	II	III	IV
allgemeine Maßnahmen	+	+	+	+
Ernährungstherapie	+	+	+	+
Atemtherapie	+	+	+	(+)
Bewegungstherapie	+	+	(+)	–
Hydrotherapie	+	+	(+)	–
Balneo- und Klimatherapie	+	+	(+)	–
Massage	+	+	(+)	–
Phytotherapie	+	+	(+)	–
Homöopathie	+	+	(+)	–
Akupunktur	(+)	(+)	–	–
Neuraltherapie	(+)	(+)	–	–
konventionelle medikamentöse Therapie	(+)	(+)	+	+
andere therapeutische Maßnahmen	–	–	–	+

+	indiziert
(+)	Indikation möglich, adjuvante Therapie
–	nicht indiziert

Abb. 13 Therapiekonzept bei Hypertonie

14.
Hypotonie

(vgl. auch
Funktionelle
Herz-Kreislaufstörungen,
Seite 53ff.)

14.1 Allgemeines

Definition. Eine Hypotonie liegt vor, wenn bei mehreren Messungen der systolische Blutdruck des Mannes unter 110 mmHg, der Frau unter 100 mmHg und der diastolische Blutdruck jeweils unter 60 mmHg liegt.

Es lassen sich zwei Hypotonieformen unterscheiden:

1. eine *regulative* Hypotonie ohne Krankheitswert. Sie tritt bei trainierten Sportlern auf, da sich ihr Kreislauf unter Ruhebedingungen in einer parasympathikotonen Schonstellung befindet.
2. *Hypotonie als Krankheit* liegt dann vor, wenn die Kreislaufregulationsmechanismen in Ruhe und unter Belastung nicht ausreichen, um einen ausreichenden Blutdruck aufzubauen; infolgedessen werden lebenswichtige Organe (z.B. das Gehirn) zumindest vorübergehend nur unzureichend mit Blut versorgt.

Die Hypotonieformen mit Krankheitswert werden wiederum unterteilt in die

- *sekundären* (symptomatischen) und die
- *primären* (essentiellen) Hypotonien.

Ätiologie und Pathophysiologie

Sekundäre (symptomatische) Hypotonien

a) endokrin bedingte Hypotonien
   - bei Nebenniereninsuffizienz
   - bei Hypophyseninsuffizienz (Morbus Addison) u. a.
b) kardiovaskuläre Hypotonien
   - bei Aortenstenose (s. Kap. kongenitale Vitien und erworbene Herzklappenfehler) u. a.
   - Adams-Stokes-Anfälle (vgl. Kap. Herzrhythmusstörungen, Reizleitungsstörungen S. 118)
c) infektiös-toxische Hypotonien
   - bei verschiedenen Infektionskrankheiten
d) hypovolämische Hypotonien
   - bei Schock (vgl. Kap. Herzinfarkt S. 98 und Kap. Herzrhythmusstörungen S. 118)
   - bei diabetischem Koma u. a.
e) medikamentös ausgelöste Hypotonien
   u. a. Nebenwirkungen auf bestimmte
   - Psychopharmaka
   - Antiarrhythmika (vgl. S. 122)
   - Nitrate (vgl. S. 89)
   - Diuretika (vgl. S. 31)

Die Ursache der primären oder essentiellen Hypotonie ist unbekannt; bevorzugt sind jüngere leptosome Frauen betroffen.

Primäre (essentielle) Hypotonien

a) sympathikotone Form
   häufigste Form, gekennzeichnet durch Abfall des systolischen Blutdrucks im Stehen und Anstieg des diastolischen Blutdrucks und der Pulsfrequenz
b) hyposympathikotone Kreislaufdysregulation
   • Anstieg des diastolischen Blutdrucks und auch der Pulsfrequenz
c) asympathikotone Kreislaufdysregulation
   • Abfall des systolischen sowie diastolischen Blutdrucks und der Pulsfrequenz

Diagnostik. Zunächst muß zwischen symptomatischer und essentieller Hypotonie differenziert werden. Liegt keine essentielle Hypotonie vor, so sind die Ursachen für eine symptomatische Hypotonie herauszufinden.

Die Diagnose einer behandlungsbedürftigen Hypotonie wird klinisch aufgrund folgender Symptome gestellt:

1. Nachlassen der Leistungsfähigkeit, langsame morgendliche Anlaufzeit, rasche Ermüdbarkeit und Konzentrationsstörungen
2. Kopfschmerzen, teilweise einseitig auftretend
3. kardiale Symptome wie Herzrasen, Beklemmungsgefühl und gelegentliche Schmerzen in der Herzgegend
4. Schwindelgefühl, »Schwarzwerden vor den Augen«, auch Synkopen
5. gelegentlich depressive Verstimmungszustände und Schlafstörungen

14.2 Therapie

Neben den notwendigen allgemeinen Maßnahmen (sorgfältige Aufklärung des Patienten, geregelte Lebensweise) ist bei primärer Hypotonie vor allem der breite Einsatz klassischer Naturheilverfahren und homöopathischer Arzneimittel indiziert. Sinnvoll erscheinen darüber hinaus auch adjuvante Anwendungen der Akupunktur und Neuraltherapie; auf konventionell medikamentöse Verfahren sollte man jedoch nach Möglichkeit verzichten. Da bei sekundären Hypotonien das Grundleiden behandelt werden muß, kann über das jeweilige Vorgehen nur im Einzelfall entschieden werden.

14.2.1 Allgemeine Maßnahmen

Im Vordergrund steht zunächst das beruhigende ärztliche Gespräch, um den Patienten von der relativen Harmlosigkeit seines Leidens zu überzeugen. Andererseits zwingen primäre Hypotonien meist zu einer eingreifenden Umstellung der allgemeinen Lebensgewohnheiten. Konflikt- und Streßsituationen sollten abgebaut, der Genuß von Tabak und Alkohol weitestgehend eingeschränkt werden. Wichtig ist ein sinnvoll geregelter Tagesablauf, um den häufigen Begleiterscheinungen der Krankheit – schnelle Ermüdbarkeit, morgendliche Startschwierigkeiten – bewußt entgegensteuern zu können. Ferner lassen sich orthostatische Beschwerden lindern oder beseitigen, indem man den Oberkörper während der Nachtruhe um 20° erhöht lagert. Eine besondere körperliche Schonung ist nicht anzuraten, vielmehr ist gerade durch den gezielten Einsatz von Übung und Training eine deutliche Verbesserung der Symptomatik zu erreichen.

14.2.2 Klassische Naturheilverfahren

Ernährungstherapie

Auffällig sind bei vielen Patienten Untergewicht und/oder Vitaminmangel, die die Hypotonie häufig begünstigen und durch entsprechende diätetische Maßnahmen korrigiert werden müssen.

Als Grundlage der Ernährung empfehlen sich möglichst naturbelassene Speisen wie Kartoffeln, Gemüse und Vollkornprodukte, die neben Kohlenhydraten wichtige Vitamine und ausreichend Mineral- und Ballaststoffe enthalten. Zusammen mit Milch oder Milchprodukten decken sie gleichzeitig den normalen Eiweißbedarf von 0,6 bis 0,8 g pro Tag und Kilogramm Körpergewicht.

Bei ausgeprägtem Vitaminmangel wird man besonders viel vegetabile Frischkost wie Obst, Salate oder frisch gepreßte Säfte anbieten, die bis zu 50 % der Gesamtnahrung ausmachen sollen. Je nach Verträglichkeit und individueller Konstitution kommt auch eine vegetarische Vollkost oder eine gemischte Kost mit Fisch- und Fleischzulagen in Betracht. Die tägliche Kalorienaufnahme ist so einzurichten, daß der Patient sein Normalgewicht erreicht oder annähernd hält (Toleranz ± 10 %).

Bei der Auswahl der Fette sind mehrfach ungesättigte Fettsäuren aus pflanzlichen Ölen und Fisch zu bevorzugen. Nicht sinnvoll erscheint jedoch ein erhöhter Kochsalzverbrauch.

Opulente Speisen sollten vermieden und statt dessen die einzelnen Mahlzeiten auf mehrere kleine Portionen über den Tag verteilt werden. Besonderer Wert ist auf ein erstes und zweites Frühstück zu legen, da die vormittags häufig auftretende »Kreislaufschwäche« auch durch Hypoglykämie verursacht werden kann.

Bewegungstherapie

Atemtherapie

Atemtraining ist besonders hilfreich bei einigen Begleitsymptomen der Hypotonie und kann auch zur unterstützenden Eigenbehandlung genutzt werden. So lassen sich Ermüdungserscheinungen, Konzentrationsschwäche oder leichte Verstimmungszustände durch intensive Atemübungen (S. 20) günstig beeinflussen.

Die Zwerchfellatmung regt nachhaltig den Blutkreislauf an, wirkt deshalb angenehm erfrischend und fördert die körperliche und geistige Entspannung.

Als unterstützende Maßnahme bei morgendlichen Anlaufschwierigkeiten empfiehlt man dem Patienten, regelmäßig ein kurzes Luftbad gleich nach dem Aufstehen zu nehmen. Die Atemübungen können dabei anfangs im Sitzen oder im Liegen durchgeführt und mit kräftigen Streck- und Dehnbewegungen verbunden werden. Eine intensive Atem- und Kreislaufgymnastik als mögliche Selbsthilfe soll erst nach ausreichender Stabilisierung der Herz-Kreislauf-Funktionen erfolgen (s. folgendes Kapitel).

Ähnlich wie bei den funktionellen Herz-Kreislauferkrankungen gehört regelmäßiges körperliches Training in sinnvoller Koordination mit den allgemeinen Maßnahmen zu den wichtigsten Stützen in der Behandlung der primären Hypotonie.

Je nach Allgemeinzustand, physischer Konstitution und individuellem Leistungsvermögen besteht auch hier die Möglichkeit einer intensiven Konditionierung des Patienten. Dabei soll vor allem die *Schnellkraftleistung* geschult werden, die unter vorwiegend anaeroben Stoffwechselbedingungen das Herz-Kreislauf-System kurzfristig maximal beansprucht. Vorzüglich geeignet ist deshalb eine Kombination von Krafttraining mit den Kurz- oder Mittelzeitintervallmethoden in den üblichen Ausdauersportarten.

Gestaltet wird das Bewegungsprogramm nach dem Prinzip der kontinuierlichen Belastungssteigerung bis zur höchstmögli-

Wirkungsweise

● allgemeine Verbesserung der Herz-Kreislauf-Regulation
● erhöhtes Herzminutenvolumen mit verstärkter Blutzirkulation
● Verbesserung des venösen Rückstroms durch erhöhten Dehnungswiderstand
● tendenzielle Normalisierung des Blutdrucks
● Harmonisierung der Bewegungsabläufe und ökonomischere Verteilung der Aktivitäten
● Verbesserung des Allgemeinbefindens, geringere Streßanfälligkeit

chen Leistungsgrenze des Patienten. Da zu Beginn gelegentlich Fehlregulationen auftreten können, sind alle Trainingsanforderungen zunächst niedrig zu dosieren, ganz besonders bei orthostatischem Syndrom. Dem eigentlichen Training sollen jeweils eine intensive Übungsbehandlung mit Atem- und Kreislaufgymnastik sowie Schnellkraft- und Spannungsübungen der Arm- und Beinmuskulatur vorausgehen. Bei ausreichender Herz-Kreislauf-Stabilität dienen diese Übungen zugleich als

---

- Ergometertraining
1- bis 2mal täglich 30 min, jeweils 3 min volle Belastung und 3 min Pause
- Gymnastik
2mal täglich 10 bis 20 min, vorsichtig beginnen und allmählich bis zur intensiven sportlichen Gymnastik steigern (auch zur Vorbereitung auf andere Sportarten). Empfohlen sind regelmäßig tägliche Kniebeugen und Zehenstandübungen.
- zügiges Wandern
1 Stunde täglich, am Wochenende 2 bis 3 Stunden, mit wiederholtem Tempowechsel
- Waldlauf
30 min täglich, ebenfalls als Intervalltraining
- Radfahren
15 bis 20 km täglich, in mehrfachem Wechsel mit kurzfristig hoher Belastung
- Schwimmen
schnelles Schwimmen in kaltem Wasser (kurze Strecken), verbunden mit einzelnen Sprungübungen
- Bergwandern, Skisport
je nach Gegebenheiten (Skilanglauf ebenso wie Abfahrt)
- Spiele
20–40 min, 2–3mal wöchentlich, nach ausreichender Kreislaufstabilisierung auch mit Wettkampfcharakter!
- einzelne Kraft- und Kampfsportarten
ohne Wettkampfcharakter

Selbsthilfemaßnahme und können – auch in Verbindung mit Hautbürstungen oder kurzen Kaltanwendungen – regelmäßig frühmorgens durchgeführt werden (am besten 2mal täglich 10 Minuten).
Üblicherweise beginnt man mit einem Intervalltraining auf dem Ergometer, um so die jeweils günstigste Belastungsgröße zu ermitteln. Nach der oben beschriebenen Methode kommen im weiteren folgende Sportarten in Betracht. Die maximale Herzfrequenz sollte 200 − Alter/min betragen.

Hydrotherapie

Hydrotherapeutische Verfahren können bei Blutunterdruck in vielen Fällen gezielt zur unterstützenden Behandlung eingesetzt werden. Im Vordergrund stehen dabei kalte oder wechselwarme Anwendungen, um durch eine Tonisierung von Muskeln und Gefäßen den peripheren Kreislaufwiderstand zu erhöhen. Die einzelnen Maßnahmen sollten wegen möglicher Fehlregulationen anfangs niedrig dosiert werden. Kalte oder wechselwarme Anwendungen dürfen nur bei ausreichend erwärmtem Körper erfolgen und werden meist mit leichten Bewegungsübungen, bei Großbehandlungen auch mit einer Nachruhe im vorgewärmten Bett abgeschlossen.
Geeignete Möglichkeiten zur **Selbstbehandlung** bieten einfache kalte bzw. wechselwarme Teilbäder und -güsse oder auch Teilwaschungen. Im übrigen verordnet man vorzugsweise Bürstenbäder, außerdem Luftsprudel- und einfache Meerbäder sowie ein therapeutisches Schwimmtraining. Auch gegen einen regelmäßigen Saunabesuch bestehen keine

---

Wirkungsweise der Saunabehandlung

- Normalisierung der Blutdruckregulation durch lokale bzw. konsensuelle Gefäßkonstriktion
- Regulierung des Wärmehaushalts
- Unterstützung der psychovegetativen Stabilisierung

Einwände, obwohl der therapeutische Effekt (rasche Erhöhung des systolischen Blutdrucks) nach Beendigung des Saunagangs gewöhnlich nicht lange anhält.

Von den **Teilbädern** kommen hauptsächlich kalte oder wechselwarme Armbäder und Unterschenkelbäder in Betracht. Das kurze kalte Armbad (10°–15°C) kann bei vegetativen Fehlsteuerungen wie z. B. nervösem Herzklopfen und allgemein zur akuten Beruhigung eingesetzt werden (Dauer 10–30 Sekunden). Kalte Unterschenkelbäder sind indiziert bei leichten Durchblutungsstörungen der Beine und außerdem hilfreich, um eventuelle Einschlafstörungen zu beheben (abendliches Wassertreten). Das Bad (ca. 15°C) dauert je nach Verträglichkeit zwischen 15 und 50 Sekunden, bei gutem Reaktionsvermögen auch bis zu 3 Minuten. Schneidende oder kneifende Kälteschmerzen zwingen jedoch zum sofortigen Abbruch der Behandlung.

Einen noch intensiveren Einfluß auf die gestörte Wärmeregulation erreicht man durch wechselwarme Teilbäder. Als **Zirkulationstraining** sind diese Bäder vor allem bei chronisch kalten Händen oder Füßen angezeigt, die ein häufiges Begleitsymptom der Hypotonie darstellen. Das wechselwarme Unterschenkelbad ist aufgrund seiner sedierenden Wirkung ähnlich wie das kalte Unterschenkelbad auch zur Linderung von Einschlafstörungen geeignet. Temperaturdifferenz und Gesamtdauer der jeweiligen Anwendungen können je nach Reaktionslage sehr variabel gehalten werden. Bei ausgesprochen kälteempfindlichen Patienten wird man zur Verbesserung der lokalen Durchblutung zunächst warme Arm- oder Unterschenkelbäder (36°–38°C) verabreichen.

Güsse. Eine Gußbehandlung ist nach Möglichkeit als abgeschlossene Kur (10–20mal) zu verordnen und beginnt einschleichend am besten mit einem milde wirkenden wechselwarmen Kniegußꞏ Einfache kalte/wechselwarme Arm- und Unterschenkelgüsse bieten sich in geeigneten Fällen außerdem zur unterstützenden Selbstbehandlung an. Sie sind ähnlich wie die entsprechenden Teilbäder oft hilfreich bei leichten Ermüdungszuständen oder nervöser Übererregung. Zur Verbesserung der allgemeinen Durchblutung und zur psychophysischen Abhärtung des Patienten sind auch kalte oder wechselwarme Rückengüsse geeignet. Größere Güsse werden oft erst nach mehrwöchiger Vorbereitung durch kleinere, allmählich gesteigerte Reize vertragen.

Kalte oder wechselwarme Waschungen eignen sich insbesondere für Patienten mit orthostatischem Syndrom und können je nach Reaktionslage als Teil- oder Ganzbehandlung durchgeführt werden. Dabei stellen wechselwarme (Teil-)Waschungen einen relativ milden therapeutischen Reiz dar, während kalte Ganzwaschungen meist einen sehr intensiven Einfluß auf den zentralen Kreislauf ausüben. Auch Waschungen werden üblicherweise serienmäßig verabreicht und sollten, um eine größere Wirkung zu erzielen, durch Luftbäder oder leichte Bewegungsübungen ergänzt werden.

Bürstenbäder werden gewöhnlich als Halbbad mit indifferenter bis kühler Temperatur (33°–35°C) angeboten. Gebürstet wird dabei mit langen, ruhigen Strichen zunächst am Rücken und an den Flanken, danach an den Extremitäten und zum Schluß an Brust und Bauch. Nach kurzer Pause wird die Prozedur ein zweites Mal wiederholt, wobei die Temperatur um weitere 4° bis 5°C gesenkt werden kann. Im Anschluß an die Behandlung (5–10 Minuten) sind Bewegungsübungen, eventuell auch eine kurze Nachruhe im vorgewärmten Bett angeraten. Der intensive blutdrucksteigernde Effekt des Bades läßt sich durch kreislaufstärkende Zusätze von Fichtennadelextrakt, Rosmarin oder Kalmus noch weiter verstärken.

Gute Behandlungserfolge können bei entsprechendem Reaktionsvermögen auch mit **Unterwasserdruckmassage** eintreten. Sie bewirkt eine nachhaltige Umstellung der Kreislaufregulation und fördert über ihren Einfluß auf das vegetative

Nervensystem zugleich die allgemeine Entspannung. Eine Unterwasserdruckmassage ist außerdem zur gezielten Behandlung lokaler Durchblutungsstörungen geeignet.

Eine wirkungsvolle Ergänzung des hydrotherapeutischen Programms – am günstigsten im Rahmen der Balneotherapie – bieten schließlich auch einfache Meerbäder (s. u.).

Balneo- und Klimatherapie

Bei hypotoner Dysregulation ist häufig eine Reizklima-Kur an der See indiziert, für reaktionsschwächere Patienten auch eine Kneipp-Kur, vorzugsweise in Mittelgebirgslage. Die günstigen klimatischen Bedingungen, ein sinnvoll geregelter Tagesablauf und die umfangreichen physiotherapeutischen Versorgungsmöglichkeiten zählen zu den Vorteilen eines Kuraufenthalts.

Wesentlicher Faktor des Behandlungskonzepts ist eine intensive Sporttherapie, die u. a. in Form der Terrainkur durchgeführt wird. Terrainkuren ermöglichen eine nach Wegbeschaffenheit und -strecke exakt dosierbare körperliche Belastung und wirken als Leistungstraining in natürlicher Umgebung außerordentlich günstig auf das allgemeine Befinden. Das Bewegungsprogramm kann ferner durch unterschiedliche balneologische Anwendungen, durch Massagen und dosierte Klimaexpositionen ergänzt werden. Luftbäder und Freiluftliegekuren beeinflussen nachhaltig den Wärmehaushalt des Körpers und sind bei längerer Anwendung hervorragend dazu geeignet, den arteriellen Blutdruck zu normalisieren und auch orthostatische Symptome zu beseitigen.

Meerbäder. Einen besonders intensiven Reiz zum Training der Wärmeregulation stellt das Baden im Meer dar. Diese Bäder verlangen bei hypotonen Patienten jedoch eine gewisse Vorsicht, da bei Untergewicht oft schon nach wenigen Minuten eine deutliche Unterkühlung auftreten kann. Ebenso ist zu beachten, daß der Körper vor dem Baden ausreichend erwärmt ist. Als mildere Form der Kaltanwendung bietet sich das Wattlaufen an, das in seiner Wirkungsweise dem Tautreten nach Kneipp ähnelt und besonders schonend zur Kreislaufstabilisierung beiträgt. Bei allen Therapieprogrammen sollte immer der Gedanke im Vordergrund stehen, den Patienten zu aktiver Mitarbeit und verantwortungsbewußtem Umgang mit der Krankheit zu motivieren.

Massage

Massage ist bei hypotoner Dysregulation in ähnlicher Weise wie Hydrotherapie vielfach zur unterstützenden bzw. ergänzenden Behandlung geeignet. Die Verordnungen richten sich dabei nach dem individuellen Reaktionsvermögen, dem Alter sowie besonders auch nach der psychophysischen Konstitution des Patienten. Gerade ältere oder geschwächte Personen können durch eine intensive Therapie leicht überfordert werden. Da sich der spezifische therapeutische Effekt meist erst im Verlauf einer Behandlungsserie einstellt, sollte eine Massage nach Möglichkeit immer serienmäßig verabreicht werden. Außerdem ist im Anschluß an die Behandlung stets auf ausreichende Nachruhe zu achten, die bei kleineren Anwendungen mindestens 15 min, bei einer Ganzkörpermassage mindestens 30 min betragen sollte.

In Betracht kommen in erster Linie die klassische manuelle Massage an Beinen und Rücken, ebenso Bindegewebsmassage und zur Selbstbehandlung vor allem die Bürstenmassage nach *Krauß*.

Wirkungsweise

- Erhöhung des peripheren Kreislaufwiderstands durch Tonisierung von Muskulatur und Gefäßen
- Verbesserung des venösen Rückstroms und der Blutfließeigenschaften
- als Folge davon eine Normalisierung der Blutdruckregulation
- Verbesserung des Allgemeinbefindens

Klassische Massage wird hauptsächlich zur Anregung des Kreislaufs sowie ergänzend beim aktiven körperlichen Training eingesetzt. Durch Tonisierung von Hautgefäßen und Muskulatur steigt der periphere Widerstand, dadurch tritt eine Verschiebung des zirkulierenden Blutvolumens und eine verbesserte Druckregulation im zentralen Kreislauf ein. Großflächige Streichungen wirken entstauend im Lymph- und Venenbereich und steigern auf diese Weise den Lymphrückstrom und die Blutfließgeschwindigkeit. Im Zusammenhang mit der aktiven Bewegungstherapie dient die klassische Massage vor allem zur Auflockerung und auch zur Schmerzlinderung bei verspannter Muskulatur. Besonders wirkungsvoll ist im Anschluß an das körperliche Training Beinmassage, die den venösen Rückstrom deutlich verbessert.

Aufgrund ihrer sehr intensiven Wirkung ist für Patienten mit hypotonen Druckwerten auch **Bindegewebsmassage** hervorragend geeignet. Die Behandlung wird mittels einer spezifischen Zug- und Dehntechnik auf dem Unterhautgewebe von Rumpf und Extremitäten ausgeführt. Durch das Ausstreichen schlecht verschieblicher Hautbezirke kommt es zu einer Reizung der vegetativen Nervenfasern, die reflektorisch auf den Funktionskreis der jeweils angesprochenen inneren Organe (Herz, Lunge u. a.) zurückwirkt. Die Bindegewebsmassage hat darüber hinaus eine deutliche vegetative Umstimmung zur Folge und wird deshalb häufig auch als sedierendes Therapeutikum eingesetzt.

Als recht einfache Selbsthilfemaßnahme ist dem Patienten eine **Bürstenmassage** nach *Krauß* zu empfehlen. Die Massage wird mit zwei Bürsten vorgenommen (S. 62) und kann als Teil- oder Ganzbehandlung täglich etwa 10 Minuten durchgeführt werden. Das Trockenbürsten der Haut regt nachhaltig den Blutkreislauf an und läßt sich gut mit anschließenden kalten oder wechselwarmen Waschungen kombinieren. Bürstungen wirken besonders kräftigend in Verbindung mit einem Halbbad, erfordern dann jedoch Unterstützung durch einen Behandler (S. 26).

Phytotherapie

Die phytotherapeutische Behandlung der Hypotonie hat im Hinblick auf die große Effizienz hydrotherapeutischer Maßnahmen nur adjuvanten Charakter und sollte deshalb nur zeitlich begrenzt eingesetzt werden.

Sowohl als Badezusatz wie auch als Internum hat sich Rosmarin gut bewährt. Wegen seiner kreislaufanregenden Wirkung sollte die Anwendung nicht am Abend erfolgen. Hingewiesen sei auch auf Acorus calamus (Kalmus) bei Erschöpfungszuständen sowie auf Lavendel bei Verstimmungszuständen, jeweils als Badezusatz.

Zur Initialbehandlung der Hypotonie ist auch an Crataegus (Weißdorn) oder an typische pflanzliche Kardiaka wie Adonis vernalis (Adonisröschen), Convallaria majalis (Maiglöckchen) und Bulbus scillae (Meerzwiebel) zu denken; vgl. S. 27.

14.2.3 Homöopathie

Hypotonie und orthostatische Dysregulation sind wichtige Indikationen für die Homöopathie, zumal die damit verbundenen Beschwerdebilder relativ rasch abklingen.

Dabei korreliert die subjektive Besserung jedoch nicht unbedingt mit einem Blutdruckanstieg.

Arzneimittel und Indikationen

○ *Veratrum album*
Akute Kreislaufschwäche, allgemeines Unwohlsein; kaltschweißig, blasses Gesicht. Oft auch Folgezustand von Infektionskrankheiten. Neigung zu Ohnmachtsanfällen.
Dosierung: D4, bis zu alle 2–3 min 3 Tropfen (Akutsituation), zur längerfristigen Behandlung 3–4mal tgl. 5 Tropfen.

○ *Haplopappus baylahuen*
Orthostatisch bedingte Kreislaufbeschwerden mit Müdigkeit, Abgeschlagenheit, Schwindelgefühl, Schwarzwerden vor den Augen beim längeren Stehen;

Kopfschmerzen. Charakteristisch ist auch eine depressive Verstimmung.
Dosierung: D3, 3mal tgl. 1 Tbl.

○ *Acidum phosphoricum*
Kreislauflabilität und Schwächezustände (psychisch, physisch) durch Überforderung (Schule, Beruf) und in der Wachstumsphase.
Dosierung: D6, 3mal tgl. 5 Tropfen.

○ *Medicago sativa*
Abgeschlagenheit, Schwäche und Kreislaufstörungen als Folge von Infektionskrankheiten, auch im Kindes- und Schulalter.
Dosierung: D3, 3mal tgl. 5 Tropfen.

14.2.4 Akupunktur

Hypotone Kreislaufregulationsstörungen lassen sich mit Akupunktur behandeln. Nach den Regeln der TCM wird eine Hypotonie als *»Leere-Schwäche-Zustand«* aufgefaßt. Die therapeutische Beeinflussung gestaltet sich oft schwierig und langwierig aufgrund fehlender Energie-Reserven.

Punktauswahl

Folgende Punkte können behandelt werden:

Bl 52	sowie	KG 4
Ni 3		KG 6
Bl 23		LG 4
(Moxibustion		(Punkte mit
bei Kälte-		allgemein toni-
symptomatik)		sierender Wirkung)

14.2.5 Neuraltherapie

Hypotone Kreislaufregulationsstörungen können neuraltherapeutisch nach den gleichen Kriterien wie die funktionellen Störungen behandelt werden (z. B. Injektionen des Frankenhäuser-Plexus, bei zusätzlichen Leberkrankheiten Quaddeltherapie am oberen Rippenbogen und Oberbauch; Blockade des Ganglion coeliacum; S. 12).

14.2.6 Konventionelle Therapie

Medikamentöse Therapie

Führt die Behandlung der Hypotonie mit den Methoden der physikalischen Medizin zu keinem ausreichenden Erfolg, so kommen je nach Hypotonieform folgende Medikamente in Betracht:

1. bei der sympathikotonen Form (Orthostase): Mutterkornalkaloide (Dihydroergotamin)
2. bei der asympathikotonen Form: Katecholamine (Etilefrin – *Effortil*® Depot Perlongetten®)
3. bei Hypotonie infolge Nebennierenrindeninsuffizienz: Mineralokortikoide (Fludrocortison – *Astonin*® *H*)

Andere therapeutische Maßnahmen

Weiterführende Maßnahmen wie beispielsweise operative Eingriffe spielen in der Therapie der Hypotonie keine Rolle.

14.3 Differentialtherapie

Behandlungsgrundlage sind zunächst allgemeine Maßnahmen, vor allem eine zweckmäßige Gestaltung des Tagesablaufs, um den häufigen Begleitsymptomen der Hypotonie (rasche Ermüdbarkeit, morgendliche Anlaufschwierigkeiten) bewußt entgegenwirken zu können. Eine schonende, gesunde Lebensweise schließt den Abbau möglicher Konflikt- und Streßsituationen sowie einen weitgehenden Verzicht auf exogene Reizstoffe (Tabak, Alkohol, Kaffee) mit ein. Darüber hinaus soll bei orthostatischen Beschwerden der Oberkörper während der Nachtruhe um 20° hochgelagert werden.

Bewegungstherapie. Zu den wirkungsvollsten Behandlungsfaktoren gehört ein aktives Bewegungsprogramm, das vor allem zur Ökonomisierung der Herz-Kreislauf-Regulation beiträgt und gleichzeitig die Streßanfälligkeit mindert. Indiziert sind überwiegend ein Mittel- und Kurzzeitintervalltraining der üblichen Ausdauersportarten (Radfahren, Dauerlauf u. a.) sowie ergänzend auch einzelne Krafttrainingsmethoden. Das Programm sollte wegen möglicher Fehlregulationen anfangs vorsichtig dosiert, im weiteren Verlauf aber bis zur maximalen Leistungsfähigkeit des Patienten gesteigert werden. Zur Vorbereitung auf das sportliche Training empfiehlt sich eine gezielte Atem- und Kreislaufgymnastik, die auch bei einigen Begleitsymptomen der Krankheit (Konzentrationsschwäche, vorzeitige Ermüdung) unterstützend eingesetzt werden kann.

Häufig genügen kurze, intensive Übungen zur Tiefatmung oder die Anwendung von Bädern mit pflanzlichen Zusätzen (Rosmarin, Kalmus oder Lavendel).

Phytotherapie. An pflanzlichen Interna können Weißdorn sowie Adonisröschen, Maiglöckchen und Meerzwiebel (beispielsweise als Kombinationspräparat) eingesetzt werden.

Ernährungstherapie. Diätetische Maßnahmen sind bei vielen Patienten notwendig zur Beseitigung von Vitaminmangel und/oder Untergewicht (vitaminreiche Vollkost). Besonders wichtig ist die Verteilung der Mahlzeiten auf mehrere kleine Portionen sowie das zweite Frühstück, um der morgendlichen »Kreislaufschwäche« vorbeugen zu können.

Zahlreiche adjuvante Möglichkeiten bieten die einzelnen Verfahren der **Hydrotherapie** und der **Massage**, die auf unterschiedliche Weise zur Normalisierung der Blutdruckregulation beitragen und in einigen Fällen auch als Selbsthilfemaßnahme geeignet sind (kalte oder wechselwarme Güsse, Bürstenbäder und -massage, klassische Massage).

Eine **Kur** wirkt hauptsächlich durch die umfangreichen Versorgungsangebote (Terrainkur, Klimaexposition, Meerbäder) und kann gleichzeitig genutzt werden, um den Patienten zu bewußter Mitarbeit und selbstverantwortlichem Handeln zu motivieren.

Als besonders zweckmäßig erweist sich bei orthostatischen Beschwerden die **Homöopathie** (Haplopappus baylahuen, Acidum phosphoricum, Veratrum album), die häufig zu einer raschen Verbesserung der Symptomatik beiträgt.

Darüber hinaus sind im Einzelfall auch **adjuvante Verfahren** der Akupunktur und Neuraltherapie indiziert. Der isolierte Einsatz konventioneller Medikamente kommt jedoch nur bei Erfolglosigkeit der physikalischen Therapiemethoden in Betracht. Je nach Hypotonie-Form können bei der sympathikotonen Hypotonie Mutterkornalkaloide, bei der asympathikotonen Hypotonie Katecholamine und bei der Nebenniereninsuffizienz Mineralokortikoide verordnet werden.

Bei sekundären Hypotonien ist in erster Linie das Grundleiden zu behandeln. Aber auch hier ist der unterstützende Einsatz der klassischen Naturheilverfahren und homöopathischer Arzneimittel sinnvoll.

Form	primär essentiell	sekundär symptomatisch
allgemeine Maßnahmen	+	+
Ernährungstherapie	+	(+)
Atemtherapie	+	(+)
Bewegungstherapie	+	(+)
Hydrotherapie	+	(+)
Balneo- und Klimatherapie	+	(+)
Massage	+	(+)
Phytotherapie	+	(+)
Homöopathie	+	(+)
Akupunktur	+	–
Neuraltherapie	+	–
konventionelle medikamentöse Therapie	(+)	+
andere therapeutische Maßnahmen	–	–

+	indiziert
(+)	Indikation möglich, adjuvante Therapie
–	nicht indiziert

Abb. 14 Therapiekonzept bei Hypotonie

Literatur

Anemueller, H.: Das Grunddiät-System. 4. Aufl. Hippokrates, Stuttgart 1993

Anon: Arzneitelegramm 2/88, 3/88, 8/89, 3/90, 11/90, 5/91, 10/91, 12/91, 3/92 u. a.

Anon.: Der Arnzeimittelbrief. 1990, Jahrgang 24 Nr. 1. 1988, Jahrgang 22 Nr. 7

Anon.: Die große GU-Nährwert-Tabelle. Gräfe, Unzer, München 1988/89

Braun, H., D. Frohne: Heilpflanzenlexikon für Ärzte und Apotheker. 5. Aufl. G. Fischer, Stuttgart 1987

Brenner, G.: Indikations- und Verordnungshinweise für die Physikalische Therapie. Deutscher Ärzteverlag, Köln 1983

Bundesverband der Pharmazeutischen Industrie e. V. (Hrsg.): Rote Liste 1991 und 1992. Editio-Cantor, 1991 und 1992

Deutsche Gesellschaft für Ernährung (DGE) (Hrsg.): Empfehlungen für die Nährstoffzufuhr. 5. Aufl. Umschau, Frankfurt/Main 1991

Deutsche Gesellschaft für Ernährung e. V.: Ernährungsbericht 1984. Frankfurt.

Deutsche Gesellschaft für Ernährung e. V.: Ernährungsbericht 1988. Frankfurt

Dirschauer, A., K. Dirschauer, P. Hammacher: Physikalische Therapie in Klinik und Praxis. 2. Aufl. Kohlhammer, Stuttgart 1979

Donath, K.: Therapie der Herzinsuffizienz mit Saluretika. Fortschr. Med. 99 (1981) 567–575

Donath, K.: Die historische Entwicklung der kardiologischen Rehabilitation zum »Hamburger Modell«. Hamburger Ärzteblatt 10 (1991) 344–352

Dosch, P.: Lehrbuch der Neuraltherapie nach Huneke. 13. Aufl. Haug, Heidelberg 1989

Fahrner, H.: Fasten als Therapie. 2. Aufl. Hippokrates, Stuttgart 1991

Fintelmann, V., H. G. Menssen, C. P. Siegers: Phytotherapie Manual. 2. Aufl. Hippokrates, Stuttgart 1993

Frohne, D., H. J. Pfänder: Giftpflanzen. 4. Aufl. Wissenschaftl. Verlagsgesellschaft, Stuttgart 1992

Gawlik, W.: Homöopathie und konventionelle Therapie. 2. Aufl. Hippokrates, Stuttgart 1992

Gesellschaft für Phytotherapie (Hrsg.): Beurteilung pflanzlicher Kombinationsarzneimittel. Deutscher Apotheker Verlag, Stuttgart 1988

Gillert, O., W. Rulffs: Hydrotherapie und Balneotherapie. 10. Aufl. Pflaum, München 1988

Gillmann, H.: Physikalische Therapie. 5. Aufl. Thieme, Stuttgart 1981

Graham-Dukes, M. N., K. H. Kimbel: Arzneirisiken in der Praxis. Urban, Schwarzenberg, München 1985

Gross, E.: Heilatmung für jeden. Gräfe, Unzer, München 1983

Grosse-Brockhoff, F.: Therapie der Herzinsuffizienz mit Digitalis. Fortschr. Med. 99 (1981) 665–668

Haas, H.: Arzneipflanzenkunde. Wissenschaftsverlag Mannheim, Wien, Zürich 1991

Hänsel, R.: Phytopharmaka 2. Aufl. Springer, Berlin, Heidelberg 1991

Hamacher, H.: Haben Phytopharmaka eine Zukunft? Dtsch. Apoth. Ztg. 131 (1991) 2155–2162

Harrison: Prinzipien der Inneren Medizin Band 1 und 2. Schwabe, Basel 1989

Heepe, F.: Diätetische Indikationen – Basisdaten für die interdisziplinäre Ernährungstherapie. Springer, Berlin 1990

Heisig, N.: Innere Medizin in der ärztlichen Praxis. 2. Aufl. Thieme, Stuttgart 1985

Herget, H. F.: Neuro- und Phytotherapie schmerzhafter funktioneller Erkrankungen. Bd. 2, Pascoe, Gießen 1984

Herold, G.: Innere Medizin. Selbstverlag, Köln 1988

Hopfer, F.: in: Zentralverband der Ärzte für Naturheilverfahren (Hrsg.) Naturheilverfahren heute. 5. Aufl., ML-Verlag, Uelzen 1991

Jenkner, F. L.: Nervenblockaden auf pharmakologischem und auf elektrischem Weg. 4. Aufl. Springer, Wien 1983

Jungmann, H.: Naturgemäße Heilmethoden. Steinkopff, Darmstadt 1985

Kampik, G.: Propädeutik der Akupunktur. 2. Aufl. Hippokrates, Stuttgart 1991

Kasper, H.: Ernährungsmedizin und Diätetik. 6. Aufl. Urban, Schwarzenberg, München 1987

Kleber, J. J.: Traditionelle Chinesische Medizin. Müller, Steinicke, München 1989

Kluthe, R.: Ernährungstherapie bei Hypertonie. In: Huth, K., R. Kluthe (Hrsg.): Lehrbuch der Ernährungstherapie. Thieme, Stuttgart 1986

Knick, E., M. Dorn, B. Bräunling: Die Behandlung funktioneller Herzrhythmusstörungen. Ärztez. Naturheilverf. 32 (1991) 400–403

Köhler, G.: Lehrbuch der Homöopathie Bd. II, 2. Aufl. Hippokrates, Stuttgart 1991

König, G., I. Wancura: Praxis und Theorie der Neuen Chinesischen Akupunktur Bd. I und II. Maudrich, Bern 1979

von Koerber, K. W., T. Männle, C. Leitzmann:

Vollwert-Ernährung. 6. Aufl. Haug, Heidelberg 1987

Kooperation Phytopharmaka (Hrsg.): Arzneipflanzen in der Phytotherapie. Eigenverlag, Köln 1990

Lange, G. (Hrsg.): Akupunktur der Ohrmuschel. Biolog. Medizin. Verlagsgesellschaft, Schorndorf 1985

Laubinger, G., O. Krasemann: Zwischenfälle in Herzgruppen. Hamburg. Ärzteblatt 10 (1991) 361–365

Logen, F., E. Köhler, H. Kuhn: Herzinsuffizienz. Fortschr. Med. 99 (1981) 563–616

Maetzel, F.-K.: Die klinische Rehabilitation nach akuter Herzerkrankung. Hamburger Ärztebl. 10 (1991)

Mezger, J.: Gesichtete homöopathische Arzneimittellehre. 6. Aufl. Haug, Heidelberg 1991

Michel, D.: Digitalis-Therapie im Alter. Fortschr. Med. 99 (1981) 578–582; 669–676

Middendorf, I.: Der erfahrbare Atem. Jungfermann, Paderborn 1986

Naumann, P., M. Seewald: Bakteriologie und Chemotherapie der infektiösen Endokarditis. Dtsch. med. Wschr. 112 (1987) 1994–1999

Nestlé-Gruppe Deutschland (Hrsg.): Kalorien mundgerecht. 6. Aufl. Umschau, Frankfurt/Main 1985

Nietsch, P.: Wirkprofile häufig eingesetzter Diuretika. Med. Welt 22 (1986) 1–4

Nüssel, E., H. Bergdolt, A. Wiesemann, W. Scheuermann: Werden Risikofaktoren in den Herzgruppen verändert? Hamburg. Ärztebl. 10 (1991) 365–370

Oelze, F.: Naturheilverfahren – in wessen Hände? Ärztezschr. f. Naturheilverf. 26 (1985) 790–797

Oelze, F.: Wo bleibt die Sprechstunde? – Das ärztliche Gespräch – Ärztezschr. f. Naturheilverf. 27 (1986) 437–450

Oelze, F.: Naturheilverfahren im Krankenhaus. Therapeutikon 2 (1988) 476–477

Oelze, F.: Naturheilverfahren im Alter. Geriatrie Praxis 1 (1989) 34–36

Oelze, F.: Herz-Kreislauferkrankungen natürlich behandeln. Gräfe, Unzer, München, 2. Aufl. 1985

Oelze, F.: Ganzheitsmedizin in der Klinik. ngm 3 (1990) 99–101

Oelze, F.: Natürliche Heilweisen in der Rehabilitation nach Herzinfarkt. Münch. med. Wschr. 118 (1976) 321–324

Rauch, E.: Die Darmreinigung nach Dr. med. F. X. Mayr. 19. Aufl. Haug, Heidelberg 1974

Reuter, H. D. (Hrsg.): Wirksamkeit und therapeutischer Nutzen pflanzlicher Arzneimittel. Aesopus, Basel 1991

Reuter, H. D., R. Deininger, V. Schulz: Phytotherapie. Hippokrates, Stuttgart 1988

Rietbrock, N.: Wandlungen in der Therapie mit herzwirksamen Glykosiden. Münch. med. Wschr. 124 (1982) 539–540

Rietbrock, N., R. G. Alken: Die Therapie der Herzinsuffizienz mit Digitalis. Dtsch. med. Wschr. 105 (1980) 1622–1628

Ritter, H., G. Wünstel: Homöopathische Propädeutik. 2. Aufl. Hippokrates, Stuttgart 1988

Schauer, I., G. Schleusing, H. Voigt: Bewegungstherapie bei Herz-, Kreislauf- und Lungenerkrankungen. Barth, Leipzig 1990

Schimmel, K.-Chr. (Hrsg.): Lehrbuch der Naturheilverfahren Band I + II, 2. Aufl. Hippokrates, Stuttgart 1990

Schmidt, H.: Konstitutionelle Akupunktur. 3. Aufl. Hippokrates, Stuttgart 1988

Schneider, G.: Arzneidrogen. Wissenschaftsverlag, Mannheim 1990

Schüren, K. P., N. Rietbrock: Digitalisbehandlung in Deutschland. Dtsch. med. Wschr. 150 (1982) 1935–1938

Schumann, B.: Analyse von kardialen Langzeitstudien über Effekte körperlicher Aktivität auf Ruhe-Blutdruck und Serum-Cholesterinspiegel. Herz Kreisl. 22 (1990) 431–438

Seng, G., J. Abele, H. Anemueller, H. Baltin, H. Gäbler: Naturheilverfahren und Homöopathie. Hippokrates, Stuttgart 1986

Siegenthaler, W., W. Kaufmann, H. Hornbostel, H. D. Waller (Hrsg.): Lehrbuch der Inneren Medizin. 3. Aufl. Thieme, Stuttgart 1992

Sprecher, E.: Pharmazeutische Biologie. Dtsch. Apoth. Ztg. 130 (1990) 1249–1250

Steinegger, E., R. Hänsel: Lehrbuch der Pharmakognosie und Phytopharmazie. 4. Aufl. Springer, Berlin 1988

Stör, W., M. Elies: Therapiehindernisse in der Akupunktur. Akupunkt. Theor. Prax. 3 (1989) 152–161

Tilscher, H., M. Eder: Infiltrationstherapie. 2. Aufl. Hippokrates, Stuttgart 1991

Travel, J. G., D. G. Simons: Myofascial Pain and Dysfunction. The Trigger Point Manual. Williams & Wilkins, Baltimore 1983

v. Uexküll, T.: Lehrbuch der Psychosomatischen Medizin. Urban, Schwarzenberg, München 1979

Wagner, H.: Pharmazeutische Biologie. 4. Aufl. Fischer, Stuttgart 1988

Weiss, R. F.: Lehrbuch der Phytotherapie. 7. Aufl. Hippokrates, Stuttgart 1991

Welsch, A.: Krankenernährung. 5. Aufl. Thieme, Stuttgart 1986

Wichtl, M. (Hrsg.): Teedrogen. 2. Aufl. Wissenschaftliche Verlagsgesellschaft, Stuttgart 1989

Widmaier, W.: Pflanzenheilkunde Bd. I und II. Biolog. Medizin. Verlagsgesellschaft, Schorndorf 1986 und 1988

Wiedemann, E.: Physikalische Therapie. de Gruyter, Berlin 1987

Wiesenauer, M.: Homöopathie für Ärzte und Apotheker. Deutscher Apotheker Verlag, Stuttgart 1993

Wiesenauer, M.: Praxis der Homöopathie. Hippokrates, Stuttgart 1985

Zähringer, J.: Bakterielle Karditis: Klinik, Therapie und Prognose. Internist 25 (1984) 173–183

Sachverzeichnis

Lehrbuch der Naturheilverfahren

Hippokrates

Herausgegeben von

K.-Ch. Schimmel, Meersburg

Band 1: 2., neubearbeitete und erweiterte Auflage 1990, 512 Seiten, 120 Abbildungen, 27 Tabellen, 15,5 × 23 cm, gebunden DM 132,– / ÖS 1.030,– / SFr 129,–   ISBN 3-7773-0981-8

Band 2: 2., neubearbeitete und erweiterte Auflage 1990, 296 Seiten, 65 Abbildungen, 8 Tabellen, 15,5 × 23 cm, gebunden DM 88,– / ÖS 687,– / SFr 87,10   ISBN 3-7773-0982-6

Immer mehr Ärzte interessieren sich für natürliche und ganzheitliche Methoden und suchen nach einer kompetenten Orientierungshilfe. Dieses »Lehrbuch« bietet sie in fundierter Weise. Es informiert vielseitig und detailliert, ist frei von ideologischem Ballast und geeignet, ein umfassendes Wissen über gesunde Lebensführung und Naturheilverfahren als angewandte Basistherapie zu vermitteln. Die sinnvolle Einbindung dieser Methoden bei gegebener Indikation ist eine Bereicherung therapeutischer Möglichkeiten. Genaue Kenntnisse sind daher anzustreben, denn sie bringen in Erinnerung, daß Naturheilverfahren Teil der Gesamtmedizin sind.

Inhalt Band 1: Naturheilverfahren (*K.-Ch. Schimmel*); Grundzüge der Geschichte der Naturheilkunde und Naturheilverfahren (*K. Dieckhöfer*); Physiologie (*L. Priebe*); Ganzheitsmedizin am Beispiel des Systems der Grundregulation (*H. Heine*); Atemtherapie (*U. u. V. Glaser*); Entspannungstherapie (*H. Kleinsorge*); Bewegungstherapie (*K. Jung*); Ernährungstherapie (*H. Anemueller*); Hydrotherapie (*F. Oelze*); Balneotherapie (*K.-Ch. Schimmel*); Klimatherapie (*G. Jendritzky*); Massagetherapie (*H.-D. Hentschel* u. *B. Blum*); Wechselwarme Badeverfahren – Sauna und Dampfbad (*A. Gehrke*); Phytotherapie (*H. Schilcher* u. *R. F. Weiß*); Mikrobiologische Therapie (*H. Kolb*); Ordnungstherapie (*R. Wilhelm*); Naturheilverfahren in der modernen Medizin (*S. Das*).

Inhalt Band 2: Naturwissenschaftliche Methode und Medizin (*H. Pietschmann*); System der Grundregulation als übergeordnetes Ordnungsprinzip (*G. Draczynski*); Die ärztliche Anamnese (*G. Wünstel*); Gesundheitsberatung in der ärztlichen Praxis (*H. J. Schwanitz*); Hypnose (*H. Kleinsorge*); Ab- und ausleitende Heilmethoden (*K.-Ch. Schimmel*); Manuelle Medizin (*H.-D. Wolff*); Neuraltherapie nach Huneke (*F. u. G. Hopfer*); Segment- und Reflexzonentherapie (*W. Vogelsberger*); Homöopathie nach Hahnemann (*G. Wünstel*); Regulationsthermographie (*A. Rost*); Akupunktur (*I. Wancura*); Ohrakupunktur (*G. König*); Funktionsanalytische Biometrie (Elektroakupunktur (*I. Ruf*); Sauerstofftherapie (*L. Fodor*); Hämatogene Oxidationstherapie (*M. Krimmel*); Enzymtherapie (*W. Scheef*); Therapie und Aufklärungspflicht – Honoraranspruch und Kostenerstattung (*F. X. Schober*).

Preisänderung vorbehalten

Hippokrates

R. F. Weiss – Begleitende Bearbeitung durch V. Fintelmann

Lehrbuch der Phytotherapie

7., überarbeitete und erweiterte Auflage

1991, 460 Seiten, 132 Abbildungen,
17,8 × 26,5 cm, gebunden
DM 132,– / ÖS 1.030,– / SFr 129,–
ISBN 3-7773-0933-8

Die Fülle der im Klassiker enthaltenen Verfahren wurde erhalten, aber neu gewertet und strukturiert.
Drogen, für die Positiv-Monographien vorliegen, sind gekennzeichnet. Mit dieser Aktualisierung entstand ein »moderner Weiß«, der dennoch die Handschrift des Nestors der Phytotherapie trägt.

Preisänderungen vorbehalten